하루 리듬

De klok met duizend wijzers

DE KLOK MET DUIZEND WIJZERS: Hoe de biologische klok je leven beïnvloedt
Copyright ⓒ 2023 By Anneloes Opperhuizen, Marijke Gordijn
All rights reserved

Korean translation copyright 2025 by Prunsoop Publishing Co.,Ltd.
Korean translation rights arranged with Bertram + de Leeuw Uitgevers through their duly appointed agent 2 Seas Literary Agency and co-agent BC Agency

이 책의 한국어판 저작권은 BC 에이전시를 통해 Bertram + de Leeuw Uitgevers와 독점 계약한 (주) 도서출판 푸른숲이 소유합니다.
저작권법에 의하여 한국 내에서 보호를 받는 저작물이므로 무단 전제 및 복제를 금합니다.

하루 리듬

De klok met duizend wijzers

질병과 피로의 근원,
내 몸속 미세 시차를 바로잡는

●

아넬루스 오퍼르하위젠, 마레이케 호르데인 지음
정신재 옮김

푸른숲

일러두기

- 외래어는 국립국어원 표기법에 따랐으나 국내에 통용되는 고유명사 및 전문용어가 있는 경우, 이를 우선으로 적용하였다.
- 본문 내 [ ]는 모두 저자 주다. 단, 옮긴이 주는 괄호 내에 옮긴이로 표기하였다.

들어가는 말
아침형 인간과 저녁형 인간

우리는 하루에 24시간, 일주일에 7일 동안 무한한 가능성이 펼쳐지는 세상을 산다. 오늘 주문한 택배는 내일 배송되고, 비행기를 타면 바로 다음 날 지구 반대편 땅에 발을 내디딘다. 근무 시간을 넘겨 마무리할 일이 있다면 이미 밖은 칠흑같이 어두울지라도 실내조명을 활용해 낮과 다름 없는 저녁 시간을 보낸다. 이렇게 우리는 눈부시게 빠른 속도로 변화하는 세상을 마음대로 통제하여 언제든 항상 모든 것을 할 수 있다는 환상 속에 산다. 하지만 이런 방식은 우리 몸의 건강, 업무 성과나 삶의 만족도 등에 직접적인 영향을 끼친다.

    1분 1초가 소중한 현대사회에서 우리는 스스로 하루 24시간을 마음대로 다스릴 수 있다고 생각한다. 시계가 '식사 시간'을 알리면 식사를 하고, '근무 시간' 동안 생산적인 일과 사고를 하며, '여가 시간'을 활용해 운동하고, 할 일을 다 마치면 잠자리에 든다. 최소 16시간 동안 가능한 많은 일들을 수행하며 효율적으로 하루를 보낸 뒤 숙면하는 삶이다. 하지만 이러한 궁극적인 삶의 지향점은 때때로 실현하기 어려운 목표가 되어 버리기도 한다. 실현 불가능한 목표가 되는 이유는 이를 우리 스스로 결정하는 게 아니라 우리 몸의 시계가 결정하기에 그렇다. 생체시계는 우리 몸의 밤낮 리듬을 생성하여 낮 동안 우리에게 놓인 여러 과제를 효율적으로 수행하는 데 도움을 준다. 생체시계는 몸 밖의 시간을 정확히 알고 있으며 우리 몸이 제시간에 작동하도록 다스린다. 우리 몸의 세포들은 이 '시간 정보'를 활용한다. 생체시계는 이런 방식으로 우리 삶의 모든 면에 영향을 끼친다.

생체시계란 무엇일까? 그리고 시간을 완벽하게 통제하기 매우 힘든 이유는 무엇일까? 이를 거스르면 어떤 결과를 초래할까? 왜 인간은 모두 똑같은 시간에 자고 일을 하는 것이 아니라 아침형 인간과 저녁형 인간으로 나뉠까? 생체시계란 진짜 존재하는 것일까, 아니면 우리 스스로 그렇다고 믿는 것일까?

생체시계는 실존한다. 다만 우리는 스스로 시간을 다스릴 수 없다. 사람의 몸은 하루 24시간 동안 똑같지 않기 때문이다. 이 생체시계는 인간과 동물, 식물 모두에게 공통으로 작용하며 수많은 신체 활동 속에서 24시간 리듬을 형성하여 낮 동안 식사, 업무, 잠 등 최적화된 타이밍을 보장해 준다. 말하자면 천 개의 바늘이 달린 시계인 것이다.

알람이 꺼진 생체시계

천 개의 바늘은 완벽한 세상에서 완벽한 날에 우리가 무엇을 언제 해야 할지 알려 준다. 하지만 우리가 속한, 24시간 7일 내내 험난한 사회에서 우리는 생체시계의 알람을 종종 듣지 못한다. 혹은 그것을 듣기란 매우 불가능하다. 이는 종종 우리의 생활에 '불균형'이 나타나는 문제로 이어진다. 생체시계가 형성하는 우리 몸속의 생체 리듬과 외부 세계에서의 리듬 사이에 소위 부조화가 발생하는 것이다. 둘은 더 이상 서로 함께 가지 않는다. 이런 불균형은 다양한 형태로 나타날 수 있으며 업무 성과나 건강에 지대한 영향을 끼친다.

때때로 우리는 외부적인 24시간 리듬에서 벗어나는 선택을 하기도 한다. 예를 들자면, 우리는 가끔 시간대가 다른 나라로 여행을 간다. 새로운 여행지에 도착하면 일출과 일몰 시각이 완전히 바뀐다. 우리 생체시계 또한 이에 따라서 조정이 필요해진다. 그러면 우리는 이런 불균형을 체감하게 된다. 시차에 따른 장내 불편감, 피로 증상, 식욕 저하 등이 생기고 어쩔 때는 감기 증상도 느끼게 된다. 너무 일찍 일어나거나, 원래대로라면 잠이 들었을 시간에도 오랫동안 잠을 이룰 수 없기도 하다. 이렇게 시차증후군으로 심한 고생을 하고 나면 생체시계를 자각하게 된다. 불균형의 극단적인 사례는 야간 근무다. 우리의 생체시계가 원하는 방향과는 완전히 정반대인 삶의 형태다. 이러한 불균형으로 인한 장단기적인 건강 문제는 우리 신체의 모든 대사 과정과 연관되어 있고 우울증, 수면장애, 심혈관질환, 당뇨, 바이러스에 대한 면역력 저하, 그리고 심지어는 암으로까지 이어질 수 있다.

　때로는 생체시계의 특성 때문에 바깥 세계의 리듬과 맞지 않을 수도 있다. 모든 이들의 생체시계는 약간씩 다르게 설정되어 있기에, 아침형 인간과 저녁형 인간 사이에 차이가 발생한다. 극단적인 경우 수면-각성리듬장애로 고통을 겪기도 한다. 아침형 인간과 저녁형 인간, 그리고 수면-각성리듬장애 환자들은 모두 생체시계의 특성 때문에 이러한 불균형을 어느 정도 타고난다. 하지만 때로는 사회적인 시계와의 상호작용으로 인해 문제가 발생하는 경우도 있다. 그런 이유로, 많은 이들이 매주 사소한 시차증후군으로 고통을 겪는다. 이를 사회적 시차증후군이라고 한다. 이는 지속적으로 일하는 주중에는 일찍 자고 일찍 일어났다가 휴일에는 늦게 자고 늦게 일어나는 데서 발생한다. 생체시계는 단기간에 바뀌지 않으므로 진짜 시차증후군과 같은 문제를 초래하는 것이다. 매주 이런 일이 반복해서 발생한다면 이는 건강에 지대한 위험을 끼치게 된다.

　리듬 간의 불일치는 건강 문제로 직결되지만, 건강 문제 또한 리듬 간의 불일치로 연결되기도 한다. 모든 종류의 정신질환이나 뇌질환, 그리고 다양한 형태의 암들이 그렇다. 생체시계와 리듦에 대한 학문은 이러한 질병들을 좀 더 효율적으로 치료하거나 부작용을 줄이는 방편으로 쓰이기도 한다. 이와 같은 시간요법 Chronotherapy 혹은 시간약리학은 신체의 대사 과정, 불만, 회복 과정의 최고 또는 최저 시간에 맞춰 약물치료를 하는 것이다.

생체시계 조정법

시간요법은 생체시계에 관한 학문으로, 생체시계가 외부 세계의 신호에 어떻게 반응하는지 연구한다. 생체시계는 사실상 여러 부분으로 구성되어 있다. 두뇌 속에는 '마스터시계'가 있고 다른 장기들에도 각각 시계들이 존재한다. 이 모든 시계는 고유 신호가 있어서 장기들은 이에 반응하거나 조정된다. 이러한 지식은 중요하다. 이를 바탕으로 작동이 멈춘 시계를 되돌릴 수 있기 때문이다.

생체시계는 선천적인 경계 내에서 유연하게 작동한다. 뇌 속의 시계가 약간 느리게 설정되어 있어서 저녁에 잠들기 어렵고 아침에 일찍 일어나기 어렵다면 약간의 조정을 거쳐 시계를 앞당기면 된다. 아침에 햇볕을 일찍 쬐고 저녁에는 좀 더 이른 시간에 주변을 어둡게 하는 식으로 말이다. 반대로 이른 시간부터 눈이 감기고 아침에는 너무 일찍 일어난다면 저녁 시간에는 빛을 좀 더 쐬고 아침에는 좀 더 오랫동안 어둡게 하면 된다. 아침이나 점심, 저녁 식사 시간 등 여러 신호들을 조율하는 것도 생체시계를 조정하는 데 도움이 된다. 우리 몸속의 여러 다양한 시계들은 음식을 소화하고 근육을 효율적으로 사용하는 등 장기들 각각의 고유 기능들과 연관이 되어 있다. 시계와 장기들이 '제때' 협응하여 각 장기들은 제대로 기능하게 된다.

생체시계에 귀를 기울여라

우리의 생체시계에 귀를 기울이고 그에 맞춰 생활하면 낮 동안 수행하는 다양한 활동들의 순서를 제대로 알게 된다. 하루 중에는 집중력, 근력, 반응 속도, 의욕 등 각각의 기능이 최고조에 달하는 시간대가 있고 또는 반대로 완전히 저하되는 시간대가 있다. 최고조에 달하는 순간이 어떤 중요한 임무를 수행하는 데 항상 좋은 순간은 아니다. 예를 들어서 체력과 지구력이 있어야 하는 운동을 잘하고 싶다면 초저녁이나 늦은 오후쯤에 하는 것이 좋다. 하지만 정확도를 요구하는 일을 한다면 아침에 하는 편이 낫다.

아침형 인간과 저녁형 인간에게는 차이점이 있다. 특히 여러 형태의 수행 능력에서 그렇다. 만약 아침형 인간이라면 아침에 발표나 연설 등을 하는 편이 좋은 인상을 심어 주는 데 도움이 될 것이다. 자기 자신을 좀 더 카리스마 있고 유려하게 표현할 수 있기 때문이다. 저녁형 인간이라면 반대로 하는 것이 좋다. 사고 능력 또한 하루 중 최적화된 시간이 있다. 예를 들어서, 저녁형 인간에 가까운 고등학생은 아침형 인간인 반 친구들과 비교하면 아침에 보는 시험에서 더 낮은 점수를 받을 가능성이 크다. 오후 시간대는 두 인간형 사이에 그다지 차이를 보이지 않는다.

올바르지 않은 시간대에 하는 일은 좋은 결과를 가져오지 못한다. 야간 근무 같은 극단적인 상황에서 이런 점을 특히 명확하게 볼 수 있다. 생체시계는 밤이 수면을 위한 시간대라고 생각한다. 하지만 밤샘 근무를 하게 된다면 우리는 점점 반응이 느려지고 실수를 저지를 위험성이 높아진다. 밤에 졸음이 몰려오는 시간대는 낮과 비교하면 자동차 사고의 위험이 거의 다섯 배나 높다. 1986년 체르노빌에서 발생한 원자력 발전소 폭발 사고처럼 끔찍한 재난 사고로 이어지는 경우도 있다. 당시 사고는 밤 시간대에 발생했는데 인간의 실수가 빚어낸 인재였다는 점을 생각해 볼 필요가 있다.

거꾸로 말하자면 생체시계에 귀를 기울이고 시계가 효율적으로 기능할 수 있는 환경을 조성한다면 단기적으로는 우리의 인생이 좀 더 쾌적하고 안전해지며 더 나아가 성공할 수 있다. 장기적인 측면에서는 건강한 노후를 맞이할 확률이 높아진다.

노벨상을 수상한 시간생물학자들

위르겐 아쇼프Jürgen Aschoff는 인간이 가진 생체시계의 존재를 발견하고 과학적으로 접근하던 시기에 이를 과학의 영역에서 처음 연구하기 시작한 이들 중 한 명이었다. 그는 이미 1980년에 일상생활이나 건강관리 등의 영역에서 생체시계에 관한 지식이 급속도로 적용되기 시작할 거라 예견했다. 불행히도 그의 예측이 현실이 되기까지는 시간이 더 걸렸으나 2017년에 드디어 생체시계에 관한 연구, 즉 시간생물학Chronobiology으로 미국의 세 과학자가 노벨상을 받았다. 이는 시간생물학자들이나 수면과학자들에게 큰 힘이 되었다. 보통 시간생물학자들이나 수면과학자들은 생물학(마레이케), 신경과학(아넬루스), 의학, 심리학, 생명과학, 생태학 등 다양한 분야의 다른 전공을 가지고 있다. 모두들 이런저런 다양한 경로로 시간생물학을 접했다가 매료되었다. 그다지 놀랄만한 일도 아니다. 생체시계는 모든 것들과 연관되어 있기 때문이다. 어떤 것을 연구하든, 무엇을 하든 아침과 오후, 저녁, 혹은 밤의 성과가 다르다는 것을 알게 된다. 아넬루스는 네덜란드 뇌 연구 기관에서 박사 학위를 받던 도중 '생체시계'를 접하게 되었고, 마레이케는 흐로닝언대학교에서 잠에 관해 연구하던 중 이를 알게 되었다. 우리 둘 다 이 주제에 완전히 빠져들었고 다른 이들과 우리의 열정을 나누고 싶었다. 젊은 사람들부터 나이 든 사람들, 아침형 인간부터 저녁형 인간에 이르기까지 모든 이들을 위한 책 말이다.

　이 책에서 우리가 여러분과 나누는 모든 것들은 오늘날의 과학을 기반으로 한다. 이 책에 등장하는 다양한 정보와 근거는 모두 과학 저널에 게재되어 심사를 거친(그러니까 전문가들의 논문 심사를 거쳤다는 말이다) 논문들이다. 가장 정확하고 신뢰할 수 있는 정보를 사용하기 위해 최선의 노력을 다했다. 그리고 할 수 있는 한 가장 완성형에 가깝게 만들려고도 노력했다. 그럼에도 우리가 놓친 부분이 있다면 앞으로의 연구가 이를 보완해 줄 것이다. 가능하면 사람을 대상으로 한 연구 결과들을 선호하지만, 이 분야에서 아직 그것이 100퍼센트 가능한 상황은 아니다. 따라서 (주로) 동물을 대상으로 한 연구 결과를 논해야 하는 경우 이를 명시해 두었다. 우리는 과학 논문들의 과학적 지식을 일반 대중들이 쉽게 이해할 수 있는 언어로 녹여 놓았다. 이런 과정에서 간혹 과학 논문보다 좀 더 단순하거나 단호한 어투를 사용할 때도 있었다는 점을 미리 밝혀둔다.

　우리는 과학자들이지 의사나 심리학자, 혹은 다른 어떤 다양한 형태의 치료사가 아니다. 그러니 독자들은 이 책의 지식을 바탕으로 담당 의사와 상의할 것을 권유하며 자기 자신을 상대로 직접 실험하지는 말기를 권한다.

천 개의 바늘이 달린 시계

이제 과학 연구를 바탕으로 생체시계를 제대로 작동할 시간이다. 천 개의 바늘이 달린 이 시계는 우리가 살아가는 데 필수 불가결하다. 물론 시계가 늘 정상적으로 작동하지는 않고 어떤 단계에서는 매우 심하게 어긋날 수도 있지만, 그렇다고 해도 완전히 고장 나 버리는 것은 아니다. 이 책을 다 읽고 나면 누구든 생체시계에 대한 지식을 기반으로 자신만의 생체시계 알람에 더 잘 귀를 기울일 수 있을 것이다. 이런 식으로 일상 속에서 원활하게 작동하는 생체시계는 행복한 인생을 살 수 있는 발판이다. 그러니 이제 제1부, 생체시계에 관한 모든 것부터 시작해 보자.

차례

들어가는 말 아침형 인간과 저녁형 인간

알람이 꺼진 생체시계 007 | 생체시계 조정법 009 | 생체시계에 귀를 기울여라 010 | 노벨상을 수상한 시간생물학자들 012 | 천 개의 바늘이 달린 시계 014

**제1부
생체시계에 관한 모든 것**

생체시간

남조류에서 사람까지 028 | 미모사에게도 리듬이 있다 031 | 동굴 실험 036

생체시계는 어떻게 작동할까?

생체시계가 있는 곳 040 | 생체 리듬의 지휘자, 시교차상핵 044 | 시계 유전자를 찾아라 046 | 왜 시계인가? 051

시계를 맞춰라

부정확성과 동기화 054 | 시계를 맞추는 아침 햇살 057 | 빛에 좌우되지 않는 리듬 059 | 양질의 빛이 갖추고 있는 것 065 | 자이트게버 073

제2부
완벽한 하루

AM0:00 – 6:00 수면

수면은 블랙박스가 아니다 085 | 깊은 잠이 좋은 것은 아니다 087 | 최적의 수면 시간 094 | 생체시계의 낮과 밤 098 | 멜라토닌과 코르티솔의 상관관계 100 | '정상적인' 수면 패턴이란 102 | 올빼미 아니면 일찍 일어나는 새 106 | 캠핑의 지혜 108 | 낮잠, 시에스타 그리고 파워냅 111 | 건강한 수면을 위한 규칙 114 | 좋은 잠을 자기 위한 팁 117

AM6:00 - 12:00 식사

에너지대사의 네 단계 120 | 뇌가 느끼는 배고픔 123 | 장기 안의 말초 시계 125 | 하루 동안의 호르몬 리듬 126 | 야식에 대한 갈망 132 | 장내미생물군의 24시간 리듬 134 | 체중을 감량하는 식사 시간 136 | 저녁 식사량을 줄여야 하는 이유 138 | 아침 식사를 하면 적게 먹는다 139 | 아침형과 저녁형의 식사 142 | 아침 식사는 밝은 곳에서 145 | 생체시계를 이용한 간헐적 단식 147 | 건강한 식사 시계를 위한 팁 151

PM12:00 - 18:00 성과

아침보다는 저녁에 달려라 155 | 메달과 생체시계의 상관관계 159 | 업무는 낮에, 운동은 저녁에 160 | 건강을 위한 최적의 운동 스케줄 163 | 최적의 운동 시간에 적응하기 166 | '잘못된' 시간대의 함정 170 | 소근육 기술의 생체 리듬 173 | 성과를 내는 뇌의 리듬 176 | 생체시계 느끼기 179 | 최고의 학업 성과를 내는 시간 181 | 아침 우울감을 만드는 생체시계 182 | 직장에서 생체 리듬 활용하기 184 | 결국, 발생하는 사고 186 | 최고의 성과를 내기 위한 팁 190

PM18:00 - 00:00 질병과 건강

면역계의 리듬 193 | 열이 나는 밤 194 | 한밤중의 호흡기 건강 195 | 한밤중의 알레르기 197 | 백신 접종은 아침에! 199 | 상처 치료와 일광

욕도 아침에! 200 | 치과 방문은 오후에! 201 | 아침에 오는 심장마비 204 | 밤이 무서워요 207 | 통증을 다스리는 일주기 리듬 208 | 생체시계를 활용한 건강 팁 211

제3부
일주기증후군

비동기화된 시계

시차증후군

시차 적응은 왜 힘들까? 222 | 여행 중 생체시계 맞추기 225 | 비행 전 적응 기간 229 | 멜라토닌이 도움이 될까? 233 | 월요병도 시차증후군이다 234 | 사회적 시차증후군 예방하기 238 | 휴가를 마친 뒤 해야 할 것 243 | 시차증후군을 극복하는 팁 245

서머타임

사실상 12시가 아닌 12시 248 | 해시계에 맞춰 잠자기 251 | 고작 1시간이 가져오는 문제 255 | 서머타임이냐, 윈터타임이냐 258 | 생체시

계가 바뀌었을 때 대처하는 팁 261

야간 근무

야간 근무 들여다보기 264 | 극단적인 불일치의 발생 265 | 생체 리듬 불일치를 최소화하는 법 267 | 생체시계 조정, 해야 할까? 말아야 할까? 269 | 교대 근무 순번과 생체 리듬 273 | 밤의 빛 275 | 야간 근무자들을 위한 최적의 수면법 277 | 밤중의 파워냅 279 | 세상이 깨어 있을 때 잔다는 것 281 | 야간 근무자의 식사와 운동 283 | 야간 근무에 대처하는 팁 288

일주기리듬수면-각성장애

반복되는 늦잠 292 | DSPD 치료하기 297 | 하루가 23시간이라면 298 | 때로는 아침형으로, 때로는 저녁형으로 300 | 요양원이 밝아야 하는 이유 303 | 수면-각성리듬장애에 대한 팁 305

생체시계의 성장과 노화

태아의 생체시계 309 | 아기의 생체시계 311 | 아침에 일어나는 새 315 | 게으른 10대들? 318 | 마침내 성인이 되다 322 | 은퇴기에 접어든 생체시계 324 | 여성과 남성의 생체시계 차이 327 | 생체시계의 저

속노화 그리고 육아 활용 팁 332

생체시계와 질병

암과의 상관관계 336 | 균형 잡힌 리듬으로 암을 예방하는 법 340 | 생체시계가 정신건강에 미치는 영향 343 | 자폐 스펙트럼과 ADHD 344 | 우울증 347 | 불안장애와 조현병 353 | 알츠하이머, 파킨슨병 등의 뇌신경질환들 354 | 스트레스 358 | 일주기성 스트레스 362 | 그런데 지금 내 생체시계는 몇 시지? 364

맺음말 371

감사를 전할 시간 375

참고 문헌 380

1
☀ 생체시계에 관한 모든 것 ☾

아주 오래전, 사람들은 태양의 위치를 보고 시간을 판단했다. 이는 결국 해시계의 발명으로 이어졌다. 이후 진자시계, 석영시계, 원자시계 같은 기계식 시계가 발명되었다. 인간에게 시간을 아는 일은 매우 중요하다. 우리는 시계를 보며 약속을 정하거나 기차를 놓치지 않으려 하고, 또 식사나 수면 시간을 가늠한다. 그런데 식사와 수면의 경우는 시계가 꼭 필요한 것은 아니다. 우리 몸에는 이미 생체시계라는 고유한 시계가 있기 때문이다. 이 시계는 하루 동안 우리 몸의 다양한 리듬을 조절하며 매일 같은 패턴을 반복한다. 하루 24시간 동안 일정한 시간에 잠이 들고 일정한 시간에 깨어나는 주기가 반복된다. 따라서 생체시계를 그대로 따른다면 언제 잠자리에 들어야 할지 따로 시계를 볼 필요가 없다.

  1장에서는 생체시계를 알아본다. 생체시계는 어디에 있으며 어떤 역할을 하고 어떻게 작동할까? 지난 200년 동안 진행된 동식물과 인간을 대상으로 한 실험을 통해, 생체시계를 발견하는 여정으로 함께 떠나 보자.

생체시간

생체시계는 다른 이름으로 일주기시계circadian clock라고 한다. 일주기circadian는 '대략'이라는 뜻의 라틴어 'circa'와 '날'이라는 뜻의 'dies'에서 유래한 단어다. 따라서 생체시계, 즉 일주기시계는 정확히 24시간은 아니더라도 대략적인 리듬을 형성하는 중요한 역할을 한다. 수면과 각성이 번갈아 일어나는 것도 일주기 리듬의 대표적인 예다. 이외에도 생체시계는 체온, 집중력, 호르몬 농도, 식욕, 소화, 면역 체계, 통증 역치, 수행 능력 등 다양한 일주기 리듬을 조절한다.

      하지만 생체시계가 우리 일상의 모든 밤낮의 리듬을 조절하는 것은 아니다. 하루 중 같은 시간대에 반복하는 많은 행동이 모두 일주기 리듬에 해당하지는 않는다. 예를 들어, 매일 밤 8시에

뉴스를 시청하는 습관을 떠올려 보자. 하루에 한 번, 같은 시간에 이루어지는 행동이므로 24시간 생활 방식의 일부로 보인다. 하지만 이는 방송국의 편성 시간에 맞춘 행동일 뿐 생체시계에 의해 조절되는 리듬은 아니다. 다시 말해서 하루 동안 반복되는 리듬이기는 하지만 일주기 리듬이라고 할 수는 없다.

일주기 리듬 말고도 다양한 생체 리듬들이 있다. 예를 들어 심장박동 리듬은 '초주기 리듬 ultradian rhythm'이라고 한다. 이런 리듬은 하루보다 훨씬 짧은 주기를 가지고 있으며 몇 초(예를 들어 심장박동 주기)부터 몇 시간(배고픔 주기)에 이르기까지 종류는 다양하다. 그런가 하면 이와는 반대로 '하주기 리듬 infradian rhythms'이라는 것이 있다. 1달 혹은 1년에 이르기까지 주기의 기간이 하루보다 더 긴 리듬을 말한다. 이러한 리듬 중 가장 잘 알려진 것은 '연주기 리듬 annual rhythms'이다. 가을에 새들이 따뜻한 지방으로 이동하는 것, 봄에 다양한 동물들이 새끼를 낳는 것, 햄스터나 고슴도치 등이 동면하는 것 등의 예를 들 수 있다. 하주기 리듬의 대표적인 다른 예로는 평균 28일을 주기로 반복되는 여성의 월경 주기가 있다. 이런 리듬들 일부는 생체시계가 일정 부분 역할을 한다는 증거들이다. 날의 길이를 측정하여 연중 시간대를 측정하는데 리듬들이 어떤 식으로 조절되는지는 여전히 미지수다. 1주 단위의 주기를 하주기 리듬이라고 볼 수도 있으나 이런 것은 존재하지 않는다. 적어도 생물학적으로는 말이다. 일주일 주기의 리듬은 인간들 스스로 만든 생활 방식으로 형성된 것이다. 주중과 주말 동안 하는 일을 서로 다르게 하는 식으로 말이다. 하지만 우리 몸은 목요일과 토요일의 차이를 인식하지 못한다.

불행히도 많은 사람들은 생체시계가 정확히 무엇인지, 또 그것을 어떻게 활용할 수 있는지 잘 알지 못한다. 예를 들어서, 영어권에서 나이가 들어 생식 능력이 감소한 여성을 묘사할 때 '생체시계가 똑딱거리고 있다'고 비유한다. 하지만 이것은 우리가 말하는 생체시계가 아니며, 따라서 이 책의 주제와도 관련이 없다. 또한 사람들은 간혹 신체 사이클은 23일, 감정의 사이클은 28일, 지성의 사이클은 33일이라는 식의 '바이오리듬'에 대해 말한다. 이런 '바이오리듬'은 출생 시 시작되어 죽기 전까지 평생 중단되지 않고 계속된다고 한다. 하지만 이 책은 '바이오리듬'에 대해서는 다루지 않는다. '바이오리듬'은 생체시계와 관련이 없을 뿐더러 과학적 근거도 없기 때문이다.

생체시계란 과학의 영역에서 정의된, 우리 몸 안에 있는 시계를 말한다. 과학자들은 이를 측정할 수 있고 현미경을 통해 볼 수도 있다. 원한다면 특별한 기술을 이용해 몸(실험실 동물들의 몸) 속의 생체시계를 제거할 수도 있다. 인간뿐 아니라 다른 포유동물들, 척추동물들은 물론이고 무척추동물들까지 모두 이러한 생체시계를 지닌다. 그뿐만 아니라 식물이나 균류, 조류나 박테리아 또한 어떤 저마다의 생체시계를 지닌다. 이들 시계의 모습, 크기나 기능은 종마다 각기 서로 다르지만 기본적인 요소는 매우 유사하다. 이처럼 생체시계는 생명체에게 떼려야 뗄 수 없는 부분이고 생존과 삶의 성공 두 가지 측면에서 매우 중요하다. 그러므로 생체시계의 작동 원리를 알아야 할 이유는 차고 넘친다.

남조류에서 사람까지

가장 기초적인 생체시계는 지구상에 존재한 최초의 생물체인 남조류에서 찾아볼 수 있다. 다른 말로 시아노박테리아 cyanobacteria라고 하는 남조류는 지구가 형성되고 약 10억 년이 지난 시점인 약 35억 년 전부터 이미 지구에 존재했다. 이들은 산소를 배출하는 최초의 생물체로, 산소를 사용하는 모든 생물체의 근간이 되었다. 이들은 물속에서 살았지만 생존을 위해서 햇빛이 필요했다. 세포의 대사 과정 동안 햇빛을 통해 얻은 에너지를 사용해야 했기 때문이다. 이들은 낮에 햇빛에서 얻은 에너지를 몸속에 저장하고 어두운 밤 동안 생존을 위해 사용했다. 이는 아마 최초의 생체시계 원리가 형성된 과정일 것이다. 시아노박테리아 속의 세 가지 단백질이 가장 단순한 형태의 시계를 형성했는데 이는 에너지 균형 차원에서 형성된 낮과 밤의 리듬을 통해 만들어졌다. 이 단백질들은 낮에 에너지를 저장하고 밤에는 그 에너지를 다시 배출했다. 실험실에서도 이 세 가지 단백질을 시험관 속에 넣고 섞어 이 낮과 밤의 리듬을 연출해 낼 수 있다. 섞인 단백질들은 곧 함께 일하기 시작하고 서로에게 영향을 끼치며 때로는 형태를 바꾸었다가 다시 원래 형태로 돌아가기도 한다. 중요한 점들은 이 모든 것을 24시간이라는 리듬 속에서 이루어 낸다. 이는 자가 형성된 리듬 중 가장 단순하고 가장 오래된 형태이며 이후 '시계'라 불리게 된다.

그 뒤로 수억 년이 흐르는 동안 많은 종이 지구상에 출현했다. 그중 대부분은 남조류처럼 햇빛이 필요한 낮에 활동했다. 예를 들어서 파충류인 공룡은 스스로 체온을 조절할 수 없어 태양열로 몸을 덥혔고 그렇게 해서 활동을 할 수 있었다. 밤에는 에너지를 너무 많이 잃지 않기 위해 휴식을 취했다. 2억 년 전에 출현한 포유류는 스스로 체온을 유지할 수 있었다. 시력도 발달한 상태여서 밤에도 잘 보였을 것이다. 가장 원시적인 야생동물의 출현이었다. 햇빛 없이도 체온을 따뜻하게 유지하거나 시야를 확보할 수 있었기에 밤에도 활동이 가능했다. 야행성 동물은 장점이 매우 많았다. 특히 공룡처럼 낮에 활동하는 동물들에게 쉽게 잡아먹히지 않을 수 있다는 점에서 그랬다. 이들은 번식에 유리했고, 그렇기에 오늘날 박쥐나 산림 쥐, 족제비처럼 많은 야행성 동물들이 탄생하게 되었다. 나중에는 먹이를 두고 종들끼리 서로 경쟁하다 보니 다른 동물들에게 먹혀 버릴지도 모르는 위험성이 커진 가운데 주행성 동물들이 새롭게 출현하였다. 인간 또한 그렇게 탄생한 주행성 포유동물의 새로운 종이다. 세상에는 땅거미가 진 시간대에 활동하는 데 특화된 동물종이 있고 심지어는 계절에 따라, 아니면 먹잇감을 찾을 수 있는 환경 등에 따라 때때로 밤에 혹은 낮에 활동하는 동물들이 있다. 그렇게 모든 동물은 하루 24시간 중 활동하기에 가장 좋은 시간대가 언제인지 각기 나름대로 파악해 나아 갔다.

  야행성 동물의 생체시계에는 주목해야 할 점들이 많다. 생체시계에 관한 많은 과학적인 지식이 쥐나 박쥐 같은 야행성 동물에 관한 연구에서 밝혀졌기 때문이다. 주행성 동물과 야행성 동물 사이의 큰 차이점 중 하나는, 주행성 동물은 해가 뜬 후 잠에서 깨어 활동을 시작하는 반면 야행성 동물은 낮 동안 숨어서 쉰다는 점이다. 주행성 동물과 야행성 동물은 완전히 다른 행동 양상을 보이지만 생체시계는 기본적으로 매우 흡사하다. 너무나도 많은 유사성 때문에 야행성 동물에 관한 연구 결과만으로도 주행성 동물의 생체시계 기능에 대해 상당히 많은 부분을 논할 수 있고 더 나아가 인간의 생체시계도 논할 수 있다.

  주행성 동물과 야행성 동물의 또 다른 중요한 차이점은 빛을 인식하는 방식에 있다. 야행성 동물의 눈에는 주행성 동물의 눈과는 다른 세포가 있기에 어두운 곳에서도 잘 볼 수 있다. 빛을 잘 인식하는 것은 생체시계가 정확히 기능하는 데 매우 중요하므로, 야행성 동물의 연구 결과를 해석할 때 눈의 기능 차이를 꼭 고려해서 살펴야 한다.

미모사에게도 리듬이 있다

생체시계에 관한 실질적인 최초의 연구는 18세기에 이루어졌다. 프랑스의 지구물리학자이자 천문학자, 시간생물학자인 장-자크 도르투 드 메랑Jean-Jacques d'Ortous de Mairan은 현대 시간생물학의 기초를 다진 인물이다. 1729년, 드 메랑은 미모사에 관한 연구 결과를 발표한다. 미모사는 여타 다른 식물들처럼 때로는 잎을 활짝 펴고, 때로는 움츠려 닫기도 한다. 드 메랑은 미모사의 잎이 여닫는 주기가 24시간이라는 점을 발견하지만, 이것이 단지 햇빛의 유무에 따른 결과일지도 모른다고 생각했다. 그래서 드 메랑은 미모사를 어두운 찬장 속에 넣어 실험을 진행했다. 그 결과, 미모사는 어두운 곳에서도 24시간을 주기로 잎을 여닫으며, 낮과 밤의 리듬을 반복했다. 찬장 속은 빛과 어둠의 변화가 없었기 때문에 드 메랑은 미모사가 시간을 추적하는 메커니즘을 갖췄다는 결론을 내린다. 그러나 드 메랑의 실험은 온도나 지구의 자전 등의 환경적 요인에 의한 영향을 완전히 배제하지 않았다. 그는 인간의 수면-각성 주기도 미모사와 비슷한 방식으로 이루어질 가능성이 있다고 제시한다. 당시의 과학적 성취를 고려하면 그의 생각은 한참 앞선 것이었다. 100년 후, 스위스의 식물학자인 오귀스탱 피라무스 드 캉돌Augustin Pyramus de Candolle은 이 실험을 한 걸음 더 발전시킨다. 그는 미모사가 며칠 동안 계속해서 빛을 받도록 하는 실험을 진행했다.

그 결과, 미모사는 여전히 잎을 주기적으로 여닫았지만 이번에는 그 주기가 매일 조금씩 빨라져 24시간보다는 약간 짧은 22시간에서 23시간 정도가 되었다. 이를 통해 드 캉돌은 식물 내부에

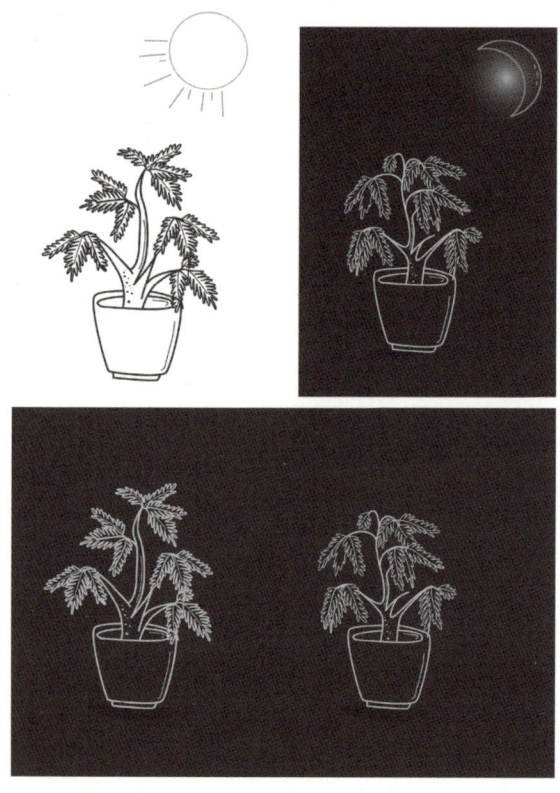

그림1   미모사의 잎사귀 움직임의 생물학적인 리듬에 대한 최초의 실제 연구(장-자크 도르투 드 메랑).

일종의 '시계 메커니즘'이 있으며, 이 시계는 완벽하지는 않지만 대략 24시간의 주기를 띤다고 결론내린다. 19세기 말에는 찰스 다윈이 시간생물학에 대한 실험을 계속해서 진행한다. 그는 미모사의 잎이 열리고 닫히는 리듬은 그 식물의 유전적 특성에 각인되어 후손에게 전달된다고 주장했다. 오늘날 우리는 많은 식물이 잎을 움직이거나 꽃을 피우는 등 다양한 행동을 약 24시간 주기로 보이는 것을 안다. 또한 식물들이 내부에 생체시계를 지니고 있다는 사실과 이 시계가 유전된다는 사실도 과학적으로 밝혀냈다.

식물의 리듬은 식물과 적 사이의(다음 페이지의 '애벌레가 이길까? 양배추가 이길까?' 상자를 참조) 상호작용에 중요한 역할을 한다. 그뿐 아니라 곤충이 식물의 수분을 돕는 데도 중요한 역할을 한다. 꽃의 개화 리듬은 곤충들의 리듬과 맞춰서 지구에서 가장 중요하고 기본이 되는 일을 완수해야 한다. 바로 수분이다. 그래서 많은 꽃이 하루 중 일정한 시간에 개화하는 것이다. 예를 들어서, 나팔꽃은 이른 아침에, 금잔화는 정오, 달맞이꽃은 저녁 무렵에 꽃잎을 활짝 편다. 나비는 이 일정한 리듬을 파악해 자기가 먹을 것을 얻을 뿐 아니라 꽃가루받이 역할도 한다. 18세기 스웨덴의 의사 칼 폰 린네^{Carl Linnaeus}는 꽃시계를 만들고 그에 따라 식물들을 배치한 뒤, 각각의 식물이 꽃을 활짝 피우는 시각을 통해 지금이 하루 중 몇 시인지 알 수 있다는 발상을 했다. 실제로 세계의 어느 지역에서는 이를 실현하여 꽃시계를 만들기도 했다. 하루를 기준으로 하나의 리듬을 따르면 식물과 동물 모두에게 분명한 이점이 있다. 이런 리듬이 서로 조화를 이루는 것이 궁극적으로 모든 종이 생존하는 데 필수적이다!

18세기와 19세기에 식물 속 생체시계에 대한 아이디어가 처음 등장한 후, 20세기에 들어서면서 생체시계에 관한 과학적 연구가 활발히 진행됐다. 식물에 대한 실험과 다윈의 연구로 시간의 메커니즘이 유전적이고 선천적이라는 사실과 이후 연구들로 인해 이 메커니즘이 인간에게도 적용 가능하다는 점이 드러난다. 이를 바탕으로 동물과 인간을 대상으로 한 최초의 시간생물학 실험들이 이루어지면서 곤충을 비롯해 인간을 포함한 모든 동물이 낮과 밤의 주기를 가진다는 사실을 밝혀 냈다.

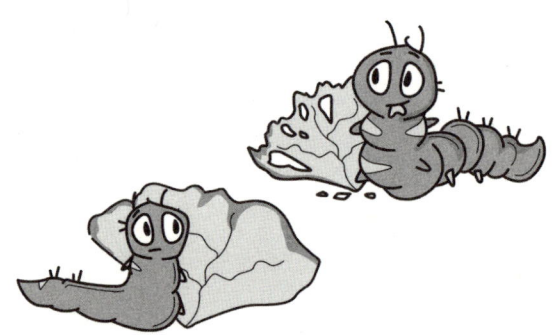

그림2   애벌레가 이길까? 양배추가 이길까? 양배추에서 나오는 독성 물질의 리듬과 이를 먹는 애벌레의 리듬 사이에 일어나는 상호작용.

애벌레가 이길까? 양배추가 이길까?

식물에도 내부 생체시계가 있다는 사실이 밝혀진 후, 과학자들은 생체시계가 식물에 어떤 역할을 하는지 연구하기 시작했다. 2012년, 다니엘레 훗스피드$^{Danielle\ Goodspeed}$와 동료 연구진은 애벌레와 양배추 사이의 상호작용을 조사하는 실험을 진행했다. 좀 더 정확히 말하자면 양배추와 같은 십자화과에 속하는 초본식물인 애기장대와 양배추가 주식인 양배추은무늬밤나방의 애벌레를 대상으로 실험을 했다. 이 애벌레는 양배추를 특히 좋아하는데, 일주기 리듬에 따라 특정 시간대에 더욱 왕성하게 먹는다. 하지만 양배추도 고유의 방어기제를 발동한다. 애벌레가 잎을 모두 갉아 먹지 못하도록 독성물질을 분비해 자신을 방어하는 것이다. 흥미롭게도 양배추의 방어 메커니즘 역시 일주기 리듬과 밀접한 관련이 있다. 학자들은 애벌레가 먹는 시간의 리듬과 양배추의 방어 메커니즘 리듬을 조율해 가며 실험을 진행했다. 만약 양배추의 방어 메커니즘이 애벌레의 식사 시간과 정확히 일치한다면, 애벌레는 독성물질이 활성화된 먹이를 섭취하게 되어 충분히 성장하지 못할 것이다. 반대로 양배추의 방어 리듬이 애벌레의 식사 리듬과 어긋난다면, 애벌레는 독성물질이 거의 없는 시간대에 양배추를 먹을 수 있어 더 많이 성장할 것이다. 이 실험은 유기체의 기능(여기서는 양배추의 방어 메커니즘)이 띠는 일주기 리듬이 유기체의 생존과 번영에 얼마나 중요한 역할을 하는지 보여 주는 멋진 사례다.

동굴 실험

인간의 진짜 일주기 리듬을 연구하기 위해서는 모든 환경적 요인을 가능한 한 안정적으로 유지해야 한다. 1938년, 시카고의 수면 과학자 나다니엘 클레이트먼 Nathaniel Kleitman은 동굴이 이러한 실험을 위한 최적의 장소라는 아이디어를 제시했다. 동굴은 항상 어두운 상태고, 내부 온도도 낮 동안 거의 변하지 않는다. 클레이트먼은 한 학생과 함께 켄터키주의 매머드 동굴[유네스코 세계문화유산으로 등재된 미국에서 가장 큰 동굴―옮긴이]에서 32일간 생활하며 햇빛의 영향을 받지 않고 24시간이 넘는, 즉 약 28시간 주기의 리듬에 맞춰 생활하려고 시도했다. 이 실험에서 도출된 가장 중요한 결론은 그들의 수면-각성 리듬과 체온 리듬이 28시간이 아니라 계속해서 약 24시간 주기로 유지되었다는 사실이다. 인간에게도 생체시계가 존재한다는 첫 번째 증거다.

1960년대에는 생체시계에 관한 기초적인 연구들이 상당히 많이 진행된다. 그중에는 현대 시간생물학의 공동 창시자인 독일의 생리학자 위르겐 아쇼프와 영국의 생물학자 콜린 피텐드리히 Colin Pittendrigh의 연구들을 빼놓을 수 없다. 이들은 일주기 리듬이 단순히 식물들뿐만 아니라 초파리나 포유동물, 인간에게도 존재한다는 사실을 밝혀낸다. (잠을 자거나 물을 마시는 등의) 행동들과 생쥐나 햄스터의 체온 등은 일주기 리듬을 확실히 보여주는 사례다. 두 사

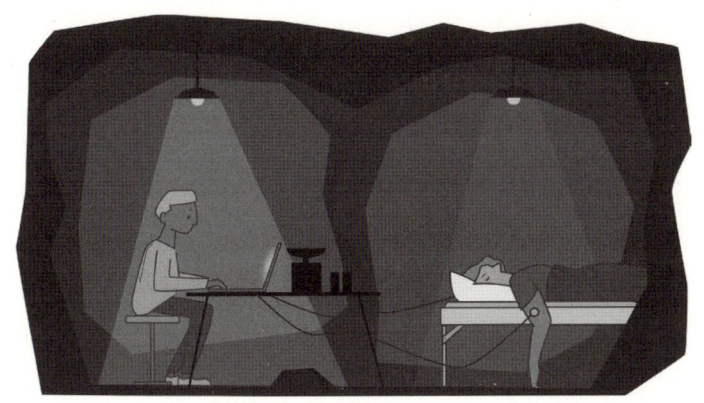

그림3 과학자들은 24시간 동안 밤낮의 영향을 받지 않는 동굴에서 사람들의 생체리듬을 연구하였다. 이들은 사람들의 수면-각성 리듬이 더 이상 서로 일치하지 않는다는 사실을 발견했다.

람은 이 동물들을 데리고 실내조명의 영향을 받지 않는 어두운 곳에서 실험을 해 보았다. 찬장 속의 식물들이나 동굴 속의 사람들처럼 포유동물의 일주기 리듬은 빛이 없는 동안에도 그대로 잘 작동했다. 일주기 리듬을 형성하는 데 빛이 중요한 역할을 하는 것이 아니라면 그 역할을 하는 다른 무언가가 있는 게 아닐까? 신체 내부에 리듬을 형성하는 생체시계가 있을 것이라는 이론에 힘을 싣는 결과였다. 그리고 이 생체시계는 외부의 간섭 없이 알아서 잘 작동한다는 점도 알 수 있었다.

그 후, 인간의 생체시계에 대한 좀 더 체계적인 연구가 처음으로 진행되었다. 클레이트먼과 마찬가지로, 아쇼프는 빛의 밝기와 어두운 주기가 없는 환경에서 사람들을 연구하기 위해 지하 벙커를 사용했다.

프랑스의 과학자 미셸 시프르$^{Michel\ Siffre}$는 이 주제에 관해 연구하기 위해 자기 자신은 물론 그의 학생과 함께 동굴에 들어가 스스로 실험 대상이 되어 실험을 진행하였다. 미셸과 학생, 그리고 다른 실험 대상자들은 때로는 몇 주, 혹은 몇 달 동안 지하에서 생활하며 온갖 종류의 실험[2023년 4월, 스페인의 한 여성이 유사한 연구를 위해 500일 동안 동굴 생활을 마치고 나왔다! 이 책을 집필하던 당시에는 아직 그 연구의 결과가 발표되지 않았다]을 진행했다. 햇빛을 받을 수 없는 참가자들은 낮과 밤을 전혀 구별하지 못했으며, 오직 자기 자신의 몸이 알리는 리듬에 따라 생활했다. 피곤하면 잠이 들고, 배고프면 밥을 먹는 식으로 계속해서 하루를 보냈다. 참가자들은 그 기록을 외부에 있는 과학자들에게 알렸고 외부의 과학자들은 이들이 먹고 자고 깨는 시각을 정확히 파악했다. 이 실험은 인간에게 명확히 많은 리듬이 있다는 것을 밝혀냈다. 수면-각성 리듬 이외에도 예를 들어 체온, 호르몬의 농도, 혈압, 소근육 사용 능력, 근력은 물론이고 더 나아가 암산처럼 머리로 하는 활동에 이르기까지 많은 패턴이 대략 24시간을 주기로 반복되었다. 이러한 패턴들이 모두 일주기 리듬이다.

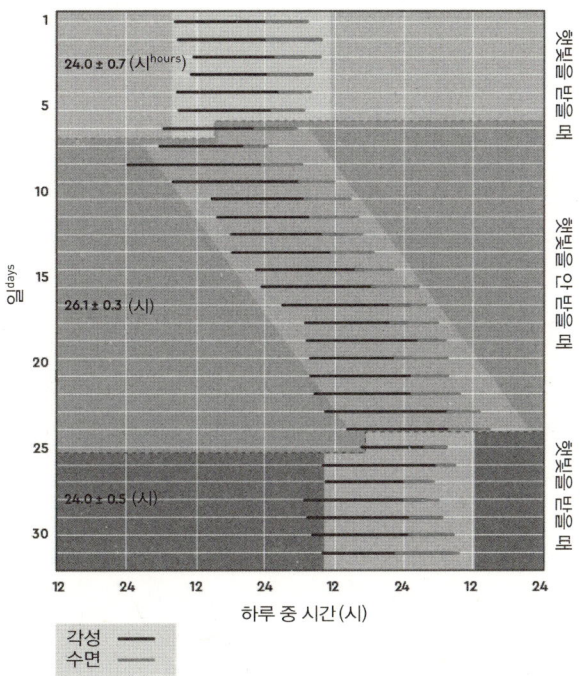

그림4 벙커 속에 사는 사람의 수면-각성 리듬에 관한 연구. 32일 동안 연속으로 진행되었다. 뚜렷한 패턴을 확인하기 위해 매일의 24시간 패턴을 나란히 배열했다. 표를 보면 각각의 하루마다 한 번의 각성(어두운 선)과 한 번의 수면(밝은 선)이 표시되어 있다. 실험의 가장 첫 주와 마지막 주에는 참가자들에게 시간을 알려 주었으며 자연적인 빛과 어두움의 주기도 있었다. 이 외에는 시간을 알려 주지 않았는데 참가자는 그 기간에 평상시보다 늦게 수면에 들었으며 좀 더 늦게 일어났다. 여전히 리듬은 존재했지만 정확히 24시간 주기는 아니었다.

☀ 생체시계는 어떻게 작동할까? ☾

식물, 동물, 인간을 대상으로 한 초기 실험들은 살아 있는 생명체 안에 시간 메커니즘이 존재함을 보여 주었다. 그런데 이 시간의 메커니즘, 즉 생체시계는 어떻게 작동하는 것일까? 시계는 하나뿐일까, 아니면 여러 개가 있을까? 시계는 어디에 있을까? 어떻게 생겼을까? 크기는 클까, 작을까? 그리고 왜 이런 시계가 필요할까?

생체시계가 있는 곳

생체시계가 어디에 자리 잡고 있는지를 연구하기 위해 초기에는 주로 곤충과 설치류로 실험했다. 몸의 다양한 부위를 체계적으로 연구하는 동시에 휴식, 활동, 먹고 마시는 등의 행동에서 생기는 생리적 리듬의 변화를 측정하면서 과학자들은 점차 많은 사실을 알게 되었다. 처음에는 부신피질 같은 내분비샘 중 하나에 생체시계가 있을 것으로 추측했다. 부신피질에서 분비되는 호르몬이 일정한 코르티코스테론 리듬을 보였기 때문이다. 하지만 곧 포유류의 뇌, 정확히는 시상하부에 생체시계가 존재한다는 사실이 명확해졌다.

시상하부는 두뇌 중앙 어딘가에 자리 잡고 있다. 귀 바로 위쪽 부분의 머리에 검지를 올려놓고 양쪽에 닿은 검지가 두뇌를 관통해 서로 맞닿아 가상의 선을 그린다고 가정해 보자. 그 가상의 선 중앙에 시상하부가 자리 잡고 있다. 두뇌 속 이 영역은 삶의 가장 기본적인 부분들을 담당한다. 먹고, 마시고, 잠자고, 번식하고, 체온을 조절하고, 호르몬을 생산하는 모든 일 말이다. 시상하부는 여러 개의 신경핵으로 이루어져 있는데, 그중 하나가 바로 생체시계다. 이를 찾아내기 위해서 과학자들은 뇌 손상을 입은 쥐나 햄스터의 시상하부 중 특정 영역에 외과적 정밀도가 요구되는 어려운 수술을 시행했다. 놀랍게도 이런 수술은 동물의 건강 자체는 별로 건드리지 않으면서 두뇌의 특정 기능들을 잘 연구할 수 있는 방법이다. 시상하부 중앙의 뇌강 양쪽과 아래쪽에 있는 신경핵 중 손상된 부위를 수술하고 나자 실험동물의 생체 리듬에 이상이 발생했다. 24시간 주기의 활동-휴식 리듬이 더는 존재하지 않게 된 것이다. 패턴은 완전히 엉망진창이 되었고, 몇 분에서 몇 시간 등 마구잡이로 수면과 각성이 교차하였다. 이런 뇌 손상에 관한 실험은 시상하부 속의 매우 작은 핵이 24시간 리듬을 형성하는 데 아주 중요한 역할을 한다는 점을 명확히 보여 준다. 이 핵의 이름은 시교차상핵 suprachiasmatic nucleus, SCN이다. 이제 시계 자체가 시교차상핵 속에 있는지 파악해야 하는 숙제가 남았다. 그리고 이 문제는 시교차상핵이 파괴되어 생체시계 이상을 겪는 햄스터에게 건강한 햄스터의 시교차상핵을 이식하는 과정에서 풀렸다. 매우 놀라운 일이 벌어졌다. 생체시계 이상을 겪는 햄스터들이 건강한 햄스터의 시교차상핵을 이식받고 난 후 건강한 햄스터의 리듬대로 살기 시작한 것이다. 그런데 시교차상핵을 기증받은 후, 뇌 손상을 입기 전의 기존 리듬 대신 완전히 다른 새로운 리듬을 보이는 경우도 종종 발생했다. 이는 뇌세포가 어떤 (햄스터의) 몸에 위치하든 상관없이, 새로 이식된 뇌세포 자체에 리듬 특성이 자리 잡고 있었기 때문이다. 그러니까 리듬 특성은 내부에 온전히 존재했다! 바로 그곳에 생체시계가 있었다.

  이제 우리는 시교차상핵이 두 부분으로 나뉜다는 사실을 알고 있다. 하나는 시상하부의 왼쪽에, 다른 하나는 오른쪽에 자리 잡은 시교차상핵은 약 10만 개의 뇌세포로 구성된다. 우리 뇌에는 약 860억 개의 신경세포가 존재한다는 점을 고려하면 10만 개는 그리 많은 수는 아니다. 시교차상핵이라는 이름은 그 위치를 설명

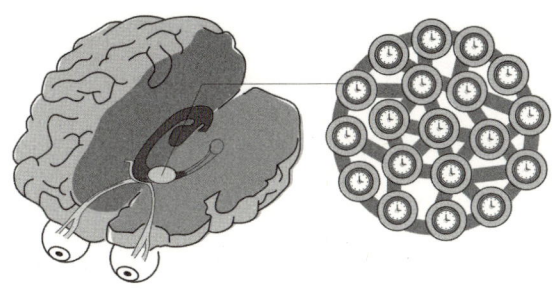

그림5 생체시계는 사람의 뇌 속 시상하부에 있으며, 시신경이 들어가는 곳의 바로 위쪽에 자리하고 있다. 이 부위는 시교차상핵이라고 하는데, 시교차상핵은 자체적인 생체시계를 지닌 세포들로 구성되어 있다.

하는 두 단어에서 유래했다. 'supra'는 '위에', 'chiasma'는 '교차점'이라는 뜻이다. 여기서 말하는 '교차점'은 시신경들이 교차해 뇌로 들어가는 지점을 뜻한다. 우리 눈에는 정보를 뇌로 보내는 신경 경로가 있는데, 이를 통해 빛과 어둠에 대한 정보도 뇌로 전달된다. 이런 시신경들은 우리 눈 뒤쪽 부분, 즉 뇌의 밑바닥 지점에서 모여 서로 교차한 뒤 뇌로 들어간다. 이 교차점을 (시)교차점이라고 한다. 시교차상핵은 바로 그 교차점 위에 자리 잡고 있다. 이는 시교차상핵에게 매우 유리한 위치다. 왜냐하면 빛과 어둠에 대한 정보를 아주 빠르게 얻을 수 있기 때문이다. 이것이 왜 중요한지는 책을 더 읽어 보면 알게 된다.

생체 리듬의 지휘자, 시교차상핵

　동물들은 전부 시상하부 속에 시교차상핵을 지니고 있으며, 일주기 리듬은 그곳에서 형성된다. 사실 우리 몸의 모든 세포는 24시간 리듬을 생성할 능력을 지녔다. 코끝에서 발끝까지 우리 몸의 세포들은 모두 '똑딱'거리는 시계 메커니즘을 가졌다는 뜻이다. 어떤 장기 속에 있는 특정 세포들의 활동 리듬이 그 장기의 전체 리듬을 형성하는데, 이러한 세포들을 말초시계 peripheral clock 라고 한다. 때로는 우리 몸의 특정 부위에 있는 말초시계에 그 부위의 이름을 붙이기도 한다. 이를테면, 간에 있는 말초시계는 간시계라고 하는 식이다. 즉, 우리 몸에는 폐시계, 근육시계, 심장시계 등이 있는 셈이다. 우리 몸 이곳저곳에 있는 시계들은 장기들이 일주기 리듬에 맞춰 기능하도록 주관한다. 이는 인체와 인체의 모든 행동을 만드는 모든 리듬의 기본이 된다. 우리 몸은 몸속 수천, 수만 개의 시계 덕분에 활동할 수 있으며, 이 시계들이 서로 조화를 이루지 않으면 우리 몸은 약간 혼란에 빠질 것이다. 물론 이 시계들을 전부 다스릴 해결책이 있다. 그 지휘자는 바로 시교차상핵이다.

　시교차상핵은 항상 자체적으로 작동하며, 거의 24시간 주기로 매우 강한 리듬을 만들어 낸다. 시교차상핵 이식 실험을 통해 시교차상핵에서 형성된 리듬이 얼마나 지배적이고 결정적인지 확인할 수 있었다. 새로 이식된 시교차상핵은 이식을 받은 햄스터의 생체 리듬을 완전히 제어했다. 시교차상핵은 이식이 가능할 뿐만 아니라 쥐의 뇌에서 아주 조심스럽게 온전한 상태로 떼어 내 실험실의 보관함에 저장도 가능하다. 뇌세포에 적절한 영양분을 공급하면 시교차상핵은 마치 여전히 뇌 속에 있는 것처럼 계속 살아갈 수 있다. 최신 기술과 현미경을 이용한 연구에서, 과학자들은 각 시교차상핵 세포가 독립적인 24시간 주기의 리듬을 가진다는 사실을 발견했다. 심지어 그 세포들이 몸 밖에 있을 때도 말이다.

여타의 세포들과 마찬가지로 우리 뇌의 시교차상핵은 대략 24시간의 주기로 작동한다. 시교차상핵에는 대략 10만 개의 생체 시계들이 있다. 이 시계들은 몸 바깥에서 오는 신호에 맞춰 각자의 리듬을 조정할 뿐 아니라, 복잡한 과정을 거쳐 세포들 사이에서도 서로의 리듬을 협력하여 맞춘다. 그렇게 하여 시교차상핵 속 모든 세포의 시계는 하나의 통합된 리듬[과학자들은 시교차상핵 세포들의 24시간 동안의 활동과 비활동 주기를 영상으로 찍었다]으로 형성된다. 뇌 손상을 입은 동물의 실험이나 뇌세포 이식 실험 등은 시교차상핵이 우리 몸의 다른 리듬들보다 우위를 점한다는 것을 보여 주었다. 모든 세포는 각자의 시계를 지니고, 그에 따른 리듬에 맞춰 활동하지만 그럼에도 세포들은 시교차상핵의 영향을 가장 많이 받는다. 반면에 시교차상핵이 다른 세포들 속 시계의 영향을 받는 일은 없다. 시교차상핵은 연결된 신경이나 호르몬 등을 통해 우리 몸의 모든 개별 시계에 신호를 보낸다. 그런 이유로, 시교

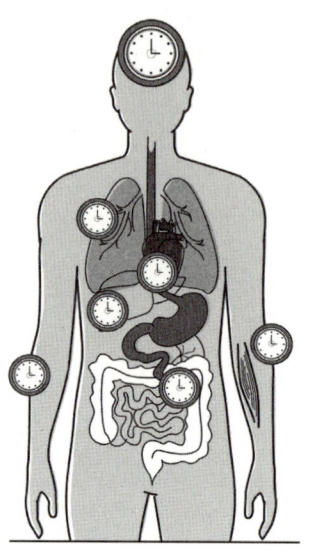

그림6 시계는 모든 곳에 존재한다. 뇌뿐만 아니라 다른 장기들 속에도 시계가 있다. 이들 시계는 우리 몸의 환경과 행동의 24시간 주기에 맞춰 몸을 효율적으로 사용할 수 있도록 작동한다.

차상핵은 '마스터시계'라는 별명을 가지고 있다. 마치 최선을 다해 (시계들의) 오케스트라를 지휘하는 지휘자 같은 모습이다.

시계 유전자를 찾아라

우리 몸속 세포들 전부나 시교차상핵에 있는 생체시계는 정확히 어떻게 작동할까? 생체시계에 유전적인 특성이 있을 수 있다는 다윈의 이론을 바탕으로 이에 관한 연구가 뒤를 이었다. 문제는 세포 속의 생체 리듬이 단순히 특정 유전자에 의해 발생하는지, 아니면 세포 속의 유전물질genetic material 전체가 리듬을 조절하는지였다.

유전자는 DNA의 일부분이다. 모든 세포 안에는 유전자가 있는데, 이들은 세포의 기능을 결정짓는다. 우리 몸의 기능이나 외모 등 모든 것들이 유전자에 의해 결정된다. 어떤 이들은 갈색 눈의 유전자가 있고, 어떤 이들은 파란 눈의 유전자가 있다. 유전자 조합은 사람마다 모두 다르게 형성되므로 사람들은 각자 자신만의 고유한 특성을 띠게 된다. 하지만 대부분은 서로 유사성을 보인다. 왜냐하면 사람들은 비슷한 유전자들을 가지고 있어 몸의 기능들이 전부 같은 방식으로 이루어지기 때문이다. 유전자 속에는 아미노산으로 이루어진 코드가 있다. 유전자가 활성화되는 즉시, 코드에서 단백질들이 형성된다. 이 단백질들은 아기 때 눈 색깔을 결정하는 일부터 일생에 걸쳐 우리 몸의 모든 과정이나 기능들을 결정하는 일 등 모든 종류의 임무를 수행한다. 그러므로 유전자는 몸이 제대로 기능하기 위한 필수 불가결인 요소다. 과학자들은 일주기 리듬을 형성하는 핵심 유전자가 있을 것으로 추론했다.

그리고 그 추론은 확실히 맞았다. 1971년, 과학자 로널드 J.코노프카Ronald J. Konopka와 세이모어 벤저Seymour Benzer는 처음으로 초파리의 행동 주기를 담당하는 유전자들이 있다는 논문을 발표했다. 비록 초파리의 생김새는 인간과 매우 다르지만, 초파리의 DNA는 인간과 매우 유사하다. 인간의 DNA는 초파리의 유전자와 98퍼센트나 일치한다. 벤저와 코노프카는 당시 최신 과학기술로 특정 유전자를 조작해서 초파리의 일주기 리듬이 바뀌는지 살펴봤다. 이 실험 방식은 앞서 언급한 뇌 손상 실험과 흡사한 측면이 있었다. 과학자들은 변화를 가했을 때 초파리의 일주기 리듬을 심각하게 교란하는 유전자를 찾았다. 이 유전자는 바로 '피리어드^{Period}[동물에게서 발견된 피리어드 유전자들은 이탤릭체로 앞 글자만 대문자, 뒤는 소문자(*Period*)로 표기한다. 만약, 같은 유전자인데 인간의 유전자를 언급하고 있다면 이탤릭체로 전체를 다 대문자(*PERIOD*) 표기한다. 이 책에서 언급하는 피리어드 유전자는 모두 동물에게서 발견된 것이다―옮긴이] 유전자'라고 한다. 이들의 연구는 오늘날 우리가 가진 생체시계에 대한 이해의 밑바탕을 이루지만, 불행하게도 발표 당시에는 사람들의 관심을 끌지 못했으며 한동안 책장에 꽂힌 채 버려졌다. 결국, 노벨상을 받게 된 후대의 과학자들이 이들의 연구를 이어받아 생체시계가 작동하는 메커니즘에 피리어드 유전자가 어떻게 중요한 역할을 하는지 발견해 낼 수 있었다.

그 후, 많은 실험을 거쳐 피리어드 유전자가 수많은 다른 유전자들과 함께 협력하여 단백질을 생성한다는 사실이 밝혀졌다. 이 단백질은 유전자들의 활동을 중단시키는데, 그렇게 되면 결과적으로 단백질의 양이 줄어든다. 유전자들의 활동이 성공적으로 중단되고 단백질의 양이 감소하면 유전자들은 또다시 활성화된다. 이렇게 주기를 띠며 스스로 조절하는 과정은 우리 몸의 세포들 속에서 매일 반복적으로 발생하며 대략 24시간의 주기를 보인다. 이러한 과정에 관여하는 유전자들을 시계 유전자$^{Clock\ genes}$라고 한다. 시계 유전자의 주기적인 과정을 통해 모든 세포 속에는 시계가 형성된다. 이는 생물학의 근본적인 역할을 보여 주는 매우 놀라운 발견이자 노벨상을 받을 만한 훌륭한 근거가 되었다. 선구자 벤저와 코노프카는 후배 연구자들이 생체시계 연구로 노벨상을 받을 무렵에는 이미 불행히도 세상을 떠난 상태였지만, 둘의 업적은 노벨상 수상자인 영, 로즈베쉬, 홀의 마음속에 항상 남아 있을 것이다.

피리어드 유전자가 발견된 후, 80년대와 90년대에 들어서는 더 많은 시계 유전자를 발견했다. 마이클 메나커$^{Michael\ Menaker}$의 실험실에서는 포유동물의 유전자를 처음으로 발견했다. 그들은 햄스터의 주기를 완전히 바꾸는 '타우^{Tau} 유전자'의 돌연변이를 찾아냈다. 돌연변이가 없는 햄스터는 정상적인 24시간 주기로 활동했다. 그러나 타우 유전자의 일부가 변이된 햄스터는 22시간 주기를 보였고, 두 군데에서 유전자 변이가 일어난 햄스터는 심지어 20시간 주기를 가졌다. 이후 쥐에게도 유사한 현상이 발견되었다. 공교롭게도 이름이 클록^{Clock}인 또 다른 시계 유전자에서도 비슷한 현상이 나타났다. 이제 우리는 시계 유전자들이 일주기시계의 중요한 핵심 엔진 역할을 하며 이들은 모든 세포 내부에 시계를 형성한다는 사실을 알게 되었다.

시계 유전자와 시계 단백질

몸속의 (세포핵 속에 있는) DNA는 해독할 수 있는 유전 부호로 이루어져 있고, 이는 (세포핵 밖에서) 단백질의 생산으로 이어진다. 이는 피리어드 유전자도 마찬가지인데, 이 유전자가 형성하는 단백질을 PER 단백질이라고 한다. PER 단백질은 하루 중 특정 시간대에 특히 그 양이 많아지고, 이로 인해 일주기 리듬이 형성된다. 그러니까 피리어드 유전자와 PER 단백질은 생체시계에 빼놓을 수 없는 중요한 구성 요소다. 오늘날 우리는 생체시계가 제 기능을 할 수 있도록 만드는 중요한 시계 유전자들이 그 외에도 많다는 것을 알고 있다. 이 유전자 중에서 하나라도 바꾸거나 서로 뒤집는다면 생체시계는 더 이상 제 기능을 하지 못한다. 그 외에도 세포 속에는 생체시계의 기능에 관여는 하지만 상대적으로 덜 중요한 시계 유전자들이 수십 개가 있다. 이들 유전자는 어딘가 바꾸거나 서로 뒤바꾸는 등 조작을 가해도 생체시계가 조금 버벅대기는 하지만 여전히 작동한다는 특징이 있다.

어떤 유전자가 생체시계가 제대로 기능하는 데 필수적인지는 유기체마다 조금씩 차이가 있다. 예를 들어서, 생쥐 같은 실험실 동물들의 시계 유전자들은 (거의) 인간의 그것들과 동일하다. 하지만 인간의 유전자들은 식물의 그것들과는 매우 차이가 있다. 이런 발견들은 모두 몸속 생체시계가 어떻게 작동하는지를 더 잘 이해하는 데 상당한 도움을 주었다. 하지만 시간생물학자들은 여전히 몸속 시계들이 아직 전부 다 발견된 것이 아니라고 믿고 있다.

시계 유전자들은 세포 속의 수십만 개의 다른 유전자들과도 상호작용을 한다는 사실 또한 잘 알려져 있다. 시계 유전자의 리듬은 다른 유전자들, 즉 시계 조절 유전자들의 리듬도 형성한다. 그러므로 이들은 시계의 영향을 받지만, 시계의 기능 자체에는 역할을 하지 않는다. 이들은 모두 에너지 관리나 면역 체계 같은 다른 기능이 있다. 이들이 가진 가능에 대해서는 2부와 3부에서 더 다루게 될 것이다.

왜 시계인가?

마스터시계와 말초시계들은 함께 조화를 이루어 우리 몸의 '일주기 시스템circadian system'을 형성한다. 이 시계들은 모두 상호작용을 하면서 수많은 중요한 기능들을 담당한다. 우리는 일주기 시스템 덕분에 24시간 동안 환경이 변화해도 잘 대처할 수 있다. 어떤 일이 일어날지 미리 알고 대비하는 매우 효율적인 시스템이다.

예를 들어서, 아침이 오면 우리는 잠에서 깨어나 자리에서 일어난다. 이는 우리가 깊이 생각하지 않아도 매일 반복적으로 하는 행동이다. 왜냐하면 이미 몸이 알아서 이에 대비하고 기능하기 때문이다. 우리가 일어나기 직전에 심박수가 올라가고 혈압과 체온도 이미 약간 상승하는데, 그렇게 해서 우리 몸의 근육은 일어나 앉을 힘을 얻는다. 간은 약간의 에너지를 내놓고 근육은 이를 원료로 해서 움직인다. 이런 방식으로 우리 몸은 생체시계의 제어를 받아서 외부 환경으로부터 직면하는 도전들에 효율적으로 대비한다.

마스터시계와 말초시계들은 모두 우리 몸의 모든 리듬이 서로 최적화하여 조율하고, 하루 중 알맞은 시간에 우리 몸이 활동하고 기능할 수 있도록 한다. 마스터시계는 신경이나 호르몬 등을 이용해 다양한 신호를 보내서 말초시계들에게 지금이 몇 시인지를 알려 준다. 말초시계들의 작동 원리에는 아직도 미지인 부분이 있다. 왜냐하면 상대적으로 새로운 분야이기 때문이다. 현재 우리가 아는 사실은 간 같은 장기 속에 말초시계가 들어 있어서 그 기능을 잘 수행할 수 있도록 일주기 리듬에 맞춰서 돕는다는 정도다. 그 결과, 간은 식사에 대비하고 들어오는 영양분을 효과적으로 처리할 수 있다. 이처럼 생체시계들은 우리 몸이나 우리가 하는 활동의 주기적인 과정들을 원활하게 이끌어 준다. 그러니 우리는 리듬을 잘 활용하면 (또 사용해야만 하기도 하고) 건강하고 활력 있는 생활을 할 수 있다.

모든 시계를 한번에

우리 몸의 생체시계에 대한 용어는 불행히도 여러 가지가 혼용된다. 이를 정리하면 다음과 같다. 생체시계/몸속시계/일주기시계는 모두 생체 '시계'의 다양한 측면을 말할 때 쓰는 세 가지 용어다. 우선, '생체시계'는 보통 마스터시계, 즉 시교차상핵을 지칭할 때 사용된다. 그러나 사실 생체시계는 유기체에서 낮과 밤의 리듬을 생성하는 생물학적 시스템을 말하며, 24시간 주기를 형성하는 시계 유전자들을 지칭할 때도 사용한다.

'일주기시계'는 생체시계와 동일하지만, 과학 분야에서 더 자주 사용되는 용어다.

'몸속시계'는 시교차상핵을 지칭할 때도 쓰이지만, 세포 속 시계 유전자들의 주기적인 리듬을 구체적으로 지칭할 때 자주 사용된다. 이 책에서도 이 용어를 그런 식으로 사용한다.

'마스터시계'는 뇌의 시교차상핵으로, 대략 24시간 주기의 리듬을 생성하고 이 리듬을 몸 전체에 전달하는 역할을 한다. 이에 비해 말초시계들은 시교차상핵 외의 주변 시계를 말하며, 간과 같은 장기에 존재한다.

시계를 맞춰라

부정확성과 동기화

바깥세상의 낮과 밤의 주기는 정확히 24시간 동안 유지된다. 생체시계의 주기는 대략 24시간인데, 이는 우리 몸속시계가 100퍼센트 정확하지 않기 때문이다. 몸 안의 시계는 아무 이유 없이 일주기 리듬을 만들어 내는 것이 아니다. 그렇다면 왜 정확히 24시간이 아닐까? 그 이유는 모든 사람의 시계가 1분에 정확히 60초의 속도로 작동하는 것이 아니기 때문이다. 이에 따라 우리 몸의 하루는 바깥세상의 하루보다 약간 길거나 짧아질 수 있다. 아마도 진화 과정에서 이러한 다양성이 이점을 주었기 때문에, 몸속시계는 대략 23시간 30분에서 25시간 사이의 주기를 띠는 방향으로 발전해 왔다. 예를 들어, 만약 당신의 생체시계 주기가 23시간 30분이라면, 매일 30분씩 더 일찍 잠자리에 들고, 30분 더 일찍 일어나며, 식사 시간도 매일 30분씩 앞당겨질 것이다. 반대로, 주기가 25시간이라면 매일 1시간씩 더 늦게 잠자리에 들고, 1시간 늦게 일어나게 될 것이다. 이렇게 되면 단 일주일 만에 밤낮이 완전히 뒤바뀌어 아침에 잠들고 오후에 일어나게 되는 상황이 벌어진다. 시계 주기가 이처럼 일정하지 않고 외부 환경과 동기화되지 않으면 일상생활은 엉망이 된다. 이것은 앞에서 언급한 동굴 실험의 결과와도 정확히 일치한다. 동굴에 머물렀던 참가자들은 한 달 뒤 동굴 밖으로 나왔을 때, 자신들이 28일 동안 동굴 안에 있었다고 생각했다. 하지만 실제로는 거의 30일이 지난 후였다!

실험실에서는 생체시계 주기를 연구하기 위해 '시간이 제한된' 방이 종종 사용된다. 이런 방에서 피험자는 오랜 시간 머물며, 생체시계에 영향을 줄 수 있는 모든 요소는 철저하게 통제된다. 예를 들어, 실험실 방에는 창문이 없다. 창문이 있으면 자연광이 들어와 시간에 대한 정보를 얻게 되기 때문이다. 또한, 낮과 밤에 따른 온도 변화가 없으며 만약 컴퓨터가 있다면 정확한 시간을 표시하지 않는다. 물론 인터넷과 휴대폰 사용도 금지된다. 식사는 하루 동안 여러 차례에 걸쳐 조금씩 일정한 양으로 제공되어 피험자들이 아침, 점심, 저녁 같은 명확한 식사 구분을 하지 못하도록 만든다. 시간 정보가 차단된 환경에서 피험자들은 처음에는 자신의 원래 생체 리듬대로 생활한다. 클레이트먼과 시프르가 동굴에서 진행한 실험이나 아쇼프의 벙커 실험과 마찬가지로, '시간이 제한된' 방에서는 야간 근무와 같은 비정상적인 낮과 밤의 교대 주기가 생체시계에 미치는 영향을 연구하기도 한다. 이러한 연구를 통해 밝혀진 사실은 건강한 젊은 사람들의 생체시계 주기가 평균적으로 약 24시간 12분이라는 점이다. 하루 동안 1시간이 넘게 어긋나는 경우는 거의 없지만, 12분이라는 작은 차이도 오랜 시간 쌓이면 문제가 될 수 있다. 그렇다면 이런 부정확한 시계를 어떻게 해결할 수 있을까? 방법이 있다. 바로 '동기화'다. 동기화를 통해 몸 안의 시계(생체시계의 시간)를 바깥의 시계(예를 들면 해의 시간)와 맞출 수 있으며, 이러한 과정은 매일 반복적으로 일어난다.

  우리 몸의 생체시간을 바깥세상의 시간과 동기화시키는 것은 매우 중요하다. 그렇게 해야 우리 몸이 예측 가능한 변화에 완벽하게 적응할 수 있기 때문이다. 예를 들어 자고 일어나는 것, 식사 시간에 들어오는 음식을 잘 소화하는 것, 그리고 생각하거나 움직일 때 뇌나 근육들이 최적화된 활동을 하도록 하는 것 등이다. 이런 식으로 우리는 올바른 시간에 올바른 일을 할 수 있게 되고, 건강을 유지할 수 있을 뿐만 아니라 성공할 기회도 더 많아진다. 흐로닝언대학교의 세르헤 단$^{Serge\ Daan}$이 연구한 결과에 따르면 잘 작동하는 시계는 생존에 아주 중요하다. 연구진은 유전자 변이로 인해 서로 다른 주기를 가진 쥐들을 한 달 동안 커다란 울타리가 쳐진 정원에서 함께 살게 했다. 14개월이 지나고, 적어도 6세대가 지난 후에는 24시간의 자연스러운 밤낮 주기에 거의 근접한 주기의 쥐들만 살아남았다. 이들은 24시간과는 다른 주기를 가진 다른 쥐들을 밀어내고 자신들만 성공적으로 생존했을 뿐 아니라 새끼들도 낳았다. 이는 정확하게 작동하는 시계가 얼마나 중요한지 잘 보여 주는 예시다.

생체시계를 동기화하는 일은 '자이트게버^{Zeitgeber}'에 의해 이루어진다. 자이트게버는 말 그대로 '시간을 알려 주는 자'라는 뜻이다. 이는 생체시계에 시간을 알려 주는 특정 신호들을 의미하며, 이 신호들은 우리 몸 안팎에서 발생한다. 시교차상핵이나 몸속 시계는 자이트게버의 자극에 반응하여 동기화한다. 이때 가장 중요한 자이트게버는 바로 햇빛이다.

시계를 맞추는 아침 햇살

시간이 제한된 공간에서 생활하면서 점차 바깥 세계의 24시간 주기와 맞지 않게 된다면, 이를 '자유로운 상태$^{free\text{-}running}$'의 리듬이라고 부른다. 바깥에서 오는 신호 없이 생체시계의 주기로만 시간을 알게 되면, 결국 (외부 신호로부터) 자유로운 상태가 된다. 햇빛이나 어두움에 노출되는 것은 이런 자유로운 상태의 주기를 다시 정상으로 돌릴 수 있는 가장 강력한 자극이 된다. 그렇게 해서 동기화가 이루어진다.

빛은 생체시계의 동기화가 어긋날 때마다 생체시계에게 이를 상기시켜 주는 역할을 한다. 만약 생체시계가 아침이 왔는데도 여전히 밤이라고 생각하고(생체시계의 주기가 약간 늦어지는 바람에) 있다고 해도, 빛을 '보는' 순간 시계는 시간이 늦었음을 '알게' 된다. 생체시계는 자체 시간을 약간 빠르게 돌려 동기화를 하고 다시 정상적으로 작동한다. 다음 날은 밤이 끝났음을 좀 더 일찍 알아차릴 것이고 그렇게 해서 제대로 동기화되어 작동할 것이다. 아침 시간대의 빛은 시계를 조율해서 너무 뒤처지지 않게 돕는 역할을 한다. 저녁 시간의 빛은 그 반대로 작용한다. 만약 이미 밤이라고 생각했던 시계가 빛을 '본다면', 시간이 아직 너무 이르다는 것을 알아차리게 된다. 그러고는 스스로 시간을 늦춰서 다음 날에는 잠이 들 시간을 좀 더 늦게 알려 줄 것이다. 이런 방식으로 생체시계는 매일 바깥세상의 빛과 자기 자신을 맞추고 있다.

빛을 보면서 생체시계가 자신을 늦추든지 속도를 높이든지 하는 것은 하루 중 어느 시간대이냐에 따라 다르다. 저녁에 빛을 보면 시간을 늦출 것이고, 아침에 빛을 보면 시간을 빠르게 당길 것이다. 그 외에 낮 동안에 받는 빛은 시간을 조율하는데 그렇게 큰 영향을 끼치지 않는다. 그래서 평균적으로 사람의 일주기는 12분 정도 늦다. 사람들은 대부분 약간 늦은 시계를 가지고 있다.

그렇기에 아침에 받는 빛은 우리 대부분에게 가장 중요하다. 동시에, 밤이 되면 가능한 밝은 빛을 피하려고 노력해야 하며 가능하면 매일 그렇게 해야 한다. 빛이 우리에게 미치는 영향을 잘 인식한다면 빛으로부터 많은 이점을 누릴 수도 있다. 질 좋은 수면이나 더 건강한 삶 등 말이다. 이를 위해서는 먼저 '건강한 빛 습관'을 만드는 것이 중요하다.

빛에 좌우되지 않는 리듬

생체시계는 뇌 속 깊은 곳에 숨겨져 있다. 그렇다면 어떻게 시계가 빛을 '보는' 것일까? 이에 대한 실마리가 풀린 것은 21세기 초에 들어서였다. 포유동물과 인간의 생체시계가 빛을 보는 과정을 제대로 알게 된 것이다. 이에 필요한 신체 기관 중 논리적인 후보군은 당연히 '눈'이다. 앞서 말했듯이 시교차상핵은 우리 뇌에서 시신경들이 교차하여 지나가는 자리 바로 위에 있다. 시신경들은 밝음이나 어두움, 색깔이나 색의 대비 등에 관한 정보가 이동하는 일종의 고속도로다. 그리고 이 시신경 고속도로는 뇌와 눈을 연결해 주는 역할을 하며 우리 머리의 뒷부분까지 이어진다. 그러므로 시신경에서부터 시교차상핵까지 정보 전환이 매우 쉽게 이루어질 수 있다. 하지만 눈의 어떤 부분이 이를 담당할까? 많은 과학자가 이 의문을 해소하기 위해 빛과 어둠의 신호를 시교차상핵에 보내는 눈 속 세포를 찾으려 노력하였다. 그리고 역시 유명한 방법이 또 활용되었다. 일부의 기능을 꺼 버리고, 그로 인해 일주기 리듬에 미친 영향을 연구하는 것이다. 그 결과 시계를 동기화하는 데 중요한 단서를 얻게 된다.

눈 속의 세포들 중 간상세포나 원추세포는 일반적으로 매우 익숙한 용어다. 이 세포들은 눈에 비치는 빛을 감지해 그 빛의 신호를 뇌가 이해 가능한 전기신호로 변환시킨다. 어떤 세포는 색깔 신호를 전달하는 역할을 담당하고, 어떤 세포들은 빛의 신호를 전달하는 역할을 담당한다('눈 속의 광수용체' 상자 참고). 우리의 뇌는 전기신호를 우리가 이해할 수 있는 이미지로 전환한다. 사람은 이런 방식으로 '보게' 되는 것이다. 간상세포와 원추세포가 더 이상 작동하지 않는 쥐들은 '시력을 상실'해 더 이상 이미지를 볼 수 없게 된다. 하지만 놀라운 점은 이런 동물들의 낮과 밤의 리듬은 정상적으로 돌아간다는 사실이다! 시력을 상실한 동물들은 여전히 생체시계를 바깥세상의 낮과 밤의 주기에 완벽하게 동기화시키고 있었다. 일부 시각장애인들도 마찬가지였다. 시력을 상실한 사람일지라도 눈과 시신경이 뇌에 온전하게 연결되어 있다면 아무런 문제없이 낮과 밤의 주기를 따르게 된다. 그러므로 마스터시계의 동기화 메커니즘은 우리가 빛을 의식하는 것과는 무관하다는 뜻이다. 그렇다면 우리 눈 속에는 마스터시계와 교감하는, 아직 밝혀내지 못한 제3의 세포가 있는 게 아닐까?

2002년, 사머 해터$^{Samer\ Hattar}$와 그의 연구진이 눈 속에 존재하는 새로운 형태의 세포를 발견해 낸 획기적인 실험을 진행하였다. 원추세포와 간상세포 외에도 눈 속에는 빛에 민감한 또 다른 세포들이 있었으나 그동안은 발견되지 않았다. 새로 발견된 시각세포는 '내인성 광감수성 망막신경세포$^{intrinsically\ photosensitive\ retinal\ ganglion\ cell}$' 혹은 'IPRGC'라고 한다. 이 책에서는 편하게 '구체세포'라 부르겠다[정확히 말하자면 '구체세포'는 우리말에 없는 표현이다. 간상세포와 원추세포는 이미 학술적으로도, 일반 상식으로도 통용되지만 상대적으로 최근에 발견된 '내인성 광감수성 망막신경세포'를 부를 때는 구체세포라고 하지 않는다. 저자가 IPRGC보다 쉽게 전달하려 한 의도를 따라 원문 표현인 '*bolletjes*'를 구체세포로 옮겼다—옮긴이]. 왜냐하면, 세포의 모양이 구처럼 둥근 형태이기 때문이다(그리고 그렇게 부르는 게 더 쉽기 때문이다). 이 구체세포들은 빛의 신호를 전류로 전환해 시교차상핵과 관련된 뇌의 다른 영역들, 예를 들어 기분과 관련이 있는 영역에 정확하게 흘려보낸다. 이것은 마스터시계는 눈과 직접 연결되어 있고 그러므로 바깥 세계와도 직접 연결되어 있다는 뜻이다. 그렇기에 시계는 밖이 어두운지 밝은지 '알 수' 있으며, 필요하면 이에 따라 조율하게 된다. 그러므로 쥐나 인간이 반드시 빛을 볼 수 있어야만 하는 것은 아니다.

눈 속의 광수용체

눈은 정말 환상적인 장기다. 어떤 조건에서도 우리가 잘 볼 수 있도록 해 주는 모든 부품이 그 안에 들어 있기 때문이다. 우리는 밝은 태양 빛 아래서나 약간 어두운 곳에서도 우리 주변의 세계를 잘 인식할 수 있다. 눈에 비친 빛은 망막에 도달한다. 망막은 여러 겹의 세포들로 이루어져 있는데, 그중 뒤쪽 겹에는 간상세포와 원추세포 들이 있다. 간상세포와 원추세포 들은 빛을 흡수하여 전기신호로 변환시킨다. 간상세포는 빛에 매우 민감하여 아주 적은 양의 빛에도 반응한다. 땅거미가 지거나 어둠이 깔렸을 때 무언가를 보기 위해 이 세포들을 사용한다. 간상세포는 색을 구별할 수 없기 때문에 밤에 무언가를 보면 흑백으로 보인다. 원추세포는 전류를 생산하기 위해 더 많은 빛이 필요하다. 그래서 원추세포는 주로 낮에 사용된다. 원추세포는 이미지와 색을 모두 볼 수 있다. 비가 오는 와중에 동시에 해가 비치는 날에는 여러 가지 색을 띤 빛줄기를 확실하게 인지할 수 있다. 무지개가 보라, 파랑, 초록, 빨강 등 다양한 색으로 이루어진 이유는 빛이 공기 중에서 파동으로 움직이는 작은 에너지 입자들로 이루어져 있기 때문이다. 그리고 그 파동의 속도가 색을 결정한다. 파란색은 아주 빨리 움직이는 에너지 파동으로 이루어져 파장이 짧고, 빨간색은 느린 에너지 파동으로 이루어져 파장이 길다. 우리 눈의 간상세포와 원추세포, 구체세포는 각각 특정 파장의 빛에 민감하다.

원추세포는 세 가지 종류가 있다. 첫 번째 종류는 파란빛에 민감한 청원추세포다. 파란빛의 파장은 약 420나노미터다. 두 번째 종류는 초록빛에 민감한 녹원추세포다. 초록빛의 파장은 약 540나노미터다. 세 번째 종류는 주로 붉은빛에 민감한 적원추세포다. 붉은빛의 파장은 약 580나노미터다. 그래서 여러 가지 색을 보기 위해서 한 종류 이상의 원추세포들이 활동한다.

간상세포와 원추세포가 빛을 전류로 변환시키면, 망막의 다른 층인 신경절세포층에서 이 전류를 처리한다. 그렇게 모든 정보가 커다란 망막신경절세포층 ganglion cell layer 으로 모인다. 이곳에서 정보를 취합하여 시신경을 통해 뇌로 보내는 것이다. 2002년, 데이비드 버슨 David Berson 과 사머 해터는 이들 망막신경절세포층의 1~2퍼센트 정도는 빛에 민감하다는 것을 발견하였는데 이는 매우 특별한 발견이었다. 이런 빛에 민감한 특성이 있는 일부 망막신경세포층은 '내인성 광감수성 망막신경세포' 또는 줄여서 IPRGC라는 유연한 이름이 붙었다. IPRGC는 커다란 세포 몸체에 멋진 구체가 붙어 있는 모습이다. 그래서 '구체세포'라 부르기도 한다. 이는 간상세포와 원추세포의 이름을 그 세포의 형태에서 따서 지은 것과 마찬가지다. 우리 눈 속에는 구체세포가 그렇게 많지는 않다. 하지만 이 세포들은 빛을 수집하는 네트워크 전체를 형성한다. 구체세포는 간상세포와 원추세포에서 받은 정보들을 시교차상핵으로 보낸다. 구체세포는 480나노미터 파장의 청록색 빛에 특히 민감하다. 그래서 만약 두 눈으로 청록색을 본다면(우연히도 해가 뜬 하늘의 색이 이 색이다) 구체세포는 이 신호를 생체시계로 보내고 생체시계는 이를 낮이라 인식한다.

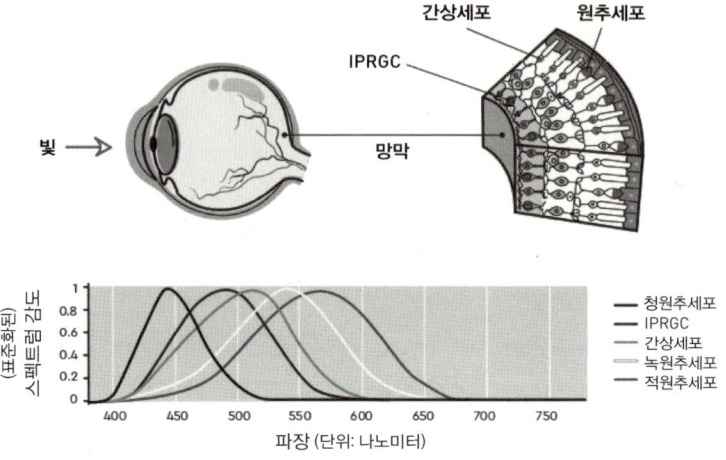

그림7 사람의 눈에는 빛을 감지하는 세포들이 있다. 간상세포와 원추세포는 우리가 볼 때 사용하는 세포들이다. 구체세포는 빛에 관한 정보를 생체시계로 보낸다. 구체세포는 간상세포와 3가지의 원추세포와는 조금 다른 부류의 빛에 민감한데, 특히 480나노미터 파장을 가진 청록색 빛에 예민하게 반응한다.

　빛과 어둠에 대한 정보를 담은 전류가 시교차상핵의 세포들에 도달하면 세포 속 시계들은 복잡한 과정을 거치며 작동을 재개한다. 바로 그 순간, 시교차상핵은 지금이 몇 시인지 알게 되고 눈 속의 구체세포들이 빛을 인지한 그 시각에 맞춰 시계를 늦추거나 빨리 감는다.

양질의 빛이 갖추고 있는 것

우리의 눈은 빛에 매우 민감하다. 달빛 아래서 색을 구별하기 어려워도 사물을 구별할 수는 있다. 갑자기 밝은 빛에 들어간다 해도 몇 번 눈을 깜박이고 나면 다시 계속해서 세상을 볼 수 있다. 이러한 눈의 뛰어난 적응력은 매우 유용하지만, 다르게 말하자면 빛의 밝기 차이를 종종 제대로 인식하지 못한다는 뜻이기도 하다. 그리고 이것이 문제를 일으킨다. 우리가 먹거나 일할 때 받는 빛의 밝기 정도로는 생체시계에 충분하지가 않다. 사실 네덜란드 사람 중 85퍼센트가 하루 대부분을 실내에서 생활하며 빛을 충분히 받지 못하고 있다고 추정된다. 생체시계가 필요한 만큼의 빛을 충분히 받지 못해 우리는 하루의 대부분을 생체적으로 어두운 공간에서 보낸다. 그 결과, 생체시계는 잘못된 신호를 받게 된다.

현대 사회에서는 하루 중 생체시계의 동기화에 가장 중요한 아침 시간대의 자연광이 종종 부족하다. 그뿐만 아니라 밤에는 너무 과한 빛을 받기도 한다. 인공적인 빛은 우리가 살아가는 데 유용하지만, 사람들이 낮에 너무 '어둡게' 지내는 바람에 저녁 시간에 받는 빛에 과도하게 민감해진다. 이렇게 잘못된 시간대에 잘못된 빛을 받으면 생체시계의 동기화는 더욱 어려워진다. 그래서 사람들은 낮 동안 쉽게 졸리고 성격이 나빠지며 수면 부족 문제로 어려움을 겪게 된다. 그 결과는 최악이다. 불행히도 생체시계는 뭔가 잘못되었다는 신호를 즉각 보내지 않기에, 인간은 며칠이 지나서 시계 상태가 나빠졌을 때야 비로소 문제가 생겼음을 깨닫는다. 한번 생각해 보자. 낮 동안 강의실이나 영화관처럼 약간 어두운 곳에 앉아 있다면 쉽게 졸음이 밀려온다. 반면, 빛이 잘 비치는 방이나 바깥에 있으면 좀 더 활기찬 기분을 느낀다. 밖에 한 번 나갔다 오면 얼마나 기분이 좋아지는지 여러분도 잘 알 것이다. 스케이트를 타거나, 정원을 가꾸거나, 산책하거나, 테라스에서 하루를 보내고 나면 저녁에는 아기처럼 쉽게 잠에 빠진다. 육체적으로 피곤해서 그럴 수도 있고 바깥 공기를 마셔서 그럴 수도 있지만, 확실히 밖에 나가 햇볕을 쬐면 생활에 매우 도움이 된다. 생체시계는 태양으로부터 올바른 신호를 받아 낮에는 제대로 '깨어 있고', 저녁에는 제대로 피로감을 느끼게 한다. 낮 동안 빛을 충분히 쬐면 밤에 불면증을 겪지 않고 자연스럽게 잠에 들 수 있다. 이렇게 빛이 생체시계와 우리의 수면에 미치는 영향을 잘 인지하는 것이 매우 중요하다. 여기서 양질의 빛이란 밝기, 색상, 타이밍을 충족하는 빛을 뜻한다.

  시계가 밤 동안 원하는 바는 매우 단순하다. (아무런 인공조명 없이)밤이 밤다울 수 있는 정도의 밝기만을 유지하기다. 칠흑같이 깜깜한 어둠에 구름 한 점 끼지 않은 보름달 정도가 가장 '최소한'의 밤의 밝기 정도일 것이다. 이 정도의 자연적인 환경이 생체시계가 적응한 환경이다. 다시 말해 밤에는 빛의 밝기를 1럭스 이

하로 제한해야 한다. 일단 침대에 누우면 이 조건을 쉽게 충족할 수 있지만, 침대에 가기 전 거실이나 화장실에서는 더 밝은 환경에 노출된다. 옛날에는 밤 동안 1럭스 정도 밝기의 양초 하나만 켜고 생활했다. 하지만 전구의 발명 덕택에 이제는 밖이 어두워진 후에도 집 안에서는 부자연스러우리만큼 밝게 생활한다. 하지만 너무 밝은 빛을 저녁 시간에 받으면 생체시계에 혼란을 줄 수 있다. 생체시계는 여전히 낮이라고 착각하게 된다. 그러니 저녁에는 빛을 최소화해 생활하고, 화장실에서 샤워하거나 이를 닦을 때는 작은 조명 한 개 정도가 적당하다. 해가 지고 나서 바로 잠자리에 들거나 어둠 속에서 생활할 필요는 없지만 밤에는 책을 읽거나 게임을 할 수 있는 정도의 조명만 최소한으로 켜놓고 생활하는 것이 좋다. 생체시계가 낮이 완전히 끝났음을 인식할 수 있도록 말이다.

생체시계가 낮 동안 바라는 바 역시 아주 간단하다. 밖에서 쬐는 다량의 자연광이다. 이를 낮 동안 언제 어디서든 쬐는 게 중요하다. 현대 사회에 들어서 실외보다는 실내에서 일하거나 생활하는 비율이 높아졌다. 과거에 비하면 조명 환경이 급격하게 변했기 때문이다. 집이나 일터, 학교 등 어디서든지 약 100럭스 정도, 운이 좋으면 300럭스 정도의 조명 환경 속에서 생활한다. 생체시계 입장에서는 매우 만족스럽지 못한 빛의 양이다. 2022년, 과학자들은 인간에게는 최소 500럭스의 빛이 필요하다고 발표했다('양질의 빛을 얻기 위한 계획!' 상자를 보세요). 그리고 그런 빛은 단순히 식탁 위를 밝히고 있을 게 아니라 우리 눈에 직접 '닿아야' 한다. 이는 매우 큰 차이를 만든다. 500럭스 이상의 빛을 쐬면 생체시계는 이제 낮이라는 것을 확실하게 인식한다. 생체시계의 시간이 맞지 않아도 시간을 조정할 수 있으며, 올바른 시간대로 살아야 우리도 더 건강해진다. 시중에는 충분한 빛을 얻기에 적합한 온갖 종류의 제품들이 나와 있다. 하지만 제일 간단한 방법은 규칙적으로 밖에 나가는 것이다. 구름이 껴서 '해가 뜬 기분이 안 드는' 우중충한 날에도, 바깥에는 5000럭스 이상의 빛이 존재한다. 빛을 쐬려고 매일같이 산책할 필요는 없다. 단지 하루에 잠시 잠깐이라도 햇볕을 쐬는 정도면 충분하다. 틈틈이 규칙적으로 창가 1미터 내에 앉아서 밖을 바라보는 것만으로도 낮 동안 양질의 빛을 쐬는 데 도움이 된다. 그러니 커피 한 잔을 들고 창가에 가서 책을 읽거나 밖에 나가 보자.

양질의 빛이 갖춰야 할 두 번째 요소는 색, 즉 파장이다. 자연광을 포함하여 거의 모든 빛의 광원은 다양한 색으로 이루어져 있다. 사람들은 보통 빛을 각각 구별된 색으로 인식하지 않고 그냥 하얀빛으로 인식한다. 하루 내내 내리쬐는 빛 속에는 다양한 색들이 존재하지만, 시간대에 따라 우위를 점하는 색이 조금씩 바뀐다. 아침 시간대의 햇빛에는 좀 더 파랑에 가까운 색이, 저녁의 햇빛에는 좀 더 빨강에 가까운 색이 우위를 점한다. 아침의 빛은 우리의 생체시계를 동기화시키는 아주 중요한 역할을 하기 때문에 논리적으로 생체시계는 파란빛에 제일 민감하다('눈 속의 광수용체' 상자 참고). 저녁이 되어 가면서 해가 질수록 파란빛은 점점 감소한다. 이 말은 즉 생체시계가 점점 덜 자극받는다는 뜻이다. 태양 빛으로 받는 색의 스펙트럼에서 그러한 역동적인 면을 그동안은 매일 느끼지 못했을 수도 있지만 이 책을 읽은 지금부터는 이 점을 신경 쓰게 될 것이다. 여기서도 우리가 가능한 한 많은 자연광을 쬐는 게 얼마나 중요한지가 적용되는데, 그러면 그럴수록 우리는 자동으로 올바른 색의 빛에 노출될 수 있기 때문이다. 다른 말로 하면, 가능한 자주 밖에 나가라는 것이다. 실내조명으로는 자연광의 동적인 면을 놓치기 쉽다. 많은 실내조명은 에너지 효율을 위해 LED 조명을 사용한다. 이는 상대적으로 파란색에 가까운 빛이고 시간대에 상관없이 온종일 계속 같은 구성의 색을 방출한다. 그러므로 학교나 사무실, 집에서라도 아침에는 파란색을 많이 품은 밝은 하얀빛, 저녁에는 조도가 어두운 동적 조명$_{dynamic\ light}$을 사용하는 게 최고의 선택이다. 이런 동적 조명은 이미 병원 같은 곳에서 많이 사용되고 있는데, 이에 따라 환자들이 더 잘 자고 빨리 회복되는 등 건강에 긍정적인 영향을 받고 있다.

　　양질의 빛을 위한 마지막 요소는 좋은 타이밍이다. 이는 앞에서 말한 두 요소인 적절한 밝기와 적절한 색을 적절한 시간대에 맞게 조합한 것이다. 즉, 아침과 낮 시간대에는 파란색이 포함된 밝고 차가운 하얀빛, 저녁 시간대에는 빨간색이 포함된 흐릿하고 따뜻한 하얀빛, 밤에는 아예 빛이 없는 것이 가장 이상적이다. 이를 위해서는 하루에 여러 차례 밖에 나가서 최소 5분에서 10분 동안 시간을 보내야 한다(물론 피부와 눈이 너무 강한 햇빛에 노출되지 않게 해가 너무 밝을 때는 선글라스를 착용하고 피부암의 위험을 줄일 수 있도록 항상 피부 보호에 대한 권고사항을 지켜야 한다). 앞에서 말했듯이, 꼭 햇빛이 밝게 빛나는 날이 아니어도 되고 태양 아래 앉아 있거나 태양을 직접 바라보지 않아도 된다. 비가 오거나 흐린 날에도 실내보다는 야외에 빛이 훨씬 더 많다. 비가 내린다고 하더라도 (투명)우산을 쓰고 걷거나, 차양 아래에 서서 하늘을 바라보는 것도 다 도움이 된다. 만약 밖에 나갈 만한 여건이 안 되는 상황이고 실내에 머물러야 하는 데다가 창문조차 없는 곳이라면 낮에는 환한 밝기, 저녁에는 흐릿한 밝기로 조정할 수 있는 조명을 사용하는 것이 좋다. 하지만 어떤 경우에라도 저녁에는 조명의 조도를 최대한 낮추고, 사용하는 컴퓨터나 태블릿 PC, 휴대폰의 스크린 밝기도 어둡게 사용하는 게 좋다.

양질의 빛을 얻기 위한 계획!

사무실이나 집 등 주변 환경의 빛이 충분한지 쉽게 확인할 수 있는 법이 있다. 다양한 빛 밝기 측정 앱을 이용하면 핸드폰만으로도 충분히 빛의 대략적인 양을 무료로 측정할 수 있다. 사무실 책상 위에 핸드폰을 올려놓았다가 시선이 가는 방향을 향해 자신의 눈높이까지 핸드폰을 들어 올린다. 불행히도 앱 만으로 빛의 색깔까지는 측정할 수는 없지만, 자신의 조명 환경을 대략 분석할 수 있는 좋은 출발점이 된다. 낮에는 최소한 500럭스 정도의 빛은 쬐는 것을 목표로 해야 한다. 만약 이보다 더 적다면 이런 식으로 환경을 바꿔 볼 수 있다.

 1) 창문 근처에 앉는다. 가능하면 근무하는 곳의 책상을 창문에서 1미터 안쪽에 배치한다. 2) 조명을 더 추가하거나 다양한 종류의 조명을 설치한다. 집이나 사무실의 모든 조명을 당장 전부 다 교체할 필요는 없다. 단순히 (이동 가능한) 램프 같은 것을 자주 앉는 곳 근처에 가져다 두기만 하면 된다. 올바른 빛의 강도와 편안한 분위기, 빛의 색깔에 주의를 기울이고 빛 대비 그림자가 너무 심하게 드리우는 것을 조심해야 한다.

✓ 빛의 밝기

올바른 실내조명을 위한 공식적인 NEN(네덜란드 표준)은 사무실에서 500럭스의 빛을 권고한다. 하지만 이 지침은 주변 환경을 명확하게 보기 위한 빛의 양을 알려 주는 최소한의 기준일 뿐이다. 생체시계 입장에서는 너무 부족하다. 우리 눈 속의 구체세포가 생체시계에 큰 영향을 끼친다는 사실이 발견된 이후, 18명의 과학자가 새로운 권고사항을 발표했다. 이 권고사항에 따르면, 30살의 건강한 사람을 위해서는 최소한 250메디럭스^{mediLux}의 빛이 필요하다고 한다. 메디럭스는 우리 눈 속 구체세포의 민감도를 측정하기 위해 특별히 고안된 빛의 밝기 단위다. 현재 일반적인 LED 조명은 눈으로 보는 밝기가 약 500럭스, 책상에서 사용하는 빛은 약 1000럭스에 해당한다.

⊘ 편안한 분위기

빛의 (강한) 밝기가 500럭스 또는 그 이상이라면, 편안한 분위기를 조성하는 일도 매우 중요하다. 물론 아무도 온종일 강한 조명 아래에서 지내고 싶지는 않을 것이다. 다행히도 그럴 필요는 없다. 시중에는 적절한 밝기로 좋은 분위기를 만들어 주는 조명들이 많이 출시되고 있다. 이는 우리 주변 환경을 편안하게 만들어 준다. 반면, 어두운 밤에 밝은 조명만 켜고 지낸다면 두통과 눈의 피로를 겪게 될 것이다.

⊘ 빛의 색깔

조명의 색이 올바른지 확인하려면 전구의 사양을 살펴보면 된다. 조명의 색은 켈빈^{kelvin}으로 표시하는데 예를 들어 2700켈빈이라는 낮은 값은 소위 '따뜻한 색온도'를 나타내고, 6500켈빈은 '차가운 색온도'를 나타낸다. 단순하게 말하자면, 켈빈(줄여서 K)이 높아질수록 빛의 색은 더 차가워지고 더 파란 빛을 띤다. 그러니 낮 시간대에는 6500켈빈의 제품을, 저녁 시간대에는 2700켈빈의 제품을 사용하는 것이 좋다.

양질의 빛에 관한 더 자세한 정보와 해결 방안은 www.goodlightgroup.com에 들어가면 얻을 수 있다.

자이트게버

　　빛은 시교차상핵의 생체시계를 조정한다. 하지만 다른 부위의 생체시계들은 빛을 어떻게 인지할까? 간의 생체시계를 살펴보자. 간은 당연히 인간의 복부 깊숙이 자리하고 있으며, 눈과 직접 연결되어 있지 않으므로 빛의 신호를 직접 받을 수 없다. 그럼에도 간의 생체시계는 현재 시각이 몇 시인지 알고 그에 따라 무엇을 해야 하는지도 미리 파악하고 대비한다. 간을 비롯한 다른 말초시계들은 아마 두 가지 과정을 거쳐 동기화되는 것으로 보인다. '아마'라고 한 이유는 말초시계의 동기화 과정에 대해 과학자들이 아직 밝혀야 할 부분이 많기 때문이다. 하지만 분명한 사실은 이 두 가지 과정이 가장 중요한 역할을 한다는 점이다.

　　첫 번째 과정은 마스터시계에서 시작된다. 시교차상핵은 빛을 통해 바깥세상의 시간과 동기화한 후, (시간)신호를 몸 전체가 이해할 수 있는 형태로 변환하여 전달한다. 예를 들면 자율신경계를 통해 전기신호를 보내는 방식이 있다. 우리 뇌와 간 같은 장기들 사이에는 이를 연결해 주는 신경이 존재하며, 신경을 통해 전기신호를 받은 장기들은 특정 기능을 활성화한다. 또한 시교차상핵은 호르몬과 같은 신호물질signaling molecules을 혈관을 통해 장기로 전달하기도 한다. 이러한 모든 신호를 통해 말초의 생체시계들은 시교차상핵으로부터 바깥세상의 시간이 몇 시인지에 대한 정보를 받는다. 이 생체시계들은 신경과 호르몬을 자이트게버로 삼아 자기 자신의 리듬을 시교차상핵의 리듬, 즉 바깥세상의 리듬과 동기화하는 것이다.

말초시계들이 시교차상핵의 신호를 전달받는 것으로 단순하게 끝나는 문제는 아니다. 말초시계들의 동기화에 영향을 미치는 또 다른 과정이 남아 있다. 두 번째 과정은 심지어 시교차상핵과는 완전히 별개로 이루어진다. 이는 장기 고유의 기능과 더욱 연관되기 때문에 그에 대해 조금 더 설명하겠다. 예를 들어, 간은 몸에 쌓인 노폐물을 처리하고 배출하며 에너지와 연료를 생성하고 저장하는 중요한 역할을 한다. 우리 몸에 지속해서 에너지를 공급하는 일은 간이 담당하는 주요 임무 중 하나다. 뇌세포를 비롯한 우리 몸의 세포들은 간으로부터 받은 에너지를 사용하여 각자의 임무를 수행한다. 간이 제공하는 에너지가 없다면 두뇌의 세포들은 죽거나 분해될 것이며, 이는 매우 심각한 결과로 이어진다. 따라서 간은 우리 몸에 충분한 에너지를 유지하고 지속해서 공급하는 매우 중요한 기관이다. 간은 에너지를 저장해 적절한 시간에 이를 방출하여 다른 장기들이 사용할 수 있도록 한다. 간은 우리 몸의 에너지 상태를 신경 쓰고 종일 상태를 예의주시한다. 에너지 상태가 조금만 달라져도 간은 즉시 반응한다. 식사를 막 마친 상태에서 많은 양의 에너지가 들어오면 간은 곧바로 활동을 시작한다. 간은 일부 에너지를 자체적으로 저장하거나 다른 장기들이 저장하도록 하는 등 에너지를 비축한다. 다른 장기들은 이를 언제든지 사용하여 각자의 기능을 수행할 수 있다. 반대로, 일정 기간 음식을 먹지 않으면 에너지를 소모하면서(숨쉬기 같은 기본적인 활동에도 에너지를 소모한다) 비축된 에너지가 고갈된다. 이렇게 간은 세포가 살아 움직이는 데 필요한 에너지를 생성하고 비축한다. 기능이 원활한 간은 에너지 균형을 완벽하게 맞춘다. 간은 이 과정에서 식사를 자이트게버로 활용한다. 간 자체의 시계를 식사 시간에 맞추어 조정함으로써 간은 우리 몸에 에너지가 언제 들어올지 예상하고, 또 그에 대비한다. 이는 음식물이 몸에 들어오고 나서 반응하는 것보다 훨씬 효율적이다.

간이 자이트게버로 식사를 활용하는 것이 얼마나 중요한지는 쥐를 대상으로 한 실험에서 볼 수 있다. 실험실에서 12시간은 빛을 제공하고, 12시간은 어둠 속에 있게 해서 쥐들을 정상적인 낮과 밤의 주기로 생활하도록 한다. 대부분의 실험실 쥐는 야행성 동물이기에 어두운 시간대에 활동하거나 밥을 먹는다. 이런 쥐들을 두 그룹으로 나눠 A그룹의 쥐는 원래 쥐들이 먹는 시간대인 어두울 때만 먹게 하고, 이와는 반대로 B그룹의 쥐들은 밝은 낮 시간대에 먹도록 하였다. B그룹의 쥐들은 낮에 잠에서 깨야만 했다. 안 그러면 먹이를 먹을 수 없었기 때문이다. 몇 주가 지난 후, 시교차상핵의 주기와 간시계의 주기를 살펴보았다. 시교차상핵의 주기는 두 그룹이 여전히 똑같았고, 낮과 밤의 주기와도 정확하게 동기화되어 작동하고 있었다. 그러므로 어느 시간에 식사하는지가 마스터시계에는 큰 영향을 끼치지 않음을 알 수 있었다. 하지만, 간시계는 완전히 달랐다. A그룹의 간시계는 시교차상핵의 주기와 평행을 유지하며 작동했다. 즉, 시교차상핵과 간시계 모두 야행성 동물의 '일반적인' 식사 시간대에 대비하며 작동했다는 뜻이다. 하지만 B그룹의 간시계는 완전히 뒤바뀌어 있었다. 간시계 주기가 음식이 들어오는 시간에 완전히 맞추어져 간의 생체시계는 시교차상핵의 주기와 더 이상 일치하지 않게 되었다! 이는 식사(에너지)가 간에 자이트게버로 작동하며, 간에는 마스터시계보다 식사가 훨씬 더 큰 자이트게버가 되어 준다는 사실을 입증한 첫 번째 사례다.

앞에서 살폈다시피 간은 식사를 자이트게버로 활용한다. 식사가 자신의 임무를 수행하는 데 중요하기 때문이다. 그렇다면 다른 말초시계들도 간처럼 작동할까? 이는 현재로서 아직 대답하기 어려운 질문이다. 시교차상핵이 아니라 다른 요소를 자이트게버로 활용하는 다른 장기들 중 잘 알려진 것은 근육이다. 근육은 활동(운동)을 부분적으로 자이트게버로 활용한다. 근육의 가장 중요한 기능이 우리를 움직이게 하는 것이라는 점을 고려하면 이를 이해할 만하다. 그러므로 원래는 휴식을 취하는 시간대처럼 예기치 못한 시간에 운동을 많이 하면(예를 들어 오랫동안 걷기 같은), 근육이 '놀란다'라고 하는 것은 말이 된다. 그렇게 '놀란' 근육의 생체시계는 그 시간대에 맞추어 자기 자신을 동기화한다. 근육이 좀 더 효율적으로 운동을 수행하기를 바라는 근육 속의 생체시계는 운동 시간대가 밤이라 할지라도 근육이 제대로 일을 할 수 있게 보장한다. 그리고 나서 다시 밤이 오면 근육은 또 운동에 대비할 것이다. 그러므로 근육 입장에서는 운동 자체가 아주 중요한 자이트게버다. 근육은 그 외에도 식사와 시교차상핵의 영향을 받는다. 이러한 자이트게버들이 어떻게 서로 조율하는지는 정확하게 밝혀진 바 없다. 그리고 다양한 근육 속의 생체시계들에 대해서도 아직 알려진 게 없다.

    우리 몸속 말초시계들에 큰 영향을 끼치는 자이트게버들은 앞으로 더 많이 발견될 것이다. 우리 몸이 생체시계의 시간을 조정하는 방법은 다양하다. 이게 왜 중요하고 또 유용한지는 다음 장에서 좀 더 자세히 다루겠다. 좀 더 오랫동안 건강한 삶을 유지하기 위해 우리의 생체시계와 그 주기를 어떻게 활용하면 도움이 될지 살펴보자.

2
완벽한 하루

완벽한 하루란 이 세상에 존재하지 않을 수도 있다. 하지만 생체시계에 따라 살아가는 완벽한 하루가 어떤 모습일지 한 번쯤 상상해 볼 수는 있다. 수면, 식사, 운동, 어려운 작업이나 업무 등에 최적인 시간은 언제일까? 이런 활동들은 모두 24시간의 리듬을 띤다. 하루 중 아무 시간대나 잠이 들 수 있는 것은 아니다. 운동하거나 기타 여러 가지 일을 수행하기에 좋은 시간대가 있고 나쁜 시간대가 있다. 이런 리듬들은 어떻게 조율되는 것일까? 만약에 이런 리듬에 귀를 기울이지 않는다면 어떤 결과를 초래할까? 그리고 사람마다 이 리듬의 무엇이 다르고, 그 이유는 무엇일까? 또 질병이나 관련된 신체적 장애에 관해서도 이야기해 보자. 우리 몸이 아프면 생기는 여러 증상 또한 24시간의 리듬을 보일 때가 있기 때문이다.

  2부에서는 하루를 수면, 식사, 업무, 병, 이렇게 네 개의 시간대로 나누어 살펴볼 것이다. 이는 각각 그 활동들이 정점을 찍는 시간대다. 그리고 각 시간대에 대한 마지막 부분에는 어떻게 이 활동에 대한 리듬을 잘 다룰지에 대한 팁, 즉 일주기를 활용해 완벽한 하루를 보낼 수 있는 방법을 알려 줄 것이다. 하루는 자정, 즉 오전 0시에 시작된다. 이 시간은 대부분의 사람들이 자는 시간이다. 수면은 보통 오전 6시까지 이어진다. 하루 중 밤 시간대에 우리 몸에서는 어떤 일이 일어나며, 이 시간 동안 우리 몸은 어떻게 다가올 하루를 준비할까?

AM 0:00 - 6:00

 # 수면

네덜란드에서는 알람 시계들 대부분이 오전 6시쯤 울린다. 1년 중 어느 시기인지에 따라 태양은 그 시간쯤이면 이미 떴을 수도 있고, 아직 어둑어둑한 무렵일 수도 있다. 오전 6시는 사람들이 잠에서 깨어나는, 밤이 끝나고 낮이 시작되는 시간이다. 만약 지구를 우주에서 내려다본다면 밤에는 사람들이 잠을 자러 각자만의 아늑한 공간으로 들어가는 모습을 볼 수 있을 것이다. 태양이 뜨고 지는 시간에 맞추어 사람들이 서 있다가 눕는 풍경이 마치 파도가 휩쓸 듯이 지구 전체를 휘감으며 나타난다. 우리는 자리에 누워 편한 자세를 취하고 느릿느릿 점점 의식을 잃는다. 적어도 의식이 여전히 최소한으로 남아 있는 상태로, 만약 무슨 일이 벌어지면 바로 잠에서 깰 것이다. 이는 넓은 의미로 수면을 정의한 것이다. 즉, 의식이

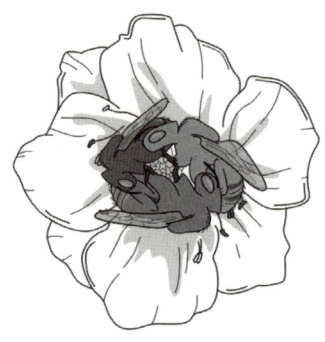

그림8   수면은 곤충부터 포유류까지 공통으로 하는 행위다. 거의 모든 종이 잠을 잔다.

최소화된 상태에서 이루어지지만 필요할 경우 언제든지 깰 수 있는 상태다. 잠자는 자세는 종마다 다르지만 대개는 일정한 장소에서 잔다. 인간은 보통 침대에 수평으로 누워서 배나 등을 쭉 펴거나 구부린 자세로 잔다. 하지만 인간만 수면을 취하는 것은 아니다. 나무늘보는 나뭇가지 위에서 몸을 축 늘어뜨린 채 잠을 자고 토끼는 동굴 속에서 다른 토끼들과 큰 무리를 지어 잠을 잔다. 바퀴벌레는 긴 더듬이를 앞으로 쭉 뻗고 조용히 잠을 자며 털보줄벌들은 정원에 핀 꽃들 속에 옹기종기 모여 잠을 잔다.

수면은 블랙박스가 아니다

오늘날 우리는 수면이 어떤 환경이든 이루어지는 행동적 상태이며 24시간을 주기로 매번 발생한다는 점을 잘 알고 있다. 1888년, 독일의 정신과 의사인 에두아르트 로베르트 프레드리히 미켈슨Eduard Robert Friedrich Michelson은 자신이 살던 당시의 한정된 자료를 바탕으로 수면에 대해 나름 이해하고자 노력한 바를 논문에 담아 출간했다. 미켈슨은 사람을 깨우는 데 필요한 소음의 크기는 어느 정도인지, 또 그 소음의 크기는 수면 중에 일정하게 유지되는지 실험해 보았다. 그는 공들을 각기 다른 높이에서 떨어뜨려서 여러 가지 크고 작은 소리를 만들어 냈다. 잠에 빠진 지 얼마 되지 않은 시점에서는 사람을 깨우기 위해 아주 높은 지점에서 공을 떨어뜨려 큰 소리를 내야만 했다. 1시간이 지나자 상황이 갑자기 바뀌었다. 잠을 자던 사람은 이제 아주 부드러운 소리에도 쉽게 깼다. 이 상태는 15분 동안 지속되었다. 그 이후에는 다시 잠에서 깨우기가 어려워졌다. 수면 중인 사람을 깨우기 어려워졌다 쉬워졌다 하는 이 파도 같은 흐름은 밤 동안 네 차례에서 다섯 차례 발생했다. 밤이 점점 지날수록 잠에서 깨우기는 점점 쉬워졌고 공을 떨어뜨리는 높이도 점점 더 낮아졌다. 이는 오늘날 우리가 잘 알고 있는 아주 중요한 발견이다.

잠은 밤새도록 늘 똑같지 않고 여러 가지 다른 단계들로 이루어진다. 이를 렘수면$^{\text{Rapid Eye Movement, REM}}$과 비^{非}렘수면으로 구분한다. 수면 단계는 밤 동안 네 차례에서 다섯 차례 정도 바뀌는데, 비렘수면과 렘수면의 주기는 성인의 경우 약 1시간 반에서 2시간 정도 지속된다. 비렘수면은 아주 얕은 상태부터 매우 깊은 상태까지 여러 가지 단계로 구성되어 있다. 처음 잠이 들 때는 매우 얕은 상태의 비렘수면으로 시작한다. 이는 특히 첫 번째 주기에서 점점 깊어지고, 약 60분에서 90분 정도가 지나면 갑자기 렘수면이 시작된다. 이것이 미켈슨의 공 실험에서 발견된 주기다. 잠이 들고 나서 곧 깊은 비렘수면의 상태에 들어가면 잠에서 깨기 매우 어렵다. 하지만 렘수면에 도달하고부터는 잠에서 깨기가 쉬워진다. 렘수면이 지나고 나면 종종 잠에서 깰 때도 있다. 때로는 자신이 잠에서 깬 것을 인식하지 못한다. 특별한 실험 장치 없이도 렘수면을 확실하게 구별할 수 있는데, 렘수면 상태에서는 눈이 매우 빠르게 움직이는 운동을 하기 때문이다. 이는 바로 '렘'수면의 뜻이기도 하다. 잠자는 아기를 주의 깊게 살펴보면 눈꺼풀 밑에서 눈이 움직이는 모습을 종종 볼 수 있다. 이는 아기가 그 시점에 렘수면 상태에 있기 때문이다. 아기는 렘수면이 길기 때문에, 렘수면 상태의 아기를 볼 확률이 높다. 하지만 어른의 경우 정상적인 밤 수면 동안 렘수면은 네 번에서 다섯 번 정도 나타난다. 밤잠을 막 시작한 시점에는 렘수면의 주기가 몇 분 정도로 짧지만 밤이 깊어질수록 렘수면은 점점 길어져서 30분에서 45분 정도 유지된다. 렘수면 동안 근육은 아주 약한 상태지만 때로 미세하게 떨리기도 한다. 반려동물을 관찰하면 이를 발견할 수 있다. 새근새근 잘 자던 개가 입술을 갑자기 우물거리거나 냄새를 맡듯이 코를 킁킁대거나 발을 부르르 떨 때가 있다. 개는 마치 꿈을 꾸는 것처럼 보이고 실제로도 이는 사실이다. 왜냐하면 렘수면에서 갑자기 깨면 종종 자신이 꾸던 꿈이나 악몽의 내용을 기억하고 있기 때문이다. 밤에 자는 동안 렘수면의 비중이 커질수록 아침에 꿈에서 깨거나 아침 시간대에 악몽으로 고통을 받을 확률이 높아진다. 렘수면 주기 동안 근육이 약한 상태인 것은 좋은 일이다. 그렇지 않다면 우리는 자면서 달리거나 사람을 때릴 수도 있다.

첫 번째 렘수면 주기가 끝나면 다시 비렘수면으로 들어간다. 이번에도 처음에는 얕았다가 갑자기 점점 깊어지는 양상을 보인다. 비렘수면과 렘수면의 주기가 점점 반복될수록 비렘수면은 점점 더 얕아진다. 이는 미켈슨도 발견한 바이며, 밤이 지나갈수록 비렘수면 상태의 사람을 깨우기가 점점 쉬워진다.

깊은 잠이 좋은 것은 아니다

사람은 잠을 자지 못하면 죽는다. 잠은 삶에 있어서 필수일 뿐 아니라 매우 특별한 과정이다. 먼 과거에는 특히 더 그랬겠

스마트워치로 수면을 측정할 수 있을까?

수면은 측정 가능하다. 수면의 여러 단계마다 뇌파가 달라지므로 특수 장비를 이용하면 수면의 단계를 측정해 볼 수 있다. 그래서 실험실에서는 전극을 몸 이곳저곳에 붙인다. 머리에 붙여서 뇌파를 측정하고 눈가에 붙여서 안구의 움직임을 측정하며 턱 밑에 붙여서 근긴장도를 측정한다. 이런 신호들은 현재 피험자가 어떤 수면 단계에 있는지를 알려 준다. 느리고 빠른 뇌파 활동에 눈 움직임은 거의 없고 근육이 이완되어 있다면 이는 비렘수면 단계라는 뜻이다. 렘수면에서는 마치 깨어 있을 때처럼 작지만 빠른 뇌파의 두뇌 활동, 크고 빠른 눈 움직임에 근육 긴장감은 없는 상태다.

호흡의 빈도나 심박수, 체온 등 신체 기능들도 렘수면과 비렘수면에 따라 큰 차이가 있다. 비렘수면에서는 고요하고 규칙적인 호흡과 심장박동을 보이고 체온도 안정적이다. 반대로 렘수면에서는 심장박동과 호흡, 체온이 불규칙하다. 오늘날 사람들은 스마트워치나 반지 형태의 장비를 이용하여 신체 기능을 추적한다. 하루에 만 보를 걸었는지 확인하기 위해서도 사용하지만, 수면을 측정하기 위해서도 그런 기계들을 사용한다. 이런 보조 수단들은 실제로 앞의 페이지에서 설명한 바와 같이 잠을 측정하는 것은 아니다. 그런 도구들로 두뇌 활동이나 눈 움직임, 근육 긴장도를 측정할 수는 없기 때문이다. 하지만 스마트 기술은 심박수나 혈액 내의 산소 포화도 등 여러 가지 다른 방법으로 수면의 단계를 알아보려고 노력한다. 불행하게도 이런 방식들은 범위가 매우 제한적이다. 스마트워치는 (아

> 직도) 침대에 누워 있을 때와 가벼운 잠이 든 상태를 구별할 수 없다. 그리고 깨어 있을 때와 렘수면 또한 정확하게 구별해 내지 못한다. 스마트워치가 현재 사용자가 가벼운 비렘수면인지 깊은 비렘수면인지 구별해 내지 못한다는 것은 말할 것도 없다. 건강한 수면자의 경우는 어느 정도 합리적으로 측정할 수 있겠지만, 수면장애를 앓는다면 스마트워치로 측정하는 것이 매우 부정확해진다. 스마트워치를 이용해 수면의 질을 측정하는 것 역시 마찬가지다. 스마트워치 앱에 뜬 내용과 실제 느끼는 피곤함의 정도가 다른 경우가 종종 있을 것이다. 그렇다면 어떤 쪽을 신뢰해야 할까? 여러분이 느끼는 것이 당연히 제일 중요하다. 간밤에 좋은 잠을 잤는지 잠을 설쳤는지는 자기 자신이 가장 잘 알 테니까. 스마트워치를 사용한다면 현재 수면이 규칙적인지 아니면 잠이 점점 줄고 있는지 추적해 보는 정도로만 보는 편이 좋다. 어쨌든 이 경우에는 (아직은 단순한 단계에 머물러 있는) 기술보다는 자신의 감각을 신뢰하는 편이 낫다.

지만, 현대 사회에서도 수면 중에는 늘 위험이 도사리고 있다. 생각해 보면 잠에 빠져 의식이 점점 사라질 때 사람은 주변에서 어떤 일이 벌어지는지 인식하지 못한다. 잠을 자는 동안 주변 환경은 우리를 쫓는 적이나 야생동물들로부터 안전해야만 한다. 이는 사람뿐 아니라 동물들도 마찬가지다. 하지만 그런데도 모든 생물은 잠을 잔다. 심지어 인간은 인생의 3분의 1을 수면에 할애한다. 그 말은 만약 당신이 30살이라면 약 10년 동안 잠을 잤다는 뜻이다! 그런 이유만으로도 잠이 얼마나 중요한 과정인지 알 수 있고, 실제로도 그렇다. 하지만 이러한 잠의 중요한 기능에 대해서 제대로 밝혀진 것은 최근 수십 년에 불과하다.

수면은 몸의 감각이 둔화한다는 점에서 휴식과 다르다. 즉, 잠을 자는 동안 우리 두뇌에는 자극이 거의 들어가지 않는다. 이렇게 자극이 닫힌 상태는 수면에서 아주 중요한 요소다. 수면은 뇌의 회복이라는 점에서 매우 필수적인 과정이고 이를 위해 깨어 있는 동안 받아들였던 자극들은 일시적으로 닫혀 있어야 한다. 우리가 낮 동안 경험한 모든 것들은 두뇌 속에 저장된다. 뇌세포는 이를 위해 종일 새로운 연결고리들을 만들고, 이는 '기억'의 기본 바탕이 된다. 두뇌 속 세포가 서로 연결하는 지점인 시냅스들은 그 연결고리를 많이 사용하는지 적게 사용하는지에 따라 강해지거나 약해진다. 하루가 시작되면 뇌는 24시간 내내 이 작업으로 분주히 돌아가고, 잠든 사이에 모든 것들을 처리한다. 특히 깊은 수면에 빠져 있는 동안에는 뇌에 들어온 새로운 사건이나 패턴들이 강해지기도 하고 약해지기도 한다. 이는 시냅스를 견고하게 만들거나 스냅스를 없애 버리는 방법으로 이루어지는 꼭 필요한 과정이다. 만약 이런 과정이 없다면 뇌는 과부하에 걸릴 것이다. 그러니 잠을 자고 휴식을 취하는 일은 우리가 간직하고 싶은 기억이 담긴 중요한 연결고리를 견고히 하는 과정이기도 하고, 잊고 싶은 기억의 연결고리를 청소하는 과정이기도 하다. 우리 뇌는 이런 식으로 유연하게 활동한다. 또 잠은 이런 식으로 다음 날 새로 들어올 기억을 위해 쓸 공간을 마련한다.

    최근 몇 년 동안, 비렘수면 단계에서 또 다른 아주 중요한 과정이 밝혀졌다. 우리가 활동하는 동안 뇌세포가 만든 물질들을 제거하는 일이 수면 중에 이루어진다는 것이다. 이 과정을 담당하는 시스템이 바로 글림프계glymphatic system다. 우리 뇌세포는 활동적이어서 낮 동안 해야 할 일을 많이 처리하고 에너지도 많이 사용한다. 이 과정에서 뉴런들이 소통할 때 사용하는 신경전달물질neurotransmitter의 잔여물과 같은 노폐물이 생성된다. 이런 노폐물들이나 잘못 만들어진 단백질 같은 것들은 뇌세포들 사이의 체액에 남는데, 뇌 손상을 막기 위해 이 물질들을 제거해야 한다. 뇌동맥을 통해 흐르는 혈액이 펌프질 작용을 하면서 세포들 사이에서 이런 찌꺼기를 운반하는 체액이 흐르기 시작한다. 체액 속의 찌꺼기는 정맥으로 들어가 혈관을 통해 두뇌를 빠져나간다. 특별한 점은 깊은 잠을 자는 동안 뇌세포의 크기가 약 60퍼센트 정도 작아진다는 것이다. 그렇기에 세포들 사이에 있는 체액이 더 쉽게 흐르게 되고, 찌꺼기들 또한 좀 더 빨리 씻겨 나간다. 여태까지는 타우 단백질이나 베타-아밀로이드 같은 물질들의 제거에 집중했다. 이런 물질들은 알츠하이머병을 통해 알려졌는데, 알츠하이머 환자의 뇌에는 베타-아밀로이드가 많았다. 그러므로 깊게 이어지는 잠일수록 타우 단백질과 베타-아밀로이드가 훨씬 더 잘 제거되고 적게 자거나 끊어진 잠은 알츠하이머 발병 위험을 높일 수 있다. 그리고 하루에 6시간보다 적게 자는 50세에서 70세의 경우 평균적으로 알츠하이머 발병 확률이 30퍼센트 높다. 그러므로 깊은 수면은 매우 중요하다. 어린아이들이 보통 학습 능력이 뛰어나고, 밤에는 호르몬이 최고조에 달하는 것을 고려하면 아이들이 깊은 잠을 가장 많이 자는 것은 우연이 아니다. 나이가 들수록 잠은 점점 적어지고 얕아진다. 방해받지 않는 잠은 뇌 건강과 뇌의 효과적인 활동을 위해 아주 중요하다.

깊은 잠은 주로 이른 밤 시간대에 이루어진다. 하지만 밤이 끝날 무렵 나타나는 렘수면 또한 아주 중요하다. 렘수면 때는 이야기가 있는 꿈을 꾼다. 꿈은 기억과 학습에도 역할을 하지만 주로 하루 동안 발생한 감정적인 사건들을 처리하는 기능을 할 가능성이 매우 크다. '하룻밤 자고 나서 생각해 보라'라는 격언은 그다지 틀린 말이 아니다. 감정 소모가 심하거나 스트레스를 받은 날, 아무런 방해를 받지 않은 충분한 렘수면을 자고 나면 스트레스를 좀 덜 받으면서 전날의 일을 떠올릴 수 있다. 막중하고 중요한 결정을 내리기 전에도 잠을 자면 도움이 된다. 렘수면을 방해받으면 다음 날 스트레스가 증가하는데, 이는 불면증으로 고통을 받는 사람들에게 주로 나타나는 증상이다. 스트레스가 증가하면 수면 문제가 발생한다. 이런 악순환은 적절한 요법을 통해 끊을 수 있다.

이렇게 수면은 학습과 기억력, 뇌 건강, 그리고 건강한 정신을 위해 매우 중요한 역할을 한다. 그리고 질 좋은 수면은 좋은 수면-각성 주기와도 연관이 있다. 그렇다면 언제가 수면을 '잘' 할 수 있는 시간일까? 수면을 측정하고 동시에 사람들에게 수면의 질은 어땠는지 물었더니 특별한 결과가 나왔다. 깊은 잠의 양과 잠을 잔 사람이 생각하는 수면의 질과는 아무런 연관이 없었다. 그러니 좋은 잠을 잤다는 것은 깊은 잠을 잤는지 아닌지와 상관이 없고, 오히려 이른 시간대에 잠을 자고 수면 중간에 잠을 덜 깨는 것이 더 중요하다. 이 결과를 들으면 오히려 안심되는 측면이 있다. 우리가 느끼기에는 잠을 잘 잔 것 같지 않더라도, 실제로는 깊은 잠을 꽤 잤을 수도 있다. 우리는 밤에 자주 깨는 것을 좋아하지 않는다. 하지만 밤중에 잠을 여러 차례 깨는 것도 정상이다. 때로는 자신이 잠에서 깼음을 인지하지 못하고 다시 잠이 드는 경우도 있다. 렘수면을 많이 자는 것은 수면의 질에 더 만족한다는 뜻이다. 이는 불면증 등 수면장애를 겪는 사람들에게도 적용되는 말이다. 앞에서 언급했듯이 수면장애가 있는 사람들은 종종 렘수면에 방해를 받기 때문이다.

잠의 중요한 기능과 잠에 대한 우리의 감정을 둘 다 고려하면 실질적으로 좋은 잠이란 깊은 수면과 렘수면을 제대로 교차하면서 동시에 수면 시간 내내 잠이 지속적이어야 한다는 결론으로 이어진다. 일반적으로 잠이 드는 데는 10분에서 20분 정도가 소요

되고 여러 차례 자다 깨기를 반복하는 것은 정상이며, 아침이 다가올수록 이는 더 빈번하게 일어난다. 최적화된 잠을 자기 위해서는 잠을 어떻게 다스리면 좋은지 제대로 알면 유용하다.

최적의 수면 시간

우리가 왜 특정 시점에 잠이 들고, 왜 밤 동안 잠을 잘수록 점점 잠이 얕아지는지는 1980년대에 이루어진 소위 '두 가지 과정 모델two-process model' 연구를 통해 설명할 수 있다. 네덜란드 과학자 세르헤 단과 도민 비어르스마Domien Beersma가 스위스의 알렉산더 보벨리Alexander Borbély와 함께 이 모델을 연구하였다. 이 모델은 오늘날에도 잠의 기능을 연구하는 사람들에게 큰 영감을 주는 원천이다. 수면장애를 치료하는 데도 이 모델이 널리 쓰인다.

두 가지 과정 모델은 이름 그대로 크게 두 개의 과정으로 이루어진다. 첫 번째 과정은 수면의 깊이는 자기 전에 얼마나 오래 깨어 있었는지와 연관이 있음을 설명해 준다. 깨어 있는 시간이 길면 길수록 잠이 들었을 때 더욱 깊은 잠에 빠져든다. 우리는 깨어 있는 시간 동안 나중에 깊은 잠에 빠졌을 때 갚아야 할 '수면 빚sleep debt'을 차곡차곡 쌓는 셈이다. 이는 마치 모래시계와도 같다. 잠이 드는 순간 모래시계를 돌려놓는다고 치자. 모래는 천천히 아래쪽으로 흘러내린다. 잠이 끝날 무렵에는 모래가 완전히 내려간 상태고, 그러면 잠에서 깨는 것이다. 수면 빚이 하루 동안 서서히 쌓여 간다는 사실은 하루에 한 번 낮잠을 자는 실험을 통해 엿볼 수 있다. 낮잠의 강도는 하루 중 시간대가 늦어질수록 더 강해졌다. 저녁이 되어 정상적인 시간에 잠을 자면, 특히 잠 초반에 아주 깊은 잠을 자고 그렇게 서서히 수면 빚을 청산해 나간다. 수면 빚을 갚아 나갈수록 그 뒤에 비렘수면의 얕은 잠이 따라오게 된다. 이 첫 번째 과정은 '수면 빚', 또는 '수면 욕구 sleep need'의 앞 글자를 따서 '과정 S'라고 한다.

　　두 번째 과정은 '일주기'의 앞 글자를 따서 '과정 C'라고 한다. 그리고 이 과정은 생체시계의 제어를 받는다. 생체시계는 언제가 잠자리에 들고 깨기 최적의 시점인지 24시간 주기로 결정을 내려 준다. 아침이 다가와 잠에서 깰 즈음이 되면 심장박동이 빨라지고, 혈압이 올라가는 등 활기찬 하루를 시작하기 위해 중요한 모든 과정이 시작된다. 코르티솔 같은 일부 호르몬들은 이미 잠이 깨기 직전에 상승하며 멜라토닌 같은 호르몬들은 떨어지기 시작한다. 잠에서 깨었을 때 기분 좋게 하루를 시작할 수 있도록 이 모든 과정이 일어나는 것이다.

　　두 가지 과정 모델은 하루 동안 수면과 각성이 교차하여 일어나는 것과 잠의 깊이에 관해 설명해 준다(두 가지 과정 모델의 도표와 그림 참고). 수면 빚이 밤 동안 청산되어 아침에 일어나면 과정 S

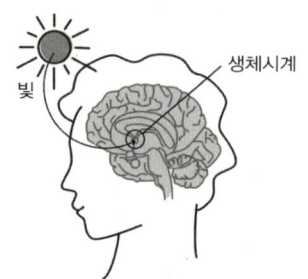
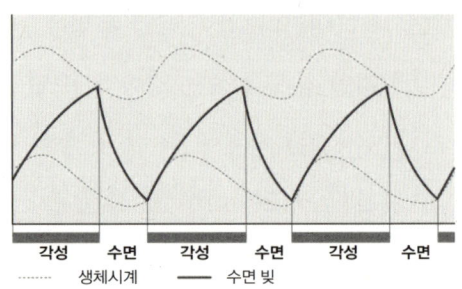

그림9 잠의 두 가지 과정 모델은 낮 동안 잠의 쌓여 가는 수면 빚과 밤 동안 빚을 청산하는 상호 과정을 잘 설명해 준다. 이 두 임계점은 생체시계의 영향으로 24시간 주기를 띠며, 또 잠자리에 들거나 깨기 좋은 시점이 언제인지를 결정해 준다.

는 낮아진다. 과정 C는 아침이 되자마자 시작되는데, 이 두 과정은 우리가 아침에 적당한 시간이 일어날 수 있도록 돕는다. 과정 S에 따라 낮 동안 생활하며 우리 몸은 점점 피곤해간다. 하지만 생체시계가 지금이 낮이라는 강한 신호를 계속 보내고 있기에 피곤은 더 높아지지 않고 일정한 수준으로 유지된다. 이 상태로 우리는 낮 동안 계속 활동한다. 꽤 오랜 시간 깨어 있었음에도 말이다. 그러고 난 후 시계가 이제는 밤이라는 신호를 보내기 시작하면, 즉 생체시계상 밤이 시작되면 우리가 긴 시간 동안 깨어 있었다는 사실과 이제 잠들기에 최적의 시간이 다가온다는 사실이 작용하여 사람은 빠르게 깊은 비렘수면 단계에 들어간다. 시계는 이제 밤이라는 신호를 강하게 보내기 시작한다. 이런 식으로 해서 수면 빚이 어느 정도 청산되었더라도 여전히 잠은 계속 유지된다. 시계가 낮이라고 생각하는 시간이 다가올 때까지 말이다. 수면 빚이 (거의) 청산되면 상쾌한 기분으로 잠에서 깬다.

언뜻 들으면 단지 이론적인 이야기처럼 들릴 수도 있지만 예를 들면 더 이해하기 쉬울 것이다. 만약 생체시계의 신호를 무시하고 저녁에 잠을 자지 않으면 조금 피곤하긴 하더라도 한동안 깨어 있을 수는 있다. 하지만 밤이 계속되면 어느 순간 깨어 있기 매우 어려운 순간이 온다. 대부분 사람은 새벽 4시에서 5시 사이에 그런 순간을 겪는다. 야간 근무를 해 본 사람이라면 이런 경험을 한 번쯤 해 봤을 것이다. '망치로 부딪힌 듯한' 순간이 오면 절대 잠에 들지 않고는 못 배긴다. 그 순간이야말로 생체시계가 지금은 밤이니 자야 한다고 비명을 지르듯 외치는 순간이다. 너무 오랫동안 깨어 있었으니 그만큼 수면 빚도 커진 상태다. 그래서 더는 깨어 있을 수가 없다. 하지만 이 순간만 잠을 자지 않고 넘기면 어떻게든 버틸 수 있을 거라는 생각이 든다. 곧 아침이 오면 다시 깨어 있을 수 있을 것 같고, 그러다 보면 '잠을 안 자도 괜찮다'는 생각이 들기 시작한다. 이 또한 생체시계의 영향이다. 아침이 다가올수록 생체시계는 다시 낮이 왔다는 신호를 보내기 시작한다. 전날 밤에 제대로 수면 빚을 청산하지 못했음에도 불구하고 어떻게든 한동안은 깨어 있다. 하지만 이때 잠자리에 들어가면 지금이 낮임을 알리는 생체시계의 신호에도 불구하고 바로 깊은 잠에 빠져들게 된다. 수면 빚이 치솟을 대로 치솟은 상태이기 때문이다. 그런데 잠은 그렇게 길게 이어지지 못한다. 왜냐하면, 생체시계가 지금은 낮이라는 신호를 계속해서 보내기 때문이다. 최적한 잠을 자기에는 틀린 시간이라는 뜻이다.

생체시계의 낮과 밤

과정 C에서 생체시계는 생체시계상의 낮과 밤을 결정한다. 생체시계상 밤이 무엇인지 어떻게 알 수 있을까? 가장 좋은 방법을 예로 들자면 연휴 기간을 이용하여 수면 일기를 며칠 동안 작성해 보는 것이다. 피곤할 때 잠자리에 들고, 휴식이 충분하면 잠에서 깬다. 잠이 들고 깬 시각을 기록하고 일어난 후 기분이 좋았는지 나빴는지를 적는 것이다. 며칠 동안 계속하다 보면 언제 잠이 들고 깨었을 때 기분이 좋았는지 그 리듬을 파악할 수 있다. 그렇게 하다 보면 생체시계상 밤에 잠이 들게 된다.

과학자들은 체온과 호르몬 수치를 통해 생체시계상 밤의 시작과 끝을 알아낼 수 있다. 체온은 아주 뚜렷한 24시간 주기를 띤다. 낮 동안은 대개 37도 정도로 높게 유지되는 편인데, 초저녁에 되면 최고 온도가 조금 더 높아진다. 그러다가 체온이 점점 떨어지면서 하루 중 제일 낮은 수준까지 이르게 되어, 밤이 깊어지면 약 1도 정도 더 떨어진다.

  몸이 아파서 고열이 발생하면 잠에 쉽사리 들지 못한 경험을 한번쯤 해 봤을 것이다. 열이 나면 많은 경우 제대로 휴식을 취하기 어렵다. 아프지 않더라도 집 안 온도가 너무 높거나 이불을 너무 두껍게 덮으면 쉽게 잠들지 못한다. 어떤 경우든 간에 체온이 높은 시간대에는 잠을 자기가 어렵다. 이런 시간대를 '수면 금지 구간 wake maintenance zone'이라고 하며 주로 초저녁에 해당한다. 이후 체온이 떨어지고 생체시계상 밤이 시작되면 쉽게 잠에 든다. 몸 깊은 곳의 체온이 떨어지려면 열을 방출해야 하는데, 그 과정은 피부를 통해 이루어진다. 머리나 손, 발의 피부에는 특히 모세혈관들이 있는데 이 모세혈관이 열리면서 피부가 뜨끈해진다. 그렇게 열을 발산하고 나면 몸 깊은 곳의 온도가 떨어지기 시작하고 열이 충분히 떨어지면 기분 좋게 꿈나라에 가게 된다. 일단 잠에 들면 체온은 계속해서 떨어져 잠에서 깨기 약 2시간 전쯤 최저점을 찍는다. 그리고 나면 다시 체온이 느리게 올라가기 시작하고, 생체시계상 밤이 끝나감에 따라 우리 몸은 잠을 마칠 준비를 하기 시작한다. 피부는 차가워지고, 몸의 체온은 상승해서 우리는 건강하다는 기분을 느끼며 또 하루를 맞이한다.

멜라토닌과 코르티솔의 상관관계

밤에 일어나는 변화 중 하나는 호르몬이다. 가장 중요한 호르몬은 앞서 언급한 멜라토닌과 코르티솔이다. '수면 호르몬'으로 이름이 잘 알려진 멜라토닌은 건강기능식품이나 영양제 판매대에서 살 수 있다. 사실 좀 이상한 일인데 멜라토닌은 엄밀히 말하면 건강기능식품은 아니기 때문이다. 멜라토닌은 호르몬으로, 특정 음식 속에서도 발견할 수 있다. 음식을 섭취해 혈중 멜라토닌의 농도를 높이려면 엄청난 양을 먹어야 가능하다. 예를 들어서, 0.3밀리그램의 멜라토닌 정을 음식으로 치환해서 먹으려면 86킬로그램의 호두나 15킬로그램의 체리를 먹어야 한다.

하지만 다행히도 멜라토닌을 음식이나 영양제로 먹을 필요는 없다. 우리 뇌 속의 송과선에서 멜라토닌을 만들기 때문이다. 생체시계가 신호를 보내면 멜라토닌이 분비되는데 이는 보통 저녁 시간에 이루어진다. 우리 몸은 생체시계의 신호를 생체시계상 밤의 시작이라고 받아들이고 멜라토닌 농도를 상승시키기 시작한다. 이러한 순간을 '희미한 광 멜라토닌 개시dim light melatonin onset' 혹은 줄여서 DLMO라고 한다. 저녁 시간에 침을 여러 차례 수집해서 실험실에서 분석하면 이를 측정할 수 있다. DLMO가 지나고 약 2시간 후, 우리는 아기처럼 잠이 든다. 천연 멜라토닌 농도가 높아진 순간과 잠이 드는 순간이 맞닿아 있기 때문이다. 멜라토닌은 밤 초반에는 계속 상승해서 밤 중반부에는 최고조에 달하다가 생체시계가 신호를 또 보내고 나면 다시 떨어지기 시작한다. 체온의 경우처럼 멜라토닌이 떨어졌다는 것은 생체시계상의 밤이 끝나고 있다는 뜻이다. 그런 식으로 생체시계는 멜라토닌 수치를 제어한다. 쉽게 생각하듯 빛의 영향을 받는 것은 아니다. 물론 밤에 빛을 쬐면 멜라토닌 생산을 억제하는 것은 사실이다. 빛은 생체시계로부터 송과선으로 제대로 된 신호가 전달되는 것을 방해해서 멜라토닌 생산을 멈추게 만들기 때문이다.

인간은 멜라토닌 수치가 상승해 있는 어두운 밤에 편안히 잠자리에 든다. 하지만 생쥐나 박쥐 같은 야행성 동물들은 어떨까? 야행성 동물들도 어두운 밤에는 멜라토닌 수치가 더 높아진다. 하지만 이들에게는 높은 멜라토닌 수치가 잠에 들라는 신호가 아니라 활동하라는 신호로 작용한다. 멜라토닌은 지금은 밤임을 알리는 지표로 작용하고, 그렇기에 수면 호르몬이라 불린다.

코르티솔은 그 반대 역할을 한다. 코르티솔은 스트레스를 받을 때 우리 몸의 스트레스 반응에 중요한 역할을 하는 호르몬으로, 우리 몸의 활동을 미리 대비한다. 코르티솔 역시 생체시계의 영향으로 24시간 주기를 보인다. 오후가 끝날 무렵이나 저녁이 시작되어 잠자리에 들 무렵에는 코르티솔 수치가 낮아진다. 하지만 밤이 후반부를 점점 지날수록 코르티솔은 생체시계의 신호를 받고 올라가기 시작해 우리 몸이 다시 활동을 시작할 준비를 하게 한다. 그래서 체온과 코르티솔 수치가 천천히 올라가고 멜라토닌이 떨어지면, 생체시계의 밤은 끝이 나고 우리 몸은 차분하게 깨어나 하루를 시작할 준비를 한다. 코르티솔 농도는 단순히 생체시계 그 자체보다는 잠에서 깨거나 식사, 스트레스 등 여러 요소의 영향을 더 받는다. 코르티솔 수치는 아침에 일어나는 그 자체만으로 크게 상승하며 활동을 시작하기 위한 에너지가 생긴다. 멜라토닌은 좀 더 왕성한 24시간 주기를 보인다. 그리고 빛 외에는 달리 영향을 받는 요소가 없기에 생체시계의 시간을 읽는 지표로 멜라토닌이 사용된다.

멜라토닌이 수면 호르몬이 아니라 시간을 알려 주는 지표라면, 잠을 자기 위해 멜라토닌을 복용하는 것이 현명할까? 이에 대해서는 3부에서 수면-각성 리듬장애에 대해 다룰 때 더 자세히 말해 주겠다. 하지만 짧게 답을 하자면, 아니다. 수면장애가 있다고 아무런 지식 없이 멜라토닌을 복용하는 것은 현명하지 않다. 또 완벽한 하루를 살아간다면 멜라토닌 복용은 불필요하다.

'정상적인' 수면 패턴이란

우리의 생체시계는 빛과 어두움을 토대로 우리에게 언제가 생체시계상 밤이고 낮인지 알려 준다. 하지만 그렇다고 해서 해가 떨어지면 바로 잠자리에 든다는 말은 아니다. 그렇다면 '정상적인' 수면은 무엇일까? 현대사회에 사는 우리는 이를 확실히 알아보기 어렵다. 왜냐하면, 전등과 커튼 등 인공적인 조명과 어두움들이 우리에게 많은 영향을 끼치고 있기 때문이다. 그래서 (아직) 인공적인 조명의 영향을 받지 않은 원시 부족들의 수면 리듬을 조사해 보았다. 사냥이나 채집, 식량 재배 등으로 하루를 보내는 탄자니아, 나미비아, 볼리비아의 세 부족이 조사 대상이었다. 이들은 밤마다 6시간에서 8시간 동안 잠을 잤고, 평균적으로 겨울에 여름보다 1시간 더 자는 편이었다. 해가 지고 나서 (평균적으로)3시간 있다가 잠을 잤는데 이는 개인마다 매일매일 편차가 있었다. 아침에 일어나는 시점은 그것보다 덜 다양한 편이었고 때로는 해가 뜨기 전도 있었다. 이는 원시 부족들의 수면 시간, 잠자기 전에 하는 활동 등은 우리들의 수면 패턴과 크게 다르지 않다는 것을 의미한다. 네덜란드의 성인은 주중에는 평균 23시 47분에서 7시 7분까지 잠을 잔다[이 내용의 출처는 개인 교신을 통해 얻은, 네덜란드 데이터베이스에서 10세에서 100세 사이의 17,070명을 대상으로 과학적 연구 목적으로 설문을 한 결과다]. 주중에는 등교 시간, 출근 시간 등이 잠자는 시간에 영향을 끼치는데, 이는 대부분 사람이 생체시계가 알리는 것보다 더 일찍 일어나야 함을 의미한다. 그렇기에 80퍼센트의 사람들이 알람 시계가 필요했다! 그래서 대부분은 주중에 의식적으로 자신이 원하는 시간보다 좀 더 일찍 잠자리에 드는 편이다. 휴일에는 잠자는 시간을 좀 더 자유롭게 쓸 수 있으므로 좀 더 늦게까지 길게 자는 편이다. 평균적으로 0시 31분에서 8시 32분까지였다[이 부분의 출처 역시 위와 같다]. 그리고 해가 지는 시간은 계절별로 다른 편이지만 겨울에는 대략 16시 30분이었고, 여름에는 22시였다(서머타임 적용). 우리도 역시 해가 지고 난 후 잠들기 전의 몇 시간을 깨어 있다. 빛이라고는 캠프파이어 같은 빛에 의존해서 사는 원시 부족들처럼 말이다. 그들 역시 해가 지고 난 후 몇 시간 동안 깨어서 생활한다. 요리하거나 먹고 대화하는 등의 시간으로 활용하는 것이다. 이는 인간들에게 보편적인 현상으로 보이며, 바로 이것이 인간이 다른 영장류와 다른 점이다. 원숭이나 다른 동물들은 어두워지자마자 바로 잠이 든다. 우리와 원시 부족, 영장류 사이의 가장 큰 차이점이라면 우리는 잠들기 전 몇 시간 동안 인공적인 조명으로 주변을 환하게 비춘다. 이때 빛이 너무 과하면 수면에 악영향을 끼칠 수 있다.

　　일단 잠이 들고 특별히 큰 방해를 받지 않는다면 일반적으로 계속 잠을 잔다. 네덜란드 성인의 평균 수면 시간은 나이에 따라 다르지만 대략 7시간에서 7시간 반이다. 수면 시간에 대한 국제 기준은 7시간에서 9시간 사이의 수면을 권고한다. 하지만 6시간에서 10시간까지는 사실 정상이다. 잠이 드는 시간 말고도 수면 시간 역시 이렇게 다양하다. 과정 S와 과정 C가 정확히 어떻게 서로 제대로 상호작용 하는지에 따라 사람마다 몸에서 선호하는 수면 시간이 달라진다. 6시간보다 짧게 자는 사람들도 적지만 있다. 이렇게 적은 잠을 자는 사람들도 기회만 되면 긴 잠을 잔다. 하지만 6시간보다 적게 자는 것은 건강에 해롭기에 현명하지 않다.

사람들은 일반적으로 길게 이어지는 잠을 한 차례 잔다. 과거에는 사람들이 잠을 두 차례로 나누어졌다는 말이 있다. 첫 번째 잠은 밤이 시작될 무렵에, 그리고 두 번째 잠은 밤이 끝날 무렵에 잤다고 한다. 극도로 환경을 통제한 실험에서 어둡고 긴 밤 동안 사람들이 그런 식으로 잠을 나누어 자는 경우가 관찰된다고 한다. 하지만 북극이나 남극 같은 극지방의 사람들을 관찰한 연구들에 따르면 그런 극지방들에서는 겨울 동안 매우 긴 밤이 이어짐에도 불구하고 그렇게 나누어 자는 사례는 발견되지 않았다. 하지만 극지방 사람들은 적도 지방 사람들에 비해 전체 수면 시간이 더 긴 편이었다. 원칙적으로 인간은 주행성 동물이기에 수면은 하루 중 가장 어두운 시간대에 이루어진다. 태양, 그리고 낮과 밤의 길이가 수면에 매우 큰 영향을 끼친다는 사실은 계절이 미치는 영향력에서도 볼 수 있다. 우리는 겨울이면 더 길고 늦게까지 잠을 잔다. 잠을 자는 시간은 각자가 사는 시간대의 영향을 받는다(3부의 서머타임 편 참고).

올빼미 아니면 일찍 일어나는 새

체온이 떨어지고 멜라토닌 수치가 상승하기 시작하면 생체시계상의 밤이 시작된다. 이 시작점은 사람마다 다르며 지극히 개인적인 영역이다. 모든 사람이 동시에 잠들지 않기 때문이다. 예를 들어, 늦은 저녁이나 밤에는 쉽게 잠이 드는 사람이 있다고 치자. 일단 잠이 들면 수면이 원활하게 진행되지만 아침에 일어나는 것이 문제다. 이는 흔히 발생하는 패턴이다. 약 25퍼센트의 사람들이 이를 인지하고 있고 이를 저녁형 인간이라 부른다. 이들은 아침에 깨기가 쉽지 않다. 그리고 일어나고 나서도 피곤을 떨치기가 매우 힘들다. 낮 동안에 점점 활력을 찾기 시작하고 저녁 시간에 그 정점에 달한다. 이들은 쉽게 잠자리에 들지 못하는데 왜냐하면 밤에 에너지가 왕성해지기 때문이다. 이와 반대로 아침형 인간이 있다. 아침형 인간은 저녁 시간에 잠을 안 자고 버티기 힘들어하고 아침에는 매우 이른 시간에 잠에서 깬다. 심지어는 저녁에 일이 있어 밖에 나갔다가 와서 평상시보다 늦게 잠자리에 들어도 이른 아침이 되면 눈이 확 뜨인다. 아침형 인간은 아침 시간대에 에너지가 왕성하고 하루를 활기차게 시작한다. 하지만 시간이 지날수록 에너지가 점점 감소해 저녁에는 아무것도 할 수 없을 지경이 되어 버린다. "촛불이 확 꺼지는" 시점이 오면 이제는 잠을 자지 않고는 버틸 수 없다. 아침형 인간은 저녁형 인간과 비교하면 수가 적어 보이지만, 사실은 아침형 인간은 눈에 두드러지게 띄지 않을 뿐이다. 저녁형 인간과는 달리 아침형 인간은 밤샘 근무는 전혀 하지 않는다. 사람들은 보통 저녁형 인간과 아침형 인간 사이 어디쯤에 있다. 평균적인 사람들은 대부분 유연한 편이며 늦게 잠자리에 들어서 늦잠을 자도 문제가 없다. 하지만 일찍 일어나거나 긴 잠을 자도 역시 문제가 되지 않는다.

이 차이는 사람마다 뚜렷한데, 바로 개개인의 생체시계가 가진 특성 때문이다. 아침형 인간의 생체시계는 23시간 50분처럼 이른 시간 주기를 가지고 있고 그로 인해 이들의 생체시계상의 밤은 일찍 시작하고 약간 일찍 끝난다. 그와는 반대로 저녁형 인간의 생체시계 주기는 24시간 30분처럼 평균적으로 긴 편이다. 이렇게 느릿느릿한 시계를 가진 사람들은 늦게 침대에 들고 늦게 일어난다. 이는 생체시계의 세포들 속의 유전자적 특성에 의해 결정되는, 사람이 날 때부터 지니고 태어나는 특성이다.

하지만 이런 형태들은 나이가 들면서 바뀐다. 어린 자녀가 있거나 갓 아기를 낳은 사람이라면 아침 7시까지 쭉 잠을 자는 게 어렵다는 사실을 알 것이다. 아이들은 대게 아침형 인간이기 때문이다. 하지만 아이들이 자라 10대가 되면 큰 변화가 일어난다. 갑자기 정오가 될 때까지 침대에서 일어나지 않는다. 사춘기가 지나고 어른이 되면 대부분 아침에 너무 일찍 일어나는 문제는 현저히 줄어든다. 중년이 되면 평균적으로 사람들은 다시 아침형 인간이 된다. 어렸을 때부터 상대적으로 저녁형 인간에 가까웠다면, 일생 내내 저녁형 인간으로 사는 것이 사실이다. 어떤 이들에게는 나이에 따라 편차가 크지만, 어떤 이들은 평생 안정적이고 완만한 수면 형태를 띠기도 한다.

생체시계의 주기가 계속 바뀌는 것은 까다로운 문제며, 빛을 이용한 조정이 필요하다. 저녁형 인간의 생체시계가 아침 햇빛을 통해 동기화가 되지 않으면 저녁형 인간의 생체시계 주기는 24시간 30분으로 계속 지속하다가 2주가 지나면 7시간이나 차이가 난다. 어느 순간 잠에 드는 최적의 시간은 정오가 된다. 그런데도 여전히 늦은 밤에 잠을 자다 보면 수면의 질이 나빠질 것이다. 또 4주가 지나면 생체시계는 14시간이나 늦춰지고 다시 '동기화'되어 다시 밤에 잠을 잘 잘 수 있게 된다. 생체시계의 주기는 사람마다 다르므로 어떤 사람은 너무나도 쉽게 '어긋나 버리고' 또 어떤 사람의 생체시계 주기는 24시간 주기와 거의 흡사해서 자연적인 24시간 리듬을 지켜나가기도 한다. 3부에서 시계의 문제점과 해결법에 대해서 좀 더 다루기로 하자.

캠핑의 지혜

수면-각성 주기를 제어하는 데는 생체시계뿐 아니라 우리의 활동들도 큰 영향을 미친다. 여덟 명의 젊은 사람들을 과학 실험의 목적으로 14일 동안 로키산맥에서 캠핑을 하도록 했는데, 이 실험에서 이를 뚜렷이 볼 수 있었다. 실험 참가자들은 핸드폰만 손에 쥐고 다른 인공조명 없이 태양과 달의 주기에 의존해서 생활해야 했다. 실험에 참여하기 전후와 참여하는 동안 이들의 수면-각성 주기를 멜라토닌 주기 측정이라는 방법으로 생체시계의 상태를 관찰하였다. 그리고 이를 이들이 인공조명에 노출된 일반적인 실내 환경에서 보이는 수면-각성 주기와 멜라토닌 주기와 비교해 보았다. 무엇을 발견할 수 있었을까? 일반적인 실내 환경에서의 주기와 캠핑하는 동안의 주기를 비교해 보았을 때 생체시계의 주기와 수면-각성 주기가 약간 앞으로 당겨져 있었다. 이들은 자연광 속에서 생활하였을 때 더 일찍 잠자리에 들고 더 일찍 일어났다. 자연광 아래서의 주기와 인공조명 아래서의 생활 주기가 차이를 보인다는 점은 우리가 종일 실내에서 쬐는 빛의 양이 생체시계가 정확한 시간을 파악하는 데 도움을 주기에는 현저하게 적다는 사실을 의미한다. 저녁 시간대의 인공조명은 생체시계에 지금이 여전히 낮이라고 '알려 주고', 그로 인해 생체시계상의 시간이 점점 늦어진다. 하지만 아침에는 커튼을 치고 눈을 감고 있기에 아침 햇빛이 주는 신호를 놓치게 되고 시계가 정상적으로 돌아가지 못하게 된다. 우리 눈꺼풀을 통해 들어오는 빛은 너무 적은 양이라 생체시계를 제대로 작동하기에는 충분하지 않다. 그 결과, 생체시계는 점점 더 늦어진다. 이를 자가 강화 과정이라 한다. 늦어진 시계 때문에 우리는 저녁에도 늦게까지 깨어 있다. 저녁에는 빛을 너무 많이 쬐고, 아침 햇빛은 계속 놓치다 보니 시계는 점점 더 늦어져만 갈 뿐이다.

그러므로 저녁형 인간이 양질의 빛의 규칙을 따르면 점점 더 아침형 인간에 가깝게 될 수 있다. 이를 위해서 캠프 연구의 방법을 쫓아 가능한 낮 동안은(특히 아침에는) 자연광을 활용하도록 노력하고, 밤에는(특히 저녁에는) 인공조명을 가능한 한 적게 받으려고 노력해야 한다. 잠자리에 들기 약 3시간 전부터 조명의 조도를 낮추고 생활한다. 책을 읽기에 적당한 빛 정도면 충분하다. 핸드폰의 화면은 검은색으로 설정하고 밝기는 낮추고, 컴퓨터나 태블릿 PC의 화면은 꺼 놓는 것이 좋다. 텔레비전 시청은 가능하지만 될 수 있으면 화면으로부터 멀리 떨어진 곳에 앉아서 빛을 너무 많이 받지 않게한다. 아침에는 일정 시간에 잠에서 깨는 게 중요하다. 잠에서 깨자마자 커튼을 연다. 가능하면 바로 바깥에 나가거나 창문에서 1미터 정도 떨어진 식탁에 앉아서 식사하는 것이 좋다. 그렇게 해서 최소한 30분은 양질의 빛을 쬔다. 이렇게 규칙적으로 생활하다 보면 생체시계를 조정하고 수면의 질과 건강이 원활해진다.

만약 아침형 인간이고 생체시계가 너무 빠르게 돌아가 잠을 너무 일찍 자고 일찍 일어나고 있다면, 위의 조언과 정반대로 하면 된다. 저녁 시간대에 빛을 많이 받는 환경을 조성하고 잠에서 깨는 아침 시간대에는 좀 더 어둑한 환경을 조성한다. 시계는 하루 아침에 바뀌지 않는다는 점을 명심한다. 그러니 이를 규칙적으로 꾸준히 실천해야 한다. 그러다 보면 밤에 잠자리에 늦게 드는 것이 쉬워지고 저녁 시간대에 사회생활을 할 수도 있을 것이며, 아침에는 좀 더 늦게 일어날 것이다.

낮잠, 시에스타 그리고 파워냅

밤에 편안하게 잠들고 상쾌한 기분으로 아침을 맞이하는 것은 당연히 완벽한 하루를 만드는 요소다. 두 가지 과정 모델에 관한 지식을 영리하게 이용하면 이를 쉽게 이룰 수 있을 것이다. 첫째로, 과정 C에 특히 공을 들여야 한다. 잠을 자고 싶은 시간과 깨고 싶은 시간이 몸속의 생체시계와 정확히 일치하도록 시계를 동기화해야 한다. 그러기 위해서는 1부 '양질의 빛' 편에서 언급한 대로 빛을 적절하게 쬐는 것이 중요하다. 즉, 아침부터 한나절 동안은 빛을 많이 쬐고, 저녁에는 될 수 있으면 빛을 덜 쬐어야 한다.

규칙적인 리듬, 즉 기능이 원활한 과정 C는 '완벽한' 수면을 위해 매우 중요하다. 하지만 그것만으로는 충분하지 않다. 과정 S에도 역시 공을 들여야 한다. 때때로 오후 시간이나 저녁에 식사하고 난 다음에 약 15분 이상의 낮잠을 자고 싶어질 때가 있다. 하지만 낮잠을 자면 수면 빚이 많이 해소된다. 그러고 나서 평상시와 같은 시간대에 밤잠을 청하면 쉽사리 잠에 빠지기가 어렵다. 잠이 들기까지 시간도 더 오래 걸릴 뿐 아니라 깊은 잠의 양도 줄어든다. 밤사이에 자주 깰 수도 있다. 그렇게 방해가 심한 성가신 밤잠을 자고 나면 아침에 일어나서 개운한 느낌은 없고 온종일 피곤하다. 그러면 그날도 낮잠을 자고 싶어지고, 악순환이 반복된다. 해결책은 무엇일까? 낮잠을 자지 말 것, 특히 오후 4시 이후에는 절대 낮잠을 자지 말아야 한다. 잠자리에 들기 전 수면 욕구를 착실하게 쌓아 나가면 잠자리에 들었을 때 좀 더 쉽게, 좀 더 깊은 잠을 잘 수 있다.

하지만 시에스타는 어떨까? 일부 유럽 남부 국가에서는 오후에 2~3시간 동안 시에스타를 하는데 이는 건강에 매우 좋다고 알려져 있다. 하지만 남부 국가에서의 수면 패턴은 다른 나라와 매우 다르다. 남부 국가에서 한 번이라도 여행을 해 보았다면 오후 시간대가 몹시 덥다는 사실을 눈치챘을 것이다. 사람들은 한낮의 뜨거운 열기를 피해서 일을 일찍 시작하고 오후 시간대가 되면 모든 업무를 쉰다. 활동하기에 매우 더운 날씨이기 때문이다. 저녁 무렵이 되어 기온이 떨어지면 다시 사람들은 일상을 시작한다. 남부 국가의 사람들은 저녁 식사 시간도 늦고, 잠자리에 드는 시간도 늦다. 그런데도 일을 하려면 아침에 매우 일찍 일어나야 한다. 전체적으로 밤에 자는 수면 시간이 짧아지고, 이는 하루 총수면량의 부족으로 이어진다. 한낮에는 너무 더워 일할 수 없고 밤에는 수면 부족에 시달리니 자연스레 쉬는 동안 눈을 붙이게 된 것이다. 사실, 밤잠으로 모든 수면 빚을 청산하기가 불가능하니 낮 시간대를 틈타 시에스타로 남은 수면 빚을 해소하는 것이고, 그리고 그렇게 하는 편이 만성 수면 부족에 시달리는 것보다는 훨씬 낫다. 하지만 낮잠은 밤잠과 비교하면 회복력이 부족하며 더욱이 낮잠을 자는 동안 속이 더부룩해 깰 수도 있다. 거기다가 낮잠을 자고 나서 잠에서 완전히 깨기까지 30분쯤 걸리기도 한다. 온전한 밤잠을 자는 것이 훨씬 좋지만 더위나 질병, 그 외에 다른 이유 등으로 밤에 충분한 잠을 잘 수 없다면 낮잠으로 수면 빚을 조금씩 청산하는 것도 나쁘지는 않다. 그로 인해 남은 하루 시간이 다 늦어지지만 않으면 말이다.

　　일반적인 낮잠 말고 15분보다 짧게 자는 낮잠인 파워냅은 특별한 경우다. 사실 파워냅이란 매우 짧은 시간 동안 잠이 들었다가 재빠르게 일어나는 것에 지나지 않는다. 네덜란드어로 '열쇠 수면 sleutel slaapje'이라는 표현도 여기에서 유래되었다. 손에 열쇠 다발을 쥔 채로 잠에 빠지면 근육이 이완되면서 쥐고 있던 열쇠 다발을 스르르 놓게 된다. 그러다가 열쇠가 떨어지면서 나는 쨍그랑 소리에 즉시 잠에서 깨어난다. 그러니 사실상 아주 잠깐 '정신을 놓은 듯' 잠에 빠진 상황을 묘사한 것이다. 이렇게 짧은 낮잠은 기력을 보충하기에 매우 적당하다. 지속 시간은 길어 봤자 10분에서 12분 정도다. 그것보다 더 길면 깨어났을 때 아직도 잠이 충분하지 않은 듯한 기분이 들 것이다. 그렇게 짧은 시간 안에 수면 빚을 모두 다 해소할 수는 없다. 그러니 이 정도 낮잠으로는 밤잠에 큰 영향을 끼치지 않는다. 따라서 낮잠이 필요하다면 대략 오후 4시 이전에 약 12분 정도의 파워냅을 잘 자고 제때 일어나서 남은 일과를 계속하라고 권한다. 최상의 상태로 남은 하루를 보낼 수 있을 것이다.

건강한 수면을 위한 규칙

모든 사람이 숙면할 수 있는 것은 아니다. 숙면을 위해 과정 S와 과정 C를 인식하며 잘 따르는 것은 중요하다. 하지만 그 밖에도 중요한 부분은 바로 건강한 수면 습관을 지키는 것이다. 이는 단지 이불이나 잠옷을 깨끗하게 세탁하라는 말이 아니다. 다가올 잠을 대비하여 우리 몸과 뇌를 완벽한 상태로 만들기 위해 지켜야 할 '규칙'들이 몇 가지 있다. 예를 들어서, 우리 몸과 마음을 이완시켜 줄 무언가로 하루를 마무리하는 게 중요하다. 자기 전 SNS는 될 수 있으면 피하자. 이는 우리 뇌를 활성한다. 이와 반대로 텔레비전 시청은 긴장을 풀어 주는 효과가 있어 잠이 더 빨리 들 수 있도록 도와준다. 적어도 〈클리프 행어〉처럼 긴장감이 넘치는 영화를 보지 않는다면 말이다. 잠들기 몇 시간 전부터 마무리 일과를 정해 놓고 실행하는 습관을 들이면 좋다. 가능하면 규칙적인 취침 시간을 가지라는 뜻이기도 하다. 쉽게 잠들기 위해서 할 수 있는 일들은 더 있다. 잠자기 전 적어도 2~3시간 전에는 음식을 먹지 말자. 하지만 허기진 상태로 잠자리에 드는 것도 좋지 않다. 배가 고프다면 가벼운 간식을 먹자. 오후 6시 이후에는 커피나 차 등 카페인이 들어간 음료는 피하는 편이 좋다. 어떤 사람들은 카페인에 너무 민감해서 오후에 마신 커피 한 잔만으로도 각성 상태가 된다. 자기 전에는 니코틴이나 약물, 알코올도 피하자. 잠에 쉽게 들 수는 있겠지만 불안정한 잠을 잘 확률이 높다. 발을 따뜻하게 하는 것도 아주 중요하다. 발이 차가우면 잠들기 어렵기 때문이다. 자기 전 20분 동안은 발을 따뜻하게 하면 좋다. 또 침실은 깨끗한 상태로 유지하자. 침대는 잠을 자거나 성관계를 가질 때만 사용하고 텔레비전을 보거나 노트북을 사용하는 등의 활동은 되도록 다른 공간에서 하자. 우리 몸이 침대는 쉬거나 잠을 자는 곳이라고 인식하게 하면 좋다. 침대에 누워 걱정에 잠기면 마음이 불안정해져서 잠에 들기 어렵다. 그러니 당연히 그런 생각은 피하고 마음을 안정시킬 만한 활동(독서, 음악 감상, 운동 등)을 하는 게 좋다. 정말로 잠을 자는 게 어렵거나, 아니면 밤중에 깼는데 쉽게 다시 잠들기 어려운가? 그렇다면 일어나서 30분 동안 긴장이 풀릴 만한 일을 찾아서 해 보자. 어둠 속에서 아늑하고 따뜻하게 보낸 후 다시 잠자리로 돌아가는 것이다.

'규칙'이 너무 많아 보일지도 모른다. 밤잠을 잘 자는 데 너무 집중한 나머지 종일 그것에만 매몰되는 것도 유익하지 않다. 잠에 대해 생각해서 자는 것보다는 자연스럽게 잠이 와서 자는 것, 또 (깬 상태로)침대에 너무 오랫동안 누워 있지 않는 것이 할 수 있는 최선의 조언이고, 나머지 규칙들은 습관으로 들이는 게 좋다. 밤잠이 조금 짧더라도 크게 문제가 되지는 않지만 만약 그로 인해 일상생활이 어려워진다면 도움을 구하는 게 현명하다. (본인의 판단으로)수면제를 먹는 것은 좋은 해결책이 아니다. 만약 외부적인 요인으로 잠을 자기 어렵다면 그런 악순환을 끊기 위해 수면제를 한정된 상황에서 짧은 기간만 사용해야 한다. 많은 이들이 구하기 쉬운 멜라토닌을 사용한다. 하지만 멜라토닌은 수면 보조제가 아니다. 멜라토닌은 호르몬이고, 잠에 문제가 있다면 생체시계를 조정할 수 있다. 하지만 이는 약이 아니며 수면의 질을 개선해 주지도 않는다.

좋은 잠을 자기 위한 팁

- 아침형 인간인지 저녁형 인간인지 파악하고 그에 따라 잠을 자도록 노력하자. 그것이 본인 최적의 잠 패턴이다. 연휴 기간 등을 이용해서 자신의 자연스러운 수면 주기를 관찰하면 자기가 어떤 유형의 패턴을 가졌는지 알 수 있다.

- 가능하면 낮 동안 다량의 빛을 쬘 수 있도록 노력하자. 예를 들어, 산책거나 창가에 앉거나 혹은 최소한 500럭스의 빛을 눈에 쬐면 된다. 저녁에는 인공조명을 흐릿하게 하자. 자세한 팁은 1부의 '양질의 빛을 얻기 위한 계획!' 상자를 참고하라.

- 만약 아침형 인간인데 생체시계를 좀 더 늦추고 싶은가? 그렇다면 저녁에 (실내에서든 실외든) 더 많은 빛을 쬐도록 노력하자. 그리고 잠이 깨는 아침 시간대에는 빛을 차단하거나 흐릿하게 하자.

- 만약 저녁형 인간인데 생체시계를 좀 더 앞당기고 싶은가? 그렇다면 저녁 시간대에 조명을 흐릿하게 하자. 특히 잠들기 3시간 전에는 독서할 수 있는 빛 정도만 유지하자. 아침에는 (실외의) 빛을 많이 쬐자. 그러니 밖에 나가자. 아니면 (밖이 밝다면) 창문에서 최소한 1미터 내의 공간에 가서 밖을 내다보자. 최소한 30분은 유지하는 것이 좋다.

- 규칙적인 수면-각성 리듬을 유지하여 낮잠을 자지 말자. 특히 오후 4시 이후에는 낮잠을 피하는 게 좋다. 파워냅은 활력을 얻는 데 도움이 되지만 오후 4시 이후에는 역시 이조차도 안 하는 게 좋다.

수면 문제가 너무 심해져서 낮 동안에도 제대로 일상생활을 할 수 없다면 병원을 찾는 게 좋다. 수면장애나 불면증의 원인이 되는 약물 없이 치료를 받아야 성공할 확률이 높다.

AM6:00 - 12:00

식사

잠을 자고 나면 아침이 찾아온다. 대부분은 기상 후 얼마 지나지 않아 시간에 상관없이 배가 고파진다. 아침 식사를 마지못해 억지로 먹는 이들도 있고, 어떤 이들은 너무나도 허기가 져서 푸짐한 아침 식사를 차려 먹기도 한다. 또 아침을 아예 거르거나 학교나 직장에 가기 위해 소량의 아침 식사만 겨우 챙겨 먹는 이도 있다. 정오가 되면 점심시간이다. 배가 고프든 고프지 않든 간에 많은 식당에서 하루의 두 번째 식사가 시작된다. 오후에 간식을 한 번쯤 먹고, 오후 6시가 되면 대개 저녁 식사를 한다. 네덜란드 사람들은 주로 저녁을 풍성하게 먹는 편이다. 이러한 식사 패턴에 의문이 생긴다. 생체시계는 우리의 식사 리듬을 어떻게 생각할까?

우리 몸은 하루 동안 몸속에 들어오는 음식을 각기 다르게 처리한다. 때로는 음식을 빠르게 지방(비축분)으로 저장하고, 때로는 즉시 사용 가능한 에너지로 바꾸기도 한다. 하지만 우리가 느끼는 포만감이나 장의 운동, 심지어는 심리 상태까지 이 모든 것이 우리가 몇 시에 식사하였는지에 달렸다. 음식을 먹고 소화하는 과정은 매우 시간 의존적인데 생체시계가 엄청난 영향을 끼친다. 그러므로 이를 영리하게 활용하면 건강을 유지하는 데 도움이 된다.

에너지 대사의 네 단계

식사는 건강한 삶에 필수다. 건강한 영양 섭취의 정의에 관한 책은 이 세상에 수천 권, 수만 권이 나와 있다. 다이어트식, 자연식물식, 간헐적 단식, 스포츠 영양, 채식, 저탄수 식단 등등……. 생각할 수 있는 많은 형태의 식사가 존재하지만 이 모든 이야기에 딱 하나 빠진 요소가 있다. 바로 식사하는 시간이다. 시간은 건강에 매우 큰 영향을 끼친다. 식사를 구성하는 영양분, 식사의 양, 식사의 빈도수 중 제일 중요한 요소가 무엇인지 우열을 가리고자 하는 것은 아니다. 하지만 가능한 건강한 삶을 지향한다면 식사 시간을 간과해서는 안 된다. 우리가 밥을 먹는 이유는 물론 음식에 담긴 에너지를 써서 우리 몸이 활동하고, 장기들이 제대로 작동하며, 일을 제대로 수행하기 위해서다. 음식을 우리 몸이 처리하는 과정을 신진대사 또는 에너지대사라고 한다. 당과 지방을 처리하여 사용 가능한 에너지로 바꾸는 것 역시 이 대사 과정의 일부다. 제대로 기능하는 대사 과정은 우리 몸의 에너지 균형을 위해서 필수적이다. 다시 말하면 건강한 삶을 위해 매우 중요하다. 에너지 균형을 조절하는 과정은 우리 몸속에서 여러 단계를 거친다.

가장 낮은 단계의 대사는 세포 속에서 이루어지며 에너지대사의 기초를 형성한다. 음식을 사용 가능한 에너지로 바꾸는 데는 효소가 중요한 역할을 한다. 세포 속에서 이루어지는 이 화학적 처리 과정을 에너지대사의 첫 단계라고 한다.

에너지대사의 두 번째 단계로 가면, 몸속 간이나 췌장 같은 장기들, 하얀 지방, 갈색 지방, 근육이나 뇌가 중요한 역할을 한다. 이러한 장기들 속에는 특별한 세포들이 있는데 우리가 막 식사를 마친 후(우리 몸에 많은 에너지가 들어오면) 이 세포들이 활성화된다. 활성화된 세포는 특별 임무를 수행하기 시작한다. 예를 들어 '당 센서$_{\text{glucose sensor}}$'가 있는 세포를 살펴보자. 이 세포들은 이제 막 다량의 당이 몸속에 들어왔다는 사실을 감지하고 이에 반응한다. 이 세포들이 당이 들어왔다는 신호를 보내면 신호물질을 전달받은 다른 장기나 세포들은 당을 정확하게 처리한다. 각각의 장기들 속에 있는 이런 특별한 세포들은 장기들이 제대로 기능하는 데 중요하다. 더 나아가 신진대사가 원활하게 돌아가는 데도 큰 역할을 한다.

에너지대사가 원활하게 돌아가기 위해서는 여러 장기가 서로 협력해야 한다. 세 번째 단계인 장기들 사이의 협력은 장기들이 신호 물질을 서로 전달하면서 이루어진다. 식사가 몸에 들어오는 즉시 인슐린을 분비해 내는 기관인 췌장을 예시로 들어 보자. 혈관을 통해 몸에 퍼진 인슐린 호르몬은 몸속의 다양한 세포조직들이 당을 흡수하고 에너지대사로 이를 사용할 수 있도록 돕는다. 만약 췌장과 다른 세포조직들이 서로 신호를 주고받지 못한다면 이 과정은 원활하게 돌아가지 못하고 당은 그대로 혈관 속에 남을 것이다. 계속 핏속에 남아 맴도는 당(과 지방분)은 심장이나 혈관, 뇌세포 등 여러 기관에 해를 끼칠 수 있다. 혈당이 쌓이면 동맥이 뻣뻣해져서 심장마비 등의 위험성이 증가하고, 뇌세포의 경우 높은 혈당이 일종의 당 독소로 작용하여 고장 나게 된다. 이는 당뇨에서 흔히 보이는 과정이다. 특히 제2형 당뇨병은 췌장과 세포조직들이 서로 제대로 협력하지 못해서 발생한다. 그러므로 장기들이 서로 좋은 협력 관계를 맺는 것은 신진대사를 원활하게 진행하는 데 매우 중요하다.

    이런 식으로 에너지 대사는 세포부터 장기, 그리고 여러 장기간의 시스템적인 단계 등 여러 단계로 진행된다. 네 번째 단계는 이 모든 것들을 높은 곳에서 지휘하는 지휘자, 바로 뇌에서 이루어진다. 그리고 네 가지 단계의 신진대사를 원활하게 유지하는 데 필요한 것이 바로 생체시계다.

뇌가 느끼는 배고픔

에너지대사 과정에서 뇌가 맡은 역할을 이해하기 위해 다시 시상하부로 돌아가 보자. 뇌 속 깊은 곳에 자리를 잡은 시상하부는 시교차상핵을 포함하여 온갖 종류의 세포들을 담고 있으며, 호르몬 분비나 체온조절, 먹고 마시는 행동부터 에너지 균형에 이르기까지 필수적인 몸의 여러 과정을 제어한다. 우리 뇌는 에너지 대사 과정에 상당히 개입하는 편이다. 왜냐하면 뇌 자체는 엄청난 에너지를 사용하지만 정작 에너지를 뇌에 저장할 수 없기 때문이다. 우리 핏속에 당의 형태로 에너지가 너무 많이 있다면 우리 뇌세포에 바로 해를 가할 것이다. 반대로 너무 적으면 뇌는 한 방울의 에너지라도 짜내려고 근육 같은 다른 세포들을 분해하기 시작한다. 다시 말해서 완벽한 에너지 균형은 뇌에 에너지를 안정적으로 공급하는 데 중요하다. 그렇기에 뇌는 이런 상황을 계속해서 감시하며 개입한다.

에너지 균형에 변화가 생기면 그 즉시 시상하부로부터 다양한 과정들이 개시된다. 에너지를 아끼고, 음식을 찾아 나서거나 에너지를 저장하고 태운다. 에너지 균형을 회복시키기 위해 시상하부는 호르몬, 음식 섭취, 그리고 자율신경계라는 세 가지 채널을 제어한다. 자율신경계는 뇌와 모든 장기를 연결하는 신경망으로, 체온이나 호흡, 심장박동 등 무의식적인 신체 기능을 제어한다. 그리고 무엇보다도 시교차상핵 역시 영향력을 발휘하고 있다.

시상하부의 다른 신경핵들과 말 그대로 불과 몇 밀리미터 떨어져 있는 시교차상핵은 신진대사를 제어하는 데 중요한 역할을 한다. 뇌의 다른 영역들과 시교차상핵 사이에는 직접적인 연결망이 있어 시교차상핵은 이를 통해 신경전달물질 같은 신호 물질을 주고받으면서 몸속 에너지 상황을 지속적으로 인지한다.

다가올 몸의 변화에 미리 대비하느라 바쁜 시교차상핵은 시상하부의 다른 신경핵들에 명령을 내리기도 한다. 신진대사 과정에 뭔가 필요한 것이 생길 때 역시 마찬가지다. 그러다 보면 시교차상핵과 시상하부의 다른 신경핵들끼리 나누는 소통에 리듬이 생기고, 해당 신경핵이 수행하는 일에도 리듬이 생긴다. 자율신경계의 일주기 리듬은 체온, 혈압, 심장박동 등의 리듬으로 이어진다. 시교차상핵의 제어를 받는 호르몬 분비 또한 리듬이 있다. 코르티솔, 인슐린 분비나 글루코스 생성 과정 등은 모두 시교차상핵을 중심으로 뇌에서 일주기 리듬을 통해 조절된다. 그렇게 되면 우리가 먹는 행동에도 리듬이 생기고, 하루 중 특정한 시간대에 달거나 짠 음식이 당기게 되는 것이다.

장기 안의 말초시계

시교차상핵 외에도 신진대사는 몸속 장기의 말초시계들의 영향을 받는다. 말초시계들은 장기의 리듬을 형성하고, 그에 따라 음식을 얼마나 빠르고 효과적으로 처리할지를 결정한다. 말초시계들이 이런 역할을 할 수 있는 것은 시계 유전자 덕분인데, 그로 인해 장기 세포들의 과정에 영향을 미친다. 이런 방식으로 말초시계는 생체시계의 궁극적인 기능, 즉 앞으로 다가올 일에 대비하는 일에 기여하게 된다. 몸은 앞으로 들어올 음식을 대비하여 효율적으로 음식을 처리하기 위한 준비를 한다. 그러므로 간시계 같은 일부 말초시계들은 자기 자신의 리듬을 식사 시간과 맞춘다. 다시 말해서 이 시계들은 식사가 자이트게버다. 심지어 한밤중처럼 비정상적인 시간대에 식사를 한다 해도 말이다. 몸속에 갑자기 뜬금없이 음식이 들어오면 일부 장기들(위, 장, 간 등)은 잠시 혼란에 빠진다. 아직 음식을 받을 준비가 안 된 상태에서 갑자기 음식이 들어오기 때문이다. 이 장기들은 가능한 한 최선을 다해 음식을 처리하기 시작한다. 하지만 낮 시간대에 했던 것처럼 세밀하지는 못하다. 늦은 밤에 식사를 아주 규칙적으로 하면 일부 말초시계들은 새로운 식사 시간대에 자신들을 맞추고, 그에 따라 장기들이 음식을 대비하고 잘 처리할 수 있도록 돕는다.

이런 식으로 부자연스러운 시간대에 규칙적으로 식사를 하면 간시계는 이를 받아들여 리듬을 조정한다. 중요한 간 기능 대사의 리듬도 이에 맞춰진다. 하지만 시교차상핵의 리듬은 바뀌지 않고(낮-밤의 빛과 어둠 주기가 바뀌지 않는 한) 근육의 생체시계 역시 거의 바뀌지 않는다. 그 결과 몸속 다양한 장기들이 서로 다른 리듬을 가지게 되는데, 이를 비동기화라고 한다. 이렇게 되면 장기들 사이의 원활한 협력이 어려워진다. 협력의 관점에서 보자. 간이 한밤중에 당을 만들어 내면 근육은 피를 통해 이를 흡수해야 한다. 하지만 근육은 근육의 생체시계 리듬에 따라 지금 '수면'을 취하는 중이다. 그렇게 되면 혈당은 높아진 채로 남아 있고, 당을 처리하기 위해서는 인슐린이 더 많이 필요하다. 혈당과 인슐린이 오르면 제2형 당뇨로 이어지기 쉽고 심혈관 질환을 유발할 가능성이 커진다. 지방대사에서도 유사한 불협화음이 발생할 수 있는데 이로 인해 지방 조직이 점점 쌓이게 된다. 그러므로 생체시계들 사이의 비동기화는 건강에 문제를 발생시킨다. 특히 이런 일이 자주 발생할수록 그 위험성은 커진다. 이는 밤샘 근무를 하는 사람들에게 많이 일어나는 문제인데, 이 점은 3부에서 자세히 다루겠다.

하루 동안의 호르몬 리듬

장기들 사이의 원활한 소통과 협력을 위해 우리 몸은 호르몬을 사용한다. 호르몬은 뇌와 기관의 사이, 혹은 기관들의 사이를 흐르는 혈류를 타고 이동하는 신호물질이다. 호르몬은 우리의 자율신경계보다 더 느리게 작용하지만, 몸의 각 부분이 소통하는 상대적으로 빠른 방법이다. 호르몬의 종류는 무척 다양하며 성장이나 재생 등 여러 중요한 역할을 한다. 그중에는 에너지대사에 직접적인 영향을 끼치는 호르몬도 다수 있다.

인슐린부터 시작해 보자. 췌장 속 특정 세포들, 베타세포들은 식사를 마친 후 핏속에 (너무) 많은 당이 생기면 인슐린을 분비한다. 인슐린은 근육과 지방, 간세포 등으로 가서 당이 흡수되는 것을 돕는다. 근육과 지방, 간세포는 혈관 속에 있던 당을 가져가서 일하는 데 쓰거나 글리코겐으로 바꾸기도 한다. 우리 몸은 당의 안전한 형태인 글리코겐을 에너지가 필요할 때 쓰기 위해 몸속에 저장해 놓는다. 그리고 식사를 오랫동안 하지 않으면 우리 몸은 글리코겐을 꺼내서 쓴다. 인슐린과 반대 역할을 하는 호르몬인 글루카곤은 글리코겐을 다시 당으로 바꿔서 세포가 활동할 때 쓸 수 있도록 해 준다. 글루카곤 역시 췌장에서 분비되는데, 췌장의 알파세포에서 분비된다. 글루카곤과 인슐린의 도움으로 우리 몸은 혈당을 안정적으로 조절할 수 있다.

몸속에 당이 있거나 없는 상태에 반응하는 글루카곤과 인슐린 분비에는 식사가 가장 큰 영향을 미친다. 하지만 그 외에도 빼놓을 수 없는 요소가 있다. 바로 호르몬 분비에 일주기 리듬이 영향을 미친다는 사실이다. 실험실 동물들을 관찰한 결과, 글루카곤, 인슐린, 코르티코스테론(인간의 호르몬인 코르티솔과 비슷한 설치류의 호르몬)이 시교차상핵의 영향을 받아 일주기 리듬으로 분비된다는 사실을 발견할 수 있었다. 인간에게도 역시 같은 현상이 나타나는지 보기 위해 실험을 진행하였는데, 정확한 결과를 도출하기 위해서 실험에 참여한 이들을 '일정한 루틴 프로토콜Constant Routine Protocol' 아래에서 생활하게 하였다. 이런 방식의 실험은 참가자들을 24시간 동안 항상 같은 조건에서 지내도록 해야 한다. 가능하면 조명이나 실온 등을 안정적으로 유지하고 모든 이에게 동일한 음식을 제공한다. 실험에 참여한 사람들은 24시간 이상, 때로는 40시간까지 잠을 자지 않고 반쯤 앉은 자세로 깨어 있었다. 일부 실험에서는 연구에서 의도하는 바에 따라 잠을 자거나 움직일 수 있었다. 그리고 설문지를 통한 조사뿐 아니라 혈액이나 침 표본 등 가능한 모든 것들을 관찰하고 측정했다. 연구진은 이런 방식으로 환경에 영향을 받지 않은 몸속 리듬을 관찰했다.

  인간의 경우, 인슐린과 코르티솔, 혈당에 일주기 리듬이 나타난다. 예를 들어 매일 아침 잠에서 깨어 일어나기 직전 우리 몸에서는 코르티솔과 혈당이 상승한다. 아직 아침 식사를 하기 전이지만 생체시계의 영향으로 이런 일이 발생하는 것이다. 코르티솔은 호흡과 혈압처럼 우리 몸이 깨어나 활동할 때 필요한 요소들을 조절하고, 혈당은 근육이 움직이는 데 필요하다. 이 둘이 작용하여 우리가 아침에 잠에서 깨어나 일어나도 기절하지 않을 수 있다. 그러므로 호르몬 분비에는 일주기 리듬이 매우 중요하다. 호르몬 분비는 단지 식사 직후에만 이루어지는 게 아니기 때문이다. 시교차상핵의 역할을 통해 우리는 우리가 효율적으로 움직이고 생활할 수 있도록 돕는 생체시계의 또 다른 영리한 측면을 엿볼 수 있다.

그리고 한 단계 더 나아가서 호르몬 리듬 외에도 에너지대사를 위한 장기들 사이의 협력 또한 리듬이 나타난다. 앞서 말한 대로 췌장은 당이 들어오면 이에 반응하여 당을 저장할 수 있는 형태로 바꾸기 위해서 인슐린을 분비한다. 이는 우리가 식사를 시작하고 몇 분 만에 매우 빠른 속도로 진행되는데, 당이 몸에 들어오면 췌장은 재빨리 인슐린을 생성한다. 그러고 나면 근육과 지방 조직, 간이 당을 흡수하고 혈당은 안정화되어 우리 몸에 해롭지 않은 수치로 떨어진다. 췌장이 인슐린을 분비하는 속도와 근육과 지방 조직이 인슐린과 당을 흡수하는 속도는 혈당 수치가 정상으로 얼마나 빨리 돌아가는지를 결정하는 중요한 역할을 한다. 이 과정을 '당 내성 glucose tolerance' [당 내성은 '혈당 처리 능력'을 뜻한다. 즉, 당 내성이 낮다는 것은 곧 혈당이 잘 조절되지 않는 상태이며 흔히 인슐린 저항성과 연결된다—옮긴이]이라고 한다. '당 불내성 glucose intolerance'으로 고통을 겪고 있는 제2형 당뇨 환자들은 당 분해 기능이 떨어지는 편이다. 그렇게 되면 혈당이 오랫동안 높은 상태로 유지되어 심지어는 혈당 안정화를 위해 환자가 하루에 여러 차례 인슐린 주사를 맞아야 할 수도 있다. 건강한 사람의 당 내성에는 낮과 밤의 리듬이 있다. 우리 몸은 아침에 들어오는 음식과 저녁에 들어오는 음식에 각각 다르게 반응한다. 이러한 당 내성 리듬은 근본적으로 서로 다른 여러 가지 리듬들에 의해 형성된다.

첫째로, 우리 몸의 근육 리듬이 중요한 역할을 한다. 사실상 우리 몸에서 차지하는 부분이 가장 큰 기관인 근육은 음식을 먹고 혈액에 들어오는 당의 80퍼센트를 흡수한다. 근육은 식사 후에 췌장에서 생성되는 인슐린에 반응한다. 그러고 나서 당을 운반하는 단백질들과 협력하여 당을 처리한다. 이러한 특별한 단백질 역시 일주기 리듬을 따른다. 동물 연구를 보면, 근육 세포 속 이러한 단백질의 수는 온종일 똑같지 않았고 (근육의) 시계 유전자의 직접적인 영향을 받고 있었다. 그러니까 당을 흡수하는 일을 시간대에 따라 다르게 해내는 것이다.

근육 조직의 리듬 말고도 췌장의 리듬 역시 매우 중요하다. 몸속에 다량의 당이 들어왔을 때 인슐린을 생성하는 췌장의 베타세포의 반응 또한 하루 동안 늘 일정하지 않다. 베타세포의 반응 속도는 아침보다 저녁에 느리다. 또한, 장 활동에도 리듬이 있으며 음식으로부터 얼마나 많은 당을 흡수할지를 결정하는 장내세균총 역시 리듬을 띤다. 근육 이외에도 간과 지방 조직 역시 혈액으로부터 많은 당을 흡수하는데, 이들 역시 하루 내내 당에 반응하는 속도가 균일하지 않다.

지방 조직의 활동은 저녁에 최고조에 달해 저녁 시간대에 지방을 더 많이 저장하고, 근육 조직의 활동은 아침에 최고조에 달해 아침에 (사용 가능한)당을 더 많이 처리한다. 왜 이러한 주기가 생기는지는 아직도 의문인데, 많은 이들이 아마 진화의 목적에서 그 이유를 찾을 수 있으리라고 짐작한다. 우리 몸속 각기 다른 리듬들은 앞으로 다가올 일을 준비하고 생리적인 문제들을 효율적으로 처리하는 데 매우 유용하다. 우리는 평균적으로 하루에 세 번 식사를 하는데, 우리 몸은 음식을 가능한 한 효율적으로 사용하고 싶어 한다. 아침으로 얻은 에너지는 주로 남은 아침 시간 내내 활동하기 위해 사용된다. 이 말은 우리 몸속에 들어온 당이 몸을 움직이거나 생각하는 일처럼 주로 에너지를 소비하는 활동에 즉시 쓰일 수 있어야 한다는 뜻이다. 그러니 근육이 아침 시간대에 당을 많이 흡수하면 유용할 것이다. 저녁 식사 후에 우리는 보통 활동을 하기보다 휴식을 취한다. 과거에는 사람들이 해가 지고 뜨는 시간에 맞춰서 활동했으며, 저녁이 되면 더는 활동을 하지 않았다. 저녁 식사로 들어온 양분은 효율성 있게 바로 쓸 수 있는 에너지 형태로 바꿀 필요가 없었다. 차라리 기나긴 밤 동안 쓸 수 있도록 지방 형태로 저장되는 편이 나았다. 현대 사회에서는 24시간 내내 언제든 음식이 넘쳐나고, 우리는 때로 밤에도 식사한다. 이런 진화적 관점에서의 시스템이 현대 사회를 사는 우리에게는 짐이 되어 버렸다. 늦은 시간대에 너무 많은 열량을 섭취하면 고혈당이 되고 지방으로 쌓여 건강을 해친다. 그러므로 우리 몸의 신진대사 건강을 위해서는 하루 동안의 호르몬 리듬, 특히 당 내성 리듬에 이상이 생기지 않았는지 잘 살필 필요가 있다.

야식에 대한 갈망

우리 몸에는 들어온 음식을 처리하고 에너지대사를 조절하는 일에 개입하는 일련의 리듬들이 있다. 심지어는 배고픔을 감지하는 일에도 리듬이 있다. 실험에 참여한 이들에게 24시간에 걸쳐 같은 식사를 여러 차례 제공하였는데, 이들은 저녁에 더 많이 먹었다. 지금이 아침인지, 오후인지, 저녁인지 모르는 채로 식사하였는데도 참가자들의 생체시계는(실험하는 동안 생체시계도 측정하였다) 생체시계상 저녁 시간대에 더 강한 배고픔 신호를 냈다. 이는 많은 나라에서 상대적으로 저녁 시간대에 식사량이 더 많은 것과 무관하지 않으며, 간혹 늦은 밤에 당기는 식욕의 원인일 수도 있다. 진화론의 측면에서 보면 저녁에 식사를 많이 하는 쪽이 더 유용했을 것이다. 왜냐하면 저녁 식사 후에는 상대적으로 매우 긴 금식의 시간, 즉 밤이 오기 때문이다. 우리는 배고픔의 신호를 강하게 느끼며 가능하면 더 많이 먹어서 밤을 나기 위한 충분한 에너지를 얻는다. 이와 더불어 저녁 시간대의 낮은 당 내성과 합쳐져서 저녁에는 들어오는 음식은 지방으로 변환되며, 필요한 열량을 충분히 몸에 비축할 수 있게 된다. 이런 방식은 생존하는 데 아주 유용했을 것이다. 하지만 오늘날 우리는 배고픔을 걱정할 필요는커녕 오히려 영양 과잉을 걱정하는 사회에 산다. 그러니까 이런 메커니즘은 더는 유용하지 않다! 그러니 아직도 이 리듬에 맞춰서 저녁에 배고픔 신호를 충족시킬 만큼 많이 먹거나 혹은 입맛이 당기는 대로 먹는 사람들은 살이 찌거나 신진대사에 문제가 생길 가능성이 매우 커진다.

그러므로 현대 사회에서는 당 내성 리듬과 배고픔 리듬의 결합은 더 이상 필요하지 않다. 오히려 심각한 건강 문제로 이어질 수 있으니 이런 점에 주의를 기울이는 편이 현명하다. 열량이라고 다 같은 열량이 아니다. 우리가 무엇을 언제 먹는지가 더욱 중요하다. 인간의 먹는 행위와 이에 큰 역할을 하는 우리 뇌의 보상 시스템을 이해하는 것은 그 자체로 과학이다. 물론, 이를 결정하는 것이 생체시계뿐만은 아니다. 하지만 리듬이 존재하고 생체시계가 그 역할을 하고 있음을 아는 것은 가짜 식욕, 비만 등의 문제를 해결하기 위해 매우 중요하다.

장내미생물군의 24시간 리듬

세포, 장기, 뇌 속에는 리듬들이 있다. 또한 세포와 세포 사이, 장기와 장기 사이, 장기와 뇌 사이에는 협력이 존재하며, 생체시계는 어디에든 있다. 그 외에 생체시계가 존재하는 기관은 뭐가 있을까? 우리의 신진대사에 중요한 역할을 하는 또 다른 기관은 바로 장이다. 장은 매우 특별한데, 왜냐하면 장에는 두 개의 시계가 있기 때문이다. 하나는 장세포 내부의 시계, 즉 시계 유전자다. 편의상 우리 몸속 다양한 장 부위의 다양한 시계들을 하나로 묶어서 하나의 장시계라고 부르겠다. 장시계는 장을 비우는 것과 같은 장의 운동 능력뿐 아니라 영양분을 흡수하는 등의 장 세포의 기능에도 영향을 끼친다. 장이 영양분을 흡수하면 우리는 음식을 몸의 나머지 부분들을 위한 에너지로 사용하게 된다.

장의 두 번째 시계는 바로 100억 개의 작은 장내유기체세포들, 즉 미생물군이다. 1.5킬로그램에 달하는 이 유기체들은 바이러스, 균류, 효모 등과 함께 주로 박테리아로 이루어져 있다. 이 미생물들은 우리 건강에 매우 중요할 뿐 아니라 우리 장내 환경을 건강하게 유지해 준다. 이들은 음식물 소화를 비롯해 장의 수많은 기능을 돕고 우리 몸의 면역 체계에도 큰 역할을 한다. 이 세상의 다른 많은 유기체처럼 장내미생물군 또한 생체시계를 지녔는데, 이를 장내미생물군시계라고 한다.

장내미생물군의 기능과 구성 둘 다 24시간 주기를 보인다. 낮에 주로 활성화되는 미생물들은 주로 음식물 소화에 도움을 주고, 밤에 활성화되는 미생물들은 음식물 소화 과정에서 발생하는 해로운 물질들을 분해하는 등 여러 다른 기능들에 도움을 준다. 미생물군의 주기는 호르몬과 비타민 같은 신호물질을 분비해서 장이 간이나 뇌를 비롯한 다른 기관들과 소통할 수 있도록 한다. 기능의 협력이라는 측면에서 필수적인 이런 물질들은 기관과 기관 사이의 긴밀한 협력을 돕는다. 또한, 밤낮으로 된 음식물 소화 주기에 완벽히 들어맞아서 낮에는 음식물을 선호하지만, 밤에는 그렇지 않다.

장시계와 장내미생물군시계에 영향을 끼치는 요소들은 여러 가지다. 하지만 이 두 시계를 가장 두드러지고 분명하게 지배하는 요소는 영양분이다. 우리가 먹는 음식의 종류와 우리가 식사하는 시간 모두 두 시계의 자이트게버들이다. 지방이 많은 식사를 하면 장내미생물군시계의 리듬이 깨지거나 리듬이 현저하게 줄어든다. 왜 그런 결과가 발생하는지에 대한 원인은 분명하지 않다. 하지만 지방을 많이 섭취하면 장내미생물의 기능에 좋지 않고 이는 건강 문제로 직결된다는 사실은 확실하다.

생체시계가 교란되면 장내미생물시계도 교란된다. 우리 몸 속의 다양한 시계들, 특히 장의 시계들은 서로 긴밀히 소통한다. 여기에는 매우 합리적인 이유가 있는데, 시계들은 서로의 주기를 맞춰 최적의 협력을 도모하기 때문이다. 장내미생물군시계가 교란되면 다양한 장의 기능들이 떨어지게 될 뿐만 아니라, 간 기능까지 떨어지는 결과를 낳는다. 밤낮이 바뀌면 장 기능이 떨어지는 경험을 다들 한 번쯤은 해봤을 것이다. 주기적으로 밤샘 근무를 하거나 시차적응증으로 심한 피로를 겪고 있다면 장(시계)이 심하게 꼬이는 식이다. 배속이 더부룩해지거나 변비나 설사로 자주 화장실에 들락날락하게 될 것이다. 정상적인 생활 속에서는 밤에 자는 동안 변을 볼 일이 자주 없지만, 시차적응증을 겪고 있다면 그렇게 될 수도 있다. 이는 장시계와 장내미생물군시계가 아직 새로운 수면-각성 리듬과 동기화되지 않았기 때문이다. 장시계를 연구하는 학문은 급속도로 커지고 있으며, 장시계가 건강에 미치는 중요한 역할을 계속 배우게 될 것이다.

체중을 감량하는 식사 시간

식사하는 시간대가 진짜로 중요할까? 그렇다! 전 세계적으로 '비만 팬데믹'이 퍼져 가는 가운데, 비만 인구가 심각하게 급증하고 있다. '살을 빼는 최상의 방법은 무엇일까'를 주제로 한 연구도 많이 진행 중이다. 이에 관한 초기 연구들은 살을 빼는 동안 섭취하는 열량을 하루의 시간대에 따라 각기 다르게 하는 방식에 중

점을 두었다. 이는 (잠을 자는 시간대 같은) 부자연스러운 시간대에 식사한 쥐나 박쥐들이 빠르게 살이 찌거나 몸에 지방이 더 많이 붙는다는 초기 동물 연구 결과에 기인한 방식이다. 만약 자연스러운 시간대에 가능한 한 많이 먹는다면, 반대 효과도 보게 될 거라는 생각에서였다. 그리고 스페인에서 이루어진 초기 연구들을 보면 그 성과가 확실하게 드러났다. 점심 식사를 언제 하는지가 성공적인 체중 감량 여부에 큰 영향을 끼쳤다. 스페인에서는 점심에 식사량이 가장 많은데, 이 연구에서는 오후 3시 전후에 점심을 먹었다. 늦은 점심을 먹는 사람들은 일찍 점심을 먹는 사람들에 비해 살이 빠질 확률이 낮았다. 이는 다른 무엇보다도 당을 저장하는 근육의 민감도가 확연하게 줄어들어서고, 열량을 지방으로 변환시키려는 경향성도 커졌기 때문이다. 실험에 참여한 이들은 하루 동안 같은 열량의 음식을 먹고 같은 열량의 에너지를 사용하였다. 이는 식사 시간대가 우리 몸의 신진대사에 중요하다는 점을 시사하는 초기 연구 중 하나로, 2013년에 이루어졌다.

  그 후 시간이 지나면서 아침, 점심, 저녁 식사 시간이 신진대사에 미치는 교란과 그 상관관계에 관한 연구가 활발히 진행되었다. 즉, 점심 식사를 늦게 하면 할수록 몸무게는 상대적으로 덜 빠진다. 그리고 이는 (부분적으로는) 장내미생물 다양성이 감소하기 때문일 뿐 아니라, 장내미생물군의 리듬이 교란을 받기 때문이다. 이런 부분들을 연구한 실험실에서의 동물 연구를 통해 더 건강한 시간대에 식사하면 다시 회복될 수 있다는 점이 밝혀졌다. 인간 또한 마찬가지다.

저녁 식사량을 줄여야 하는 이유

점심 식사 시간대를 바꾸어 진행한 초기 연구들 이후, 아침이나 저녁 식사량을 늘리는 것의 중요성이 더 강조되기 시작했다. 네덜란드에서는 보통 저녁 식사량이 가장 많다. 그런데 과연 이것이 바람직한 식습관일까? 섭취 열량이 저녁에 집중되면 당 내성이 더 감소하는 경향이 있는 것으로 보인다. 인슐린 민감성 역시 감소해서 우리 몸에 들어오는 열량이 지방으로 바뀔 가능성이 더욱 커진다. 이는 혈당 수치가 증가하는 원인이 되며, 그렇게 되면 앞에서 말했다시피 심혈관과 뇌에 피해를 일으키거나 지방으로 저장될 가능성이 커진다. 저녁 식사량이 많으면 열량을 연소하는 과정이 좀 더 느려지고 더 나아가 코르티솔의 리듬이 심각하게 바뀌게 된다. 따라서 저녁 식사량이 많을수록 체내에 지방이 더 많이 축적될 수 있다.

저녁 식사량이 많으면 렙틴이 줄어든다. 렙틴은 배고픈 느낌을 억제하는 호르몬이다. 그러니까 궁극적으로는 포만감이 줄어들어서 더 많은 식사를 하게 된다. 지방세포를 분해하거나 생성하는 유전자들조차 저녁 식사량이 많으면 바뀔 수 있다. 그렇게 되면 우리 몸은 더 많은 지방세포를 만들어 낼 것이다. 좀 더 극단적인 예가 바로 야식이다. 저녁 식사가 끝나고 밤이 시작되는 시점은 개인마다 다르지만 야간 근무자들은 근무 시간인 밤에 식사를 하기도 한다. 앞에서 언급한 연구 결과들을 고려하면 야간 근무를 하는 사람일수록 대사증후군이나 비만, 제2형 당뇨 등을 앓을 확률이 높다는 사실은 그다지 놀랍지 않다. 게다가 야간 근무를 실험실에서 시뮬레이션한 결과, 야간 근무는 불안이나 우울증 증가와도 연관이 있다고 나타났다. 이는 장내미생물군과 기분장애 사이에 직접적인 연관이 있음을 시사한다.

그러므로 저녁은 너무 늦거나 과하게 먹지 않는 편이 좋다. 하지만 너무 소식하는 것도 좋지 않다. 배가 금방 고파져 허기질 때 고열량 간식이나 야식을 먹게 되어 수면에 방해가 될 수 있기 때문이다. 수면을 망치면 몸에서 더 많은 열량을 요구하게 되고, 그러다 보면 다음 날도 건강에 나쁜 음식을 먹게 될 확률이 커진다. 그렇게 악순환의 고리가 이어진다.

아침 식사를 하면 적게 먹는다

야식을 먹거나, 늦은 저녁을 먹거나, 심지어는 늦은 점심을 먹는 것도 몸에 더 많은 지방을 쌓이게 만든다. 하지만 아침 식사는 어떨까? 하루 중 가장 중요한 식사가 아침 식사가 아닐까? 물론 중요도를 따지기란 매우 어려운 일이다. 하지만 아침 식사를 거르면 어떤 결과를 낳는지 보여 주는 많은 연구 결과가 있다. 췌장은 아침 식사로 들어오는 당에 가장 빠르게 반응한다는 것을 우리는 안다. 또한 인슐린에 대한 근육의 민감도는 아침이 제일 높아서 당을 빠르게 처리한다는 사실도 안다.

이것은 식사가 빠르게 사용 가능한 에너지로 전환되기에 좋은 조건이다. 즉, 든든한 아침 식사를 하기에 적합한 조건이다. 하지만 반드시 아침을 먹어야 할까? 우리가 잠에서 깨기도 전에 간은 이미 스스로 당을 생성하여 근육을 비롯한 장기에 에너지를 공급한다. 그렇다면 아침을 굳이 먹지 않아도 괜찮지 않을까?

얼마나 많은 사람이 아침을 거르는지를 살펴보면, 가끔 거르는 것인지 아니면 규칙적으로 거르는지에 따라 그 수치는 다르게 나타난다. 시간을 내기가 어려워서, 아침에 입맛이 없어서, 아니면 간헐적 단식 중이어서 등 아침은 거르는 이유도 여러 가지다.

아침을 거르는 것에 대한 과학적 결론은 아직 명확하지 않다. 진화론적 관점에서 보면 아침에 많은 양의 식사를 하는 것은 자연스럽지 않다. 과거 인류는 사냥이나 채집을 통해 식량을 구해야 했으므로 아침부터 충분한 음식을 확보하기 어려웠을 가능성이 크다. 따라서 우리 몸이 아침보다 저녁에 더 강력한 배고픔 신호를 보내는 것은 어쩌면 이러한 진화적 환경을 반영한 결과일지도 모른다. 그리고 저녁에는 몸에 지방을 더 많이 쌓고 아침에는 에너지를 더 많이 소모하는 우리 몸의 신진대사 역시 마찬가지로 아침에 눈을 뜨자마자 산처럼 쌓인 음식이 필요하지 않다. 하지만 이제 우리는 그때와는 완전히 다른 세상에 살고 매일 아침 식사를 할 기회를 얻는다. 우리 몸속에 여전히 남아 있는 오래된 시스템은 이를 어떻게 처리할까? 아침에 식사를 많이 하거나, 아예 거르면 그 결과는 어떻게 될까?

아침을 거르는 것과 질병 발생 간의 상관관계를 조사한 역학 연구들이 다수 진행되었다. 이러한 연구들을 보면 모든 것이 서로 연결되어 있음을 알 수 있다. 아침을 거르는 사람들은 허리둘레가 늘어나고 비만이 되거나 제2형 당뇨에 걸릴 확률이 높아진다. 또한, 아침을 거르면 사망률과 암 발생 확률도 증가한다. 일부 연구에서는 심혈관 질환 발생률도 증가한다고 밝혀졌으나 이를 확실하게 증명하지 못한 연구도 있다. 아침을 거르는 긍정적인 효과를 아마도 공복 시간이 길어진다는 점일 것이다. 이는 지방 연소를 자극하여 비만 같은 현대병을 개선하는 데 도움이 될 수 있다.

실험 연구에 따르면 아침 식사량이 많으면 아침을 적게 먹는 것보다 온종일 포만감이 높을 확률이 크다고 한다. 실제로도 근거가 있는 말이다. 아침을 적게 먹으면 하루 내내 더 배가 고파서 더 많이 먹게 된다. 아침을 적게 먹으면 배고픔 호르몬인 그렐린이 증가하고 콜레스테롤 수치는 낮아진다. 아침을 거르거나 적게 먹으면 하루의 다른 식사 시간에 그만큼 더 많이 먹게 된다. 그러므로 아침을 먹는 것은 좋은 건강을 유지하는 중요한 요소다. 그러나 아침을 먹고 안 먹고는 때때로 생체시계가 결정하기도 한다.

아침형과 저녁형의 식사

저녁형 인간과 아침형 인간은 선호하는 식사 시간대가 (비자발적으로) 서로 다르다. 저녁형 인간은 아침형 인간과 비교하면 저녁에 더 많이 먹는 것을 선호하고 그만큼 자주 아침을 거른다. 최소한 현상만 놓고 보면 그렇게 보인다. 하지만 다르게 설명하면 이 두 유형은 서로 다른 시간대에 먹는 것이라고 할 수도 있다. 이는 현대 사회에서는 종종 문제를 일으킨다. 왜냐하면 보통 세상은 아침형 인간이 살아가기에 유리하고 학교나 직장은 이른 아침에 시작하는 게 다반사이기 때문이다. 이는 저녁형 인간은 자기가 원하는 때보다 더 일찍 잠에서 깨어나 원하는 시간대보다 더 일찍 식사해야 한다는 말이기도 하다. 신진대사가 원활하게 돌아가기도 전에 식사하게 될 수도 있다. 그러다 보면 대사 기능의 문제를 초래한다.

나이에 따라 생활 스타일도 바뀌기는 하지만 유전자 역시 저녁형 인간을 결정짓는 요인 중 하나다. 우리 DNA 속에는 우리 몸이 야식에 어떻게 반응해야 하는지 영향을 주는 유전자들도 있다. 야식을 먹는 이들이 (신진대사적으로)부정적인 결과를 겪게 되는 것과 관련된 유전자는 멜라토닌의 기능에도 관여한다. 멜라토닌에 대해서는 '수면' 장에서 이미 다루었다. 멜라토닌이 저녁 중 어느 시간대에 상승하는지는 우리가 아침형 인간인지 저녁형 인간인지를 결정하는 중요한 요소다. 이는 우리 몸의 생체시계상 밤의 시작을 알리는 요소이기 때문이다. 하지만 멜라토닌은 신진대사 같은 우리 몸의 다른 기능들에도 영향을 끼친다. 유전자는 멜라토닌과 연결되어 다른 장기 속에서 작용하는 단백질인 멜라토닌 수용체에 대한 코드를 발견한다. 이러한 수용체는 우리 몸의 다양한 기관 속에서 발견되며 멜라토닌이 나타나자마자 수용체도 활성화되기 시작한다. 유전자에는 여러 가지 변형(A형과 B형)이 있는데, 특정 유형(A형이라고 해 보자)의 유전자를 가진 사람은 늦은 저녁 식사에 따른 당 불내성의 위험성이 높다. 하지만 B형 유전자를 가지고 있다면 늦은 저녁 식사가 문제를 일으킬 확률이 낮아진다. 불행하게도 백인 인구 중 49퍼센트는 A형 유전자를 가지고 있다. 그러므로 야식이 건강에 문제를 초래할 확률은 거의 반반이다. 그러니까 유전자는 식사 시간대의 패턴과 식사로 인한 결과 모두에 영향을 끼친다. 미래에는 유전자에 관한 연구가 더 많이 이루어져서 먹는 시간대에 따른 결과가 왜 사람마다 다른지 더 잘 규명하게 될 것이다.

당 대사 과정에 멜라토닌 수용체가 관여한다는 사실을 알게 되면서 근본적인 메커니즘을 더 자세히 들여다볼 수 있게 되었다. 혈관 속의 당에 대응하여 인슐린과 글루카곤을 분비하는 기관인 췌장 속에도 멜라토닌 수용체가 존재한다. 멜라토닌은 당 내성과도 일부 연관이 있다. 저녁 식사 시간과 저녁 취침 시간이 너무 붙어 있으면 이미 저녁 식사 시간부터 멜라토닌 수치가 올라온 상태가 되는데, 그러다 보면 우리 몸의 신진대사는 에너지를 '즉시 사용'하는 쪽이 아니라 '저장하고 보존'하는 쪽에 가까워진다. 이와 더불어 많은 열량까지 섭취하게 되면 당 불내성이 생길 확률이 엄청나게 높아진다. 멜라토닌 수치의 상승 시점은 아침형 인간보다 저녁형 인간이 더 늦으므로, 저녁형 인간은 아침형 인간보다 상대적으로 더 늦은 시간에 저녁을 먹을 수 있다. 원칙적으로는 잠자기 최소한 2시간에서 3시간 전에는 식사를 하면 안 된다. 이미 그 시점부터 멜라토닌은 상승하고 있기 때문이다.

반대의 경우 역시 마찬가지다. 아침이 다가오면 멜라토닌 수치는 다시 떨어지기 시작하고, 그와 동시에 우리는 잠에서 깬다. 이렇게 멜라토닌이 생체시계에 맞춰 적절한 시간에 사라지므로 신진대사가 원활히 작동하는 데 방해가 되지 않는다. 그렇게 되면 우리는 배고픔을 느끼고 아침 식사를 하게 된다. 그러므로 아침형 인간은 아침을 일찍 먹고, 저녁형 인간은 상대적으로 늦게 먹는다.

'점심 식사 시간' 역시 마찬가지다. 심지어 점심이 그날의 첫 끼가 되어도 말이다. 그러므로 생체시계와 개개인의 차이라는 관점에서 보면 아침과 점심의 정의가 무엇인지 의문을 가지게 된다. 그러니까 우리는 '이른 저녁 식사나 늦은 저녁 식사'에 대해 논할 필요가 없다. 모든 이들이 각기 자신만의 시계에 따라 식사를 하기 때문이다. 저녁형 인간은 '아침형 인간이 대세인 현대 사회'의 특성상 대사증후군에 걸릴 확률이 높다. 왜냐하면, 1) 아침을 너무 일찍 먹게 되고, 2) 아침을 더 자주 거르게 되어 그 결과로 다른 끼니에 더 많은 양을 먹게 되며, 3) 수면 부족과 에너지 부족에 시달려 건강하지 않은 음식을 고를 확률이 높아지기 때문이다.

고정된 시각에 규칙적인 식사를 하면 이런 문제를 일부 해결할 수 있다. 또한, 아침을 아예 거르지 않는 게 좋다. 그렇다고 해서 잠이 완전히 깨지 않은 상태에서 일어나자마자 바로 아침을 먹는 것도 좋지 않다. 통상적으로 정해진 식사 시간들을 너무 빡빡하게 지킬 필요는 없는 뜻이다. 각자의 수면 리듬과 신진대사 주기에 맞춰 알맞은 시간에 식사하는 것이 가장 좋다.

아침 식사는 밝은 곳에서

멜라토닌이 당대사에 중요한 역할을 한다는 사실이 밝혀

지고 나서, 식사하는 동안 받는 빛의 중요성에 관한 연구도 이루어졌다. 멜라토닌 수치가 낮을 때는 당 내성도 역시 낮기에 우리 몸은 빠르게 당을 처리하여 해가 없는 정도의 수치까지 떨어뜨린다. 빛은 멜라토닌 생성을 차단하는 방식으로 멜라토닌 수치에 직접적인 영향을 미친다. 그렇다면 식사할 때 어두운 곳에서 먹든 밝은 곳에서 먹든 상관이 없을까? 그 빛은 자연광이어야 할까, 아니면 인공조명이어도 될까?

자연광이 없는 시간대인 밤에 빛을 밝게 밝히는 것은 비만과 연관이 있다. 하지만 낮 동안의 빛은 몸무게를 줄이고 신진대사를 원활하게 할 수 있도록 촉진한다. 체중 감소에 관한 연구들을 보면 아침에 다량의 빛을 받으면 몸무게를 줄이는 데 도움이 된다. 건강한 사람이나 제2형 당뇨 환자 둘 다 빛에 노출되면 들어오는 식사에 대한 몸의 반응 속도에 직접적인 영향을 받았다. 제2형 당뇨 환자가 빛을 잘 받는 환경에서, 특히 아침 식사의 경우, 식사하면 신진대사에 긍정적인 영향을 얻는다. 밝은 빛 속에서 저녁 식사를 하면 결과는 달라진다.

결론을 내자면 특히 아침 식사는 (몇 시에 아침을 먹든지 상관없이) 좋은 조명 아래서, 가능하면 자연광 아래에서 하는 게 긍정적인 결과를 준다. 저녁 식사 동안은 조명을 어떻게 해야 좋은지 아직 명확하게 규명된 바가 없고 변수 또한 다양하다. 빛을 어둑하게 하면 멜라토닌 수치가 상승하게 될 텐데, 이렇게 되면 저녁 식사하기에 그렇게 바람직하지는 않다. 하지만 빛을 밝게 하는 것 또한 좋지 않다. 이렇게 되면 멜라토닌 생성을 억제해서 잠에 안 좋은 영향을 주게 될 것이다. 우리가 아는 한, 저녁 식사 동안에는 빛을 약간 어둑하게 하는 쪽이 현명하다. 주변이 어스레할 정도로 말이다.

생체시계를 이용한 간헐적 단식

간헐적 단식은 요즘 유행하는 다이어트법이다. 간단하게 설명하자면, 식사 일정 사이에 뚜렷한 공복기를 넣으라는 것이다. 간헐적 간식에 관한 과학 논문은 셀 수 없이 많다. 간헐적 단식의 방법은 여러 가지다. 하루는 먹고 하루는 거르는 격일 단식, 아니면 5일은 먹고 2일은 거르는 5:2 단식이 있다. 우리의 흥미를 끄는 방식은 바로 16:8 시간제한 방식이다. 이 방식은 매일 식사를 하되 특정 시간, 예를 들어 하루 중 8시간에서 12시간 동안 모든 식사를 집중적으로 한다. 그 외의 다른 시간에는 식사하지 않으며, 24시간 동안 뚜렷한 금식과 식사 시간 패턴을 만든다.

간헐적 단식은 체중 감소, 당 내성 개선, 고혈압과 이상지질혈증 감소 등 많은 장점이 있다. 하루에 먹는 음식의 총열량을 줄일 필요도 없다. 열량을 섭취하는 큰 틀의 시간대만 있을 뿐이다.

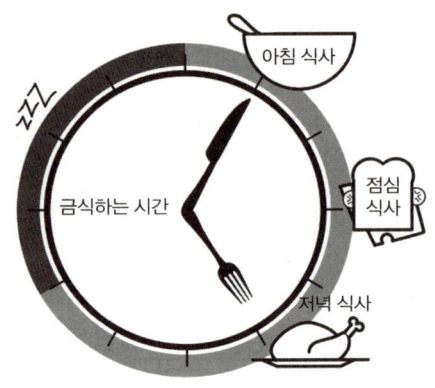

그림10 우리 몸의 신진대사는 24시간 주기를 가지고 있기에, 매일 몰아서 먹는 시간대와 금식하는 시간대를 뚜렷하게 구별하는 편이 좋다. 우리 생체시계는 밤에 금식하는 쪽을 선호한다.

간헐적 단식이 인지 능력에 긍정적인 효과를 주며, 심지어는 알츠하이머나 헌팅턴병 등의 질병을 늦춘다고 하는 연구도 있다. 불행하게도 관련 연구들은 너무 적은 수의 참가자를 대상으로 이루어졌거나 간헐적 단식 시간을 소급 적용하는 등의 단점이 있다. 매일 간헐적 단식을 하면 어떤 건강상의 이점이 있는지를 증명하기 위한 광범위한 연구가 더 많이 이루어져야 한다.

건강에 최적의 영향을 미치기 위해 하루에 몇 시간 금식해야 하는지는 아직 명확하게 밝혀지지 않았다. 많은 연구가 간헐적 금식을 체중 감량의 관점에서 다루며, 간헐적 단식이 신진대사에 긍정적인 영향을 미친다고 본다. 4시간 동안 하루 총열량을 섭취하고, 20시간 금식하는 일정뿐 아니라 6시간 식사에 18시간 금식, 8시간 식사에 16시간 금식, 10시간 식사에 14시간 금식, 12시간 식사에 12시간 금식 등의 일정으로 실험이 진행되었다. 그중 4시간에서 6시간 식사 일정이 신진대사에 가장 긍정적인 효과를 낸다고 밝혀졌으나, 두통과 같은 부작용도 있었다. 게다가 이는 지속하기에는 너무 어렵다는 단점이 있다. 가장 이상적인 일정은 10시간 식사와 14시간 금식으로, 부작용을 최소화하고 건강상의 이점을 극대화할 수 있다. 앞서 언급했듯 수면 시간에 너무 가까운 시간대에는 식사하지 않는 게 좋다. 일반적인 간헐적 단식의 원칙은 잠에서 깬 지 1시간 이내, 잠들기 2~3시간 전에는 식사를 피하는 것이다.

그러나 현실적으로 10시간 안에 모든 식사를 다 마치는 것은 상당히 어려운 일이다. 아침에 일어나서 10시간 사이에 출근하고, 평균 8시간 일한 뒤 다시 퇴근해 집에 와 음식을 준비해야 하기란 거의 불가능에 가깝다. 특히 가족 구성원 중 생체시계 리듬이 다른 이가 살고 있다면 각자의 식사 리듬 때문에 훨씬 더 복잡해진다. 10시간에서 12시간 동안의 금식은 지키기도 어렵고 또 자칫 잘못하면 금식하는 동안 중요한 열량이나 필수 영양분 손실이 올 수도 있다. 이는 바람직하지도 않고 이상적이지도 않다. 그러므로 각자의 상황에 따라 12시간에서 14시간의 식사 혹은 12시간에서 10시간의 금식이라는 큰 틀 안에서 자기 자신이 지켜나갈 수 있는 일정을 짠다면 건강에도 이득을 얻을 수 있을 것이다. 간헐적 단식을 하고는 싶지만 (대사) 질환을 겪고 있다면 우선 의사와의 상담이 필요하다고 강조하고 싶다. 각자의 상황에 따라 건강상의 이점을 얻으면서도 위험하지 않은 최선의 조건에 대한 조언을 얻을 수 있을 것이다.

사실, 간헐적 단식이 최신식 '다이어트'의 일종으로 선풍적인 인기를 끄는 것을 보면 아이러니하기도 하다. 간헐적 단식은 사실상 '기본으로 돌아가기 back to basics'에 가깝기 때문이다. 음식이 우리 주변에 넘쳐나지 않았다면(과거 수렵과 채집 생활 시절처럼) 또는 저녁 시간을 인위적으로 늘릴 수 없었다면(인공조명이 없었으니까) 우리는 하루 중 밝은 시간대에만 식사하고 어두워지면 자연스레 금식 했을 것이다. 24시간 내내 (열량이 넘치는) 식사가 가능해지고, 그만큼 늦게 잠이 드는 오늘날에는 전 세계적으로 사람들의 하루 총 섭취 열량이 늘어나게 되었다. 이는 간, 장, 미생물군시계 등 우리 몸속의 말초시계들이 어긋나게 만드는 결과를 낳았다. 최소한 먹는 시간대만이라도 '원시적인 식이 방식'으로 돌아간다면 생체시계와 건강 측면에서 긍정적인 영향을 얻을 수 있다.

건강한 식사 시계를 위한 팁

정상 체중이거나 살짝 과체중이라면 아침에 하루 섭취 열량 중 대부분을 아침에는 신진대사 능력이 원활하기 때문이다.

- 아침 식사는 잠에서 깬 후 최소한 1시간 후에 먹고, 저녁 식사는 잠들기 최소한 2~3시간 전에 마친다. 이런 식으로 하루 중 식사가 가능한 시간대를 10시간에서 12시간으로 설정하면 좋다.

- 아침은 필수다. 그렇지 않으면 하루 중 남은 시간 동안 강한 배고픔이 몰려올 것이다.

- 아침 식사에 어려움을 겪는 것은 본인의 생체시계의 리듬과 맞지 않은 시간에 잠에서 깼기 때문이다. 이런 경우는 아침 식사를 늦추고, 될 수 있으면 깨자마자 식사하지 않도록 한다. 아침에 잠을 (너무) 일찍 깼든 아니면 생체시계에 맞춰 깼든 간에 아침을 먹기에 최적의 시간을 정한다. 그러고는 고정된 아침 식사 시간을 계속 지켜서 소량이라도 먹는다. 꼭 아침을 집에서 먹으라는 뜻이 아니다. 잠에서 깨고 몇 시간 후에 일터나 학교에 가서 조금이라도 챙겨 먹으면 된다. 물론 점심시간과는 간격을 유지하고 말이다.

- 될 수 있으면 규칙적인 식사를 한다. 생체시계가 언제 몸에 음식이 들어올지 대비할 수 있을 것이다.

- 저녁에 입이 심심하면 되도록 가볍고 건강한 간식을 먹는다. 탄수화물은 줄이고 요거트나 코티지 치즈, (무염) 견과류 한 주먹, 약간

의 채소 등 말이다.

- 저녁을 너무 적게 먹어서도 안 된다. 허기가 져서 수면을 망칠 것이다.
- 시간제한 식사나 간헐적 단식은 생체시계의 기능을 기반으로 하는 훌륭한 다이어트 방식이다.

PM12:00 - 18:00

성과

아침이 지나갔다. 아침형 인간이든 저녁형 인간이든 분주한 하루를 보낸다. 점심을 마친 후 일부는 약간 기운이 떨어진다고 느낄 수 있지만, 일반적으로 오후는 각자가 맡은 일을 하기 좋은 시간대다. 사람들은 아침에 일어나 밤에 잠자리에 들 때까지 하루 종일 열심히 활동한다. 그러나 우리 몸은 생체시계의 영향을 받기 때문에 기능적으로 최상의 성과를 낼 수 있는 시간대가 정해져 있다. 즉, 성과가 최고조에 달하는 시간이 있고 그 반대로 성과가 떨어지는 시간도 있다. 운동 능력만 봐도 하루 내내 일정하지 않다. 집중력, 동기, 연산 능력, 소근육 조작 능력, 반응 속도, 기분, 심지어 성격도 온종일 오르락내리락하며 변한다. 그러므로 하루 중 어떤 활동을 하기 좋은 시간대와 그렇지 않은 시간대가 있다는 점을 인식하면 이를 똑똑하게 활용할 수 있다.

그런데 이는 꼭 좋은 성과를 내고 심지어는 더 잘해야 한다는 사회적 관념에 맞추려는 것은 아니다. 오히려 우리는 너무나도 부자연스러우리만큼 극심한 성과 중심의 사회에 살고 있다. 항상 배우고, 성장하고, 자기 계발을 하고, 효율적으로 일을 해야 한다는 압박감이 전 세대에 걸쳐 만연하다. 자연의 수많은 다른 유기체들은 늘 '더 잘하고 더 나아지기 위해' 애쓰지 않는다. 일을 내려놓고 가만히 쉬기 또한 다른 어떤 일 못지않게 중요하며, 이는 우리 인간들이 서로에게 기대하는 면이기도 하다. 아마도 지나치게 성과 중심적인 사회에서 고통을 받고 있기에 더욱더 쉬는 삶을 지향하는 것인지도 모른다. '성과 지상주의'는 너무나 많은 스트레스를 초래하고, 정신(그리고 신체) 건강에 직접적이고도 장기적인 영향을 끼친다. 이 책에서 성과를 다루는 것은 생체시계가 사람들의 모든 활동에 미치는 영향에 대한 지식을 똑똑하게 활용해 힘을 덜 들이고도 일을 수행하고(다른 말로 효율성), 좀 더 즐거운 삶을 살고자 함이다. 예를 들어 운동 같은 특정 분야에서 두각을 드러내거나, 최고의 성과를 내고자 하는 사람들 또한 생체시계에 관한 지식을 활용하면 좋다. 만약 당신이 사업자일 경우 생체시계에 관한 지식을 활용하여 효율적이고 유연한 작업 환경을 조성한다면 고용인들이 각자의 속도로 더욱 즐겁게, 실수는 줄이고 더 건강한 방향으로 일할 수 있을 것이다.

아침보다는 저녁에 달려라

잠에서 깨서 출근하기 전이나 아침을 먹기 직전에 조깅을 한다고 해 보자. 어떤 이들은 아침 조깅을 즐기지만 어떤 이들은 아침 운동 생각만 해도 몸서리친다. 또 반대로, 오후 11시까지 저녁 운동을 즐기는 이들이 있는가 하면 저녁 식사를 마치면 손 하나 까딱하기 어려워하는 이들도 있다. 이는 아침형 인간과 저녁형 인간의 차이점이다. 이들은 선호하는 활동 시간대와 휴식 시간대가 서로 다를 뿐 아니라 선호하는 운동 시간대에서조차도 차이를 보인다. 침대에서 눈을 뜨자마자 달리러 나가서 자정이 될 때까지 운동하는 등 너무 극단적으로 가지 않아도, 일반적으로 아침은 저녁만큼 운동하기에 원활한 시간대는 아니다. 아침에는 근육이 아직 덜 풀려 있고 운동에 대한 의욕은 저조할 뿐만 아니라 몸의 반응 속도도 느리고 반응 시간 역시 별로 좋지 않다. 우리 몸이 최상의 수행 능력을 낼 수 있는 시간대를 결정하는 데는 생체시계가 중요한 역할을 한다. 하지만 사실 이에 관여하는 요소들은 더 많이 있다. 근육 등 몸속 여러 가지 기관 속에 있는 말초시계들이 바로 그것이다. 그리고 이미 앞에서 살펴봤다시피 말초시계의 주요한 역할은 시계가 속한 세포나 장기가 필요한 시간대에 최적의 기능을 하기 위한 것이다. 근육 속의 시계 역시 마찬가지이다. 일반적으로 운동 수행 능력이 최고조에 달하는 시간대는 오후 4시에서 8시 사이 정도다.

　　신체적으로 최고의 상태에 도달하기 위해서는 우선 근육의 기능이 잘 작동해야 한다. 근육의 협응이 없이는 아무리 반응이 완벽하고 집중력이 좋아도 소용이 없다. 신체 활동 중이라면 특히나 더 그렇다. 우리 몸은 40~45퍼센트가 근육으로 이루어져 있고 근육은 다양한 부위로 나뉜다. 우리가 의식적으로 통제할 수 없는, 예를 들어 혈관을 확장하거나 수축하는 미세한 근육들도 있지만 뼈에 붙어 움직이는 데 사용하는 대근육들이 있다. 우리는 이런 근육들을 써서 움직일 수 있다. 무슨 운동에 어떤 근육이 중요하게 사용되는지, 또 좋은 운동 성과를 내기 위해서는 근력과 지구력을 어떻게 조합해야 하는지에 관한 학문이 있다. 우리가 흥미롭게 다룰 점은 이런 요소들에 생체시계가 어떻게 작용하는지다. 왜냐하면, 우리가 아무리 빠르고 강한 힘을 가졌어도 생체시계상 알맞은 시간대가 아니면 제 기능을 발휘하지 못하고 성과를 제대로 낼 수 없기 때문이다.

　　미국 동부 팀과 미국 서부 팀 간의 지난 40년 동안의 미식축구 경기 결과를 분석한 결과, 미국 서부 팀은 오후 8시에 시작하는 저녁 경기에서 두 배 이상 많은 경기를 이겼다는 사실이 밝혀졌다. 서부 팀이 더 우수해서 이런 차이가 발생하는 게 아니다. 오히려 오후 시간은 어느 쪽 지역에서 경기를 치르든지 간에 두 팀의 기량에 차이가 없는 시간대이기 때문이다. 그렇다면 이런 결과가 나오게 된 원인은 뭘까? 미국 동부와 서부는 3시간의 시차가 발생하기에 동부 지역은 서부보다 3시간 늦다. LA(서부)에서 오후 1시라면, 뉴욕(동부)에서는 오후 4시다. 뉴욕에서 오후 8시 경기라면 홈팀인 동부 팀은 완벽한 시간대에 오후 경기를 치르는 것이다. 반면에 원정 경기를 온 서부 팀의 생체시계는 약간 이르게 설정되어 있을 것이므로, 사실상 서부 팀에게는 오후 5시 경기나 다름없다. 그렇지만 이게 오히려 더 나은 조건일 수도 있다. 오후 5시는 운동 성과를 최고조로 낼 수 있는 시간대이기 때문이다. 하지만 오후 8시에 서부에서 치르는 경기라면, 원정 경기를 온 동부 팀의 생체시계는 3시간 늦은 오후 11시경일 테고, 이들은 밤에 경기를 치르는 셈이 된다. 경기는 이제 막 시작했지만 동부 팀 선수들에게는 완벽한 시간대가 아니다. 이들에게는 사실 (거의) 잠자리에 들어야 하는 시간이다. 반면에 서부 팀 선수들에게는 아직 밤 8시에 불과하므로 서부 팀은 꽤 괜찮은 성과를 낼 것이다. 그러니 서부 팀 선수들은 항상 오후 경기에서 이점을 챙길 수 있다. 농구나 아이스하키 경기 등도 마찬가지다.

하루 중 시간대에 따라서 근육이 내는 성과에 차이가 나는 이유는 무엇일까? 근육은 연료(에너지)와 (에너지를 태우기 위한)산소가 필요하다. 근육의 연료로는 탄수화물과 지방이 사용되는데, 지방은 연료로 변환되는 데 시간이 좀 더 걸린다. 충분한 산소 공급을 위해 심장과 폐가 열심히 뛰어서 혈액 순환을 가속하고 몸속

혈관을 활짝 열어 준다. 산소는 이런 식으로 필요한 곳까지 구석구석 효율적으로 운반된다. 에너지 가용성을 담당하는 근육세포 속 에너지 공장(미토콘드리아)은 운동하는 동안 최고 속도로 작동한다. 근육은 산소를 잘 흡수하여 연소시킨다. 우리 몸속에는 이런 지엽적인 활동들 말고도 근육이 잘 작동하기 위한 여러 가지 다른 활동들이 일어난다. 코르티솔, 테스토스테론이나 아드레날린 같은 호르몬의 분비와 더불어 체온도 중요한 역할을 한다. 체온과 호르몬은 근육이 에너지가 필요할 때 지방 대신 당을 사용할 수 있도록 도와준다.

산소, 에너지, 체온, 호르몬, 미토콘드리아……. 이 모든 것이 24시간을 주기로 최고조에 달했다가 최저점을 친다. 근육 기능에 역할을 하는 이 모든 활동은 생체시계상 리듬을 가지고 있다. 그렇기에 근육 활동이 최적화되고 최고조에 달하는 순간이 발생하는 것이다. 대부분 늦은 오후 시간대가 근육이 활동하기에 좋은 순간이다. 물론 정확한 시간은 근육이 수행하는 운동의 형태, 운동하는 사람이 아침형 인간인지 저녁형 인간인지 등 사람에 따라 다양한 요소들에 의해 결정된다. 추가로, 근육 활동에 영향을 끼치는 외부적인 요소들도 있다. 잠을 잘 잤는지, 운동하는 곳의 온도는 어떤지, 이전에 운동을 한 시간은 언제였는지 등 말이다.

메달과 생체시계의 상관관계

우리가 올림픽 선수라고 가정해 보자. 4년에 한 번씩 열리는 올림픽 경기에 출전하기 위해 나머지 기간 내내 열심히 훈련에 임한다. 수영 등 많은 종목은 결승전에서 메달이 결정되고, 결승전에 나가기 위해서는 여러 차례의 예선과 본선을 치르고 올라와야 한다. 그러다 보니 아침, 오후, 저녁 등에 경기가 열리기도 한다. 미국이나 유럽에서 가장 많은 시청률을 올리기 위해 경기는 주로 텔레비전 방송의 황금 시간대에 열린다. 시간대에 따라 결승전에 출전할 수 있는 자격이 결정되거나 더 나아가 은메달인지 금메달인지 결정된다고 생각해 보자. 그런데 이는 실제로도 그렇다. 네 번의 올림픽 수영 경기 결과를 보면 하루 중 어느 시간대에 경기했는지가 결과에 영향을 끼쳤으며, 아침 시간대와 오후 시간대의 수영 성적 차이가 금메달 우승자와 은메달 우승자의 성적 차이보다 더 큰 경우가 40퍼센트에 달했다. 물론 경기에 참여한 다른 선수들도 여러분과 동시에 같은 시간에 수영 경기를 하니 실제 경기에서는 이러한 차이로 이득을 얻거나 불이익을 얻을 일은 없다. 하지만 생체시계상 최적의 시간대에 최상의 성과를 낼 수 있다는 점을 잘 활용하면 개인의 성적에서 이점을 얻을 수 있다.

업무는 낮에, 운동은 저녁에

테니스나 배드민턴처럼 라켓 운동을 좋아하는가? 그렇다면 하루 중 시간대에 따라 첫 번째 서브의 성공 여부가 결정될 수 있다는 사실을 알면 도움이 된다. 서브 속도는 이른 저녁(오후 6시) 시간대가 아침(오전 9시)보다 더 높은 편이다. 하지만 아침에는 정확도가 더 높다는 점을 명심하자. 그러니 저녁에는 공을 더 세게 치지만 테니스공이나 셔틀콕이 더 빨리 튀어 버릴 수 있다. 근력이나 반응 속도보다 정확도를 좀 더 중시하는 운동으로는 양궁이 있다. 이 종목에서는 저녁보다 늦은 아침이 훨씬 더 성과가 좋다.

세계에서 제일 유명한 운동인 축구는 다른 종목에 비해 연구가 많이 이루어진 편이다. 축구에는 다양한 기술이 있지만, 이

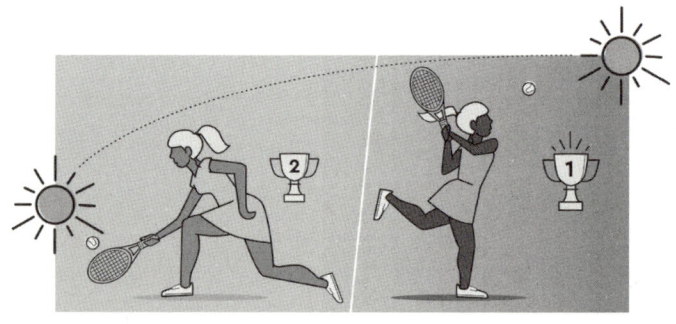

그림11 근력과 지구력이 중요한 운동의 특성상 오후 시간대에 최상의 결과를 낼 수 있고, 정확도는 아침 시간대에 높은 편이다.

기술들이 전부 같은 시간대에 절정을 이루지는 않는다. 예를 들어 공을 공중에 띄우는 기술은 오후 4시쯤에 최고조에 달한다. 그리고 칩숏(공을 발로 차서 멀리 띄우는 것)이나 드리블, 그리고 소위 말하는 발리슛 벽 테스트(벽과 부딪히며 공을 공중에 계속 띄우는 것) 등은 오후 8시에 최고조에 달한다. 흥미롭게도 페널티 킥은 시간대에 구애받지 않는다. 축구에 관한 연구들뿐 아니라 다양한 다른 운동들에 관한 연구들을 통해 아침 이른 시간에는 대근육 운동 기능보다 소근육 운동 기능이 월등하다는 점을 알게 되었다. 이는 테니스 선수들이나 양궁 선수들이 보여 준 결과와도 들어맞는다. 정리하자면 아침 시간대에는 근육 사용의 정교함이, 저녁 늦은 시간대에는 근력과 속도가 절정에 달한다.

    축구, 테니스, 수영은 모두 근력, 지구력과 기술을 요구하는 운동이라는 공통점이 있다. 다양한 운동을 수행하기에는 오후나 이른 저녁 시간대가 최고라는 점은 확실하다. 가능한 한 강한 힘을 발휘해야 하는 여러 가지 유형의 점프, 장악력, 20미터 이상 단거리 달리기 등 같은 신체 부위의 유연성, 스쾃, 자전거 타고 지구력 테스트 등은 모두 오후나 저녁 시간대에 최고조에 달한다. 운동 성과가 최고조에 달하는 것과 (오후 6시경에) 체온이 최고점에 달하는 것은 상관관계가 있다. 대부분 체온이 높을수록 운동하기에 더 좋기 때문이다. 몸에 열기가 오르면 에너지대사는 좀 더 빠른 (당의) 연소에 집중하게 되고, 혈관은 활짝 열려서 산소 공급이 원활해진다. 근육의 움직임 역시 더 빨라진다. 체온이 (30에서 39도 사이에서)1도씩 떨어질수록 근력 역시 5퍼센트씩 감소한다. 실내 온도가 약간 오르면서 체온도 올라가면 운동 수행 능력 역시 좋아진다. 그러나 무더위 속에서 운동할 때는 이런 원리가 적용되지 않는다. 그런 경우는 오후 시간대에 하는 운동의 장점 역시 사라진다. 어떤 환경이든 운동 전에 준비운동으로 몸을 예열하는 것이 좋은데, 그렇게 하면 아침과 저녁 시간대의 운동 성과의 격차가 줄어든다. 특히 아침 시간대에 운동해야 한다면 더욱더 그렇다.

    반응 시간이나 협응력 역시 오후 시간대에 최고점을 찍는다. 이 두 능력치는 체온이 최고치에 달할 때와 상당히 평행선을 그리는데, 이는 체온이 올라가면서 신경 반응 속도도 빨라져 좀 더 빠르고 정확하게 반응할 수 있기 때문이다. 하지만 운동 성과에 영향을 끼치는 요소들은 더 복잡하고 다양하다. 주의력과 동기는 늦은 오후에 최고조에 달하고, 의사 결정을 비롯해 단기 기억력, 집중력, 추론 등의 능력은 정오 무렵 최고조에 달한다. 이러한 능력들은 신체 수행 능력이 최고조에 달할 때와 정확히 일치하지는 않는다. 왜냐하면 이 능력치들은 좀 더 (정신적인) 피로에 취약하기 때문이다. 하루가 갈수록 피로감은 쌓이고, 시간이 흐르면 완전히 지쳐 버린다. 그러니까 이런 종류의 능력치들은 하루 중 이른 시간대에 최고조에 달한다. 정신적인 능력치와 신체적인 능력치는 서로 각기 다른 주기를 띠므로 이 둘을 함께 사용하는 활동은 속도나 근력, 동기나 정확도 면에서 역설에 빠져 버린다. 빠르게 움직이면 정확성이 떨어지고, 정확성에 집중하면 속도가 떨어지는 것이다. 세밀한 훈련을 통해 주기를 조정하면 가능한 둘이 일치하는 결과를 낼 수 있을 것이다. 점점 더 많은 최상급 선수가 성공적인 운동 성과를 내기 위해 생체시계 혹은 수면리듬에 맞춰 운동하는 것을 삶의 일부로 여기고 있다.

건강을 위한 최적의 운동 스케줄

그러므로 신체적으로 최상의 성과를 내는 '완벽한' 시간은 원하는 성과의 목표가 무엇인지에 달렸다. 근력이나 지구력, 정확도 등 특별히 구체적인 능력치를 향상하고 싶은가? 최상의 운동 성적을 거두고 싶은가? 아니면 전반적으로 괜찮은 운동 효과를 내고 싶은가? 대부분 사람은 운동이 재미있어서, 아니면 건강에 좋아서 한다. 왜냐하면 운동은 신진대사, 심혈관 질환, 정신 건강 등 다방면에 유익하기 때문이다. 운동의 빈도, 강도, 지속 시간 등에 관한 연구가 많이 이루어져 있다. 그리고 다행히도 최근에는 운동이 건강에 가장 긍정적인 영향을 미치는 최적의 시간대에 관한 연구도 이루어지는 중이다.

운동이 건강에 미치는 가장 중요한 효과는 지방 연소다. 비만은 그 자체로 사람의 건강에 위협을 끼치기 때문에 많은 이들이 운동을 통해 몸무게를 (아주 조금이라도) 줄이려고 노력한다. 지방 연소 측면에서 아침에 운동하든 저녁에 하든 그렇게 차이를 보이지 않는다. 하지만, 저녁에 운동하면 핏속에 유리지방산free fat acid이 더 늘어난다는 연구 결과가 있는데 이는 지방 연소가 이루어진다는 증거다. 까다로운 점은 지방 연소는 영양 섭취와 연관이 있다는 것이다. 아침 식사를 하기 전에 운동하면 몸속에 탄수화물이 없으므로(밤새 잠자는 동안 금식했으므로) 지방 연소가 더 빨리 이루어진다. 그러나 자칫 잘못하면 근육이 손상되거나 산화 스트레스oxidative stress로 이어져 세포가 상할 수 있다. 그런 측면에서 보면 운동은 식사를 마친 후에 하는 것이 낫고, 될 수 있으면 오후에 운동하는 게 훨씬 낫다. 아침에 식사를 하고 운동하면 오후에 식사 후 운동하는 것보다 지방 연소가 덜 되기 때문이다.

　　지방 연소의 효과를 보기 위해서는 저녁이 운동하기에 최적의 시간대라는 징후들이 많다. 그리고 운동으로 혈압이 낮아지는 효과 역시 마찬가지다. 건강에 이점을 주는 운동 시간대를 알아보기 위한 연구들은 대부분 당뇨 등 대사에 문제가 있는 이들을 상대로 이루어졌다. 운동이 이런 사람들에게 얼마나 중요한지는 이미 명백하게 입증되었다. 하지만 시간대에 따라 더 나은 결과를 얻을 수도 있다면 더 좋을 것이다. 혈당 조절에 문제가 있는 (제2형) 당뇨 환자들이 지도를 받으며 운동했더니 이들이 겪는 어려움이 훨씬 개선되었다. 운동하면서 근육은 당을 더 잘 흡수하게 되었고, 핏속의 유리지방산은 낮아졌으며, 인슐린 민감도가 증가했다. 그리고 이러한 효과는 오후(오후 3시에서 6시 사이)에 운동했을 때가 아침(오전 8시에서 10시 사이)에 했을 때보다 훨씬 더 좋았다. 이는 오후나 저녁에 운동하는 것이 건강상 더 큰 유익을 끼친다는 증거다. 만약 대사증후군이나 고혈압 등을 겪고 있다면 이러한 지식을 어떻게 자신에게 적용하면 좋을지 의사와 먼저 상의하는 것이 현명하다.

85,000명 이상의 고령층을 대상으로 한 어떤 연구에서 평균 60세 정도에서 아침에 운동하는 이들은 오후에 운동하는 사람들에 비해 심혈관 질환(16퍼센트)이나 뇌경색(17퍼센트) 등에 걸릴 확률이 낮은 것으로 나타났다. 아침형 인간인지 저녁형 인간인지는 중요하지 않았지만 성별에 따른 차이는 확실했다. 왜냐하면 여성에게서만 이러한 결과를 발견할 수 있었기 때문이다! 남성과 여성 사이에 나타나는 이런 차이점을 현재로서는 전부 다 설명하기는 어렵고, 앞으로 더 많은 연구를 통해 밝혀져야 할 부분이다. 젊은 연령대에서도 같은 결과를 볼 수 있는지, 또 근본 원인이 무엇인지 등 밝혀야 할 것들이 많다.

운동은 신체적인 건강뿐 아니라 정신 건강에도 유익하다. 하루 중 특정 시간대에 운동하면 다른 시간대에 비해 정신 건강에 더 많은 이점이 있는지는 아직 밝혀진 바는 없다. 확실한 사실은 하루 중 언제라도 운동을 하면 기분이 좋아진다는 것이다.

시간 맞춤형 활동chronoactivity은 이렇듯 엄청난 잠재력을 가진 새로운 분야다. 좀 더 성공적으로 체중 감량을 도울 뿐 아니라, 목숨에 위협이 되는 모든 질환을 물리치거나 예방하는 등 잠재력이 어마어마하다. 그러니 건강을 위해 운동을 하는 이들은 하루 중 언제라도 운동할 수 있지만, 자신에게 맞거나 자신이 선호하는 시간대가 따로 정해져 있다는 사실을 염두에 두면 좋다.

최적의 운동 시간에 적응하기

어느 시간에 운동하는가는 운동 자체의 성적뿐 아니라 운동을 하며 얻는 건강의 유익 등 여러 면에서 부인할 수 없는 영향력을 끼친다. 생체시계가 중요한 역할을 하고 있다는 증거는 점점 늘어나는데 이는 그 자체로 특별하다. 왜냐하면 놀랍게도 우리는 아직도 몸속 근육시계에 대해 아는 게 많지 않기 때문이다. 지금까지 알려진 바는 근육세포들 속에는 일주기 리듬에 맞춰 활동하는 2300개 이상의 근육 유전자들이 있다는 사실이다. 근육시계의 제어를 받는 이 시계 조절 유전자들은 근육 형성을 비롯해 근육이 하는 수많은 일에 기여하는데, 근육의 리듬이 방해를 받으면 모든 일을 다 멈춘다. 갑자기 한밤중에 근육을 사용할 일이 생긴다고 해 보자. 근력의 성과는 썩 좋지 못할 것이며 미토콘드리아에서는 에너지가 덜 형성되고 근섬유질의 구조 역시 변할 것이다. 왜냐하면 근육 시계의 주요 목표는 근육을 가장 최적의 상태로 사용하는 것이기 때문에 요청에 따라 활동 시간의 리듬을 조정하는 편이 합리적이다. 근육은 너무나도 복잡한 기관이기에 운동하는 시간에 맞춰서 시계 유전자가 자체 시간대를 바꾸는지는 분명하지 않다. 운동 시간에 따라서 근육이 대사 과정을 스위치처럼 껐다 켠다는 증거들은 있다. 예를 들어서, 근육이 생산하는 에너지의 최대치는 시간대에 따라 바뀐다. 몸속에 들어오는 음식에 반응하는 간시계와 마찬가지로 근육 역시 운동하는 시간대를 자이트게버로 활용하여 근육의 기능을 수행한다.

    이 점을 반영해 특정 시간대에 운동 연습을 하면 이론적으로는 성과를 향상할 수 있다. 오후나 저녁 시간이 운동하기에 괜찮은 시간대라는 점은 정상급 선수들에게는 사실 매우 불편하다. 왜냐하면 많은 프로 선수는 경기 일정이나 시간대를 마음대로 정할 수 없기 때문이다. 이는 선수나 코치들이라면 매우 흥미를 느낄 만한 문제다. 근육이 가장 빠르고 강한 힘을 낼 수 있는 최상의 시간대, 이를테면 저녁 시간에 훈련을 계속해야 하는 게 맞는지는 때로 딜레마다. 아침에 하든 저녁에 하든 차이를 느끼지 못할 정도로 잘하지 않는 한, 아침에 중요한 경기 일정이 잡혀 있다면 한동안 아침 시간대에 훈련해 근육을 대비시키는 게 좋을까? 아침에 훈련을 많이 한다면 근육도 거기에 맞춰 적응해서 아침에도 좋은 성과를 낼까? 그렇다. 근육은 할 수 있다. 하지만 약간의 노력이 필요하다. 이에 관한 연구들이 모두 뚜렷한 결과를 보여 주는 것은 아니지만, 일반적으로는 아침 경기 일정이 잡혀 있을 때 이에 대비해 한동안 아침에 훈련하면 확실히 이점이 있다. 사이클에서 이 점을 확인할 수 있다.

아침에 훈련하지 않은 사이클 선수들은 저녁에만 좋은 성과를 냈지만, 아침에 훈련한 사이클 선수들은 아침과 저녁 모두 동일하게 최상의 성과를 냈다. 아침 근육 강화 훈련을 12주 동안 하면 아침 시간대와 저녁 시간대 사이에 발생하던 기량 차이가 사라진다. 5주에서 12주 사이의 훈련 프로그램을 거치고 나니, 아침에 훈련을 계속한 경우 지구력과 근력 모두 아침 시간대의 운동 성과가 뚜렷하게 향상되었다. 심지어는 저녁때보다도 월등하거나 때로는 비슷했다. 아침에 수영하는 200미터 선수들은 아침에 최고 기록을 세우기도 한다. 농구 선수들을 대상으로 한 어떤 연구에서는 아침 훈련을 하고 나서 운동 성적이 절정에 달하는 시간대가 바뀌기도 했다. 럭비 선수들을 대상으로 한 연구에서는 아침에 훈련하고 나니 저녁에 경기해도 성적이 향상되는 결과를 보여 주었다.

프로 선수든 아마추어 선수든 아침에 근력과 지구력 훈련을 진행하고 난 후, 아침 운동 성과가 좋아졌고 아침과 저녁 사이의 성적 차이도 줄어들었다. 때로는 아침과 저녁 경기의 성적 차이가 완전히 사라지거나 심지어 이를 뛰어넘어서 아침이 최상의 성적을 내기에 좋은 시간대로 바뀌었다. 이에 따라 과학자들은 훈련 시간을 조정하는 것이 도움이 된다는 데 거의 만장일치로 동의한다. 이는 어떤 종목의 운동인지에 따라 다른데, 만약에 주로 저녁에만 경기를 진행하는 종목이라면 아침 훈련에 별로 신경쓰지 않아도 괜찮기 때문이다. 만약 경기 시간대가 계속 바뀌거나 아침에만 정기적으로 경기가 열리는 종목인 경우, 근육이 아침 시간에 적응해서 아침에 성과를 내게 하면 뚜렷한 보상을 얻을 수 있다. 다른 선수들에 비해서 아침과 저녁 사이의 성적 차가 매우 커서 때로는 그 차이가 20퍼센트에 달하는 선수들에게는 이 사실이 매우 유익하다.

그러나 운동 성적이 최고조에 달하는 시간대를 바꾸기는 무제한으로 가능하지는 않다는 점을 명심하자. 한밤중 같은 시간대가 그렇다. 듣기만 해도 운동하기에 좋은 시간은 아니다. 밤 시간대, 예를 들면 새벽 2시나 4시(그렇다, 이 시간에 직접 실험을 해 본 결과다) 같은 시간대에 좋은 (운동) 성적이 나온 적이 없다. 이는 물론 생체시계의 측면에서 보면 논리적인 결과다. 밤은 휴식을 취하기에 최적의 시간대이므로 운동이나 식사 같은 다른 활동들을 하기에 최고의 시간대가 될 수 없다. 또한, 밤은 근육이 회복하는 시간이므로 그 과정을 방해하지 않는 것이 좋다.

'잘못된' 시간대의 함정

생체시계는 근육 조직 속에 확실히 존재하며, 근육이 활동하기에 최적의 시간을 결정하는 데 영향을 끼치고 있다. 아침형 인간인지 저녁형 인간인지에 따라 한 사람의 생활이 달라지므로 운동 성과 역시 그 사람이 어떤 유형의 인간인지에 영향을 받는다고 논리적으로 추론해 볼 수 있다.

아침과 저녁 중 언제 활동하는 것을 선호하는지는 그 사람이 어떤 유형의 사람인지와 직접 연관되어 있다. 지구력과 근력을 요구하는 운동에서 아침형 인간이 가장 최상의 성과를 내는 시간대(이른 오후)가 저녁형 인간의 그것(오후)에 비해 빠르다는 것은 놀라운 일이 아니다. 저녁형 인간은 특히 다양한 기능을 수행하는 데 시간대에 따라 큰 차이를 보인다. 다른 말로 하면, 아침형 인간이 '잘못된' 시간대에 활동하는 것보다 저녁형 인간이 '잘못된' 시간대에 활동할 때 그 성과가 두드러지게 떨어진다는 뜻이다. 그러므로 저녁형 인간이 아침에 무언가를 하면 아침형 인간이 저녁에 무언가를 할 때보다 일을 더 못한다.

참가자들에게 학교에서 제일 인기 있는 운동인 셔틀런[Shuttle Run], 즉 20미터 왕복달리기를 시켰더니 뚜렷한 차이를 볼 수 있었다. 실험에 참여한 이들은 20미터를 달리고 아주 짧은 휴식을 가지기를 반복했다. 20미터 달리기를 얼마나 많이 완수했는지로 지구력의 척도를 측정했다. 참가자 중에서 아침형 인간들은 정오에 가장 좋은 성적을 냈고, 오후 3시에는 아침형도 저녁형도 아닌 사람들이, 오후 7시에는 저녁형 인간들이 가장 좋은 성적을 냈다. 시간대에 따라 성적 차이가 제일 컸던 그룹은(실험은 오전 7시, 오전 10시, 오후 1시, 오후 4시, 오후 7시, 오후 10시에 진행되었다) 저녁형 인간(최대 26퍼센트까지)이었고, 아침형 인간은 7퍼센트, 아침형도 저녁형도 아닌 인간은 10퍼센트였다. 주로 저녁형 인간이 많은 연령대인 10대들에게 오후에 왕복 달리기를 시키면 그 결과는 명확할 것이다.

  프로 선수라면 자신이 어떤 생체 리듬 유형의 인간인지 알고 싶을 것이다. 생체 리듬 유형은 유전자로 결정되어 마음대로 바꿀 수는 없다. 하지만 자신이 처한 상황을 가능한 최적화할 수는 있다. 훈련 시간을 조정하거나 하루 중 훈련 내용을 다각화하는 등의 영리한 방법을 통해서 말이다. 저녁형 인간이라면 자신의 수면 리듬을 자세히 살펴보고 낮과 밤처럼 자연스러운 시간대에 빛과 어둠에 자신을 노출하도록 조절하면 좋다. 자신이 더 늦은 시간대에 생활하려는 경향을 다소 억제할 수 있을 것이다. (늦은) 저녁 시간대에 운동을 더 많이 하려는 경향성대로 살다 보면 저녁 시간대에 운동 성과가 가장 많이 나고 아침이나 오후에는 덜 나는 패턴에 고착될 수 있다. 밤에 운동을 자주 하다 보면 생체시계는 점점 늦어지고 수면 시간이 뒤로 밀려난다. 그러다가 어느 날 아침이나 이른 오전에 운동해야 하는 일이 생기면 너무 힘들 것이다. 올바른 빛을 사용하고 제대로 된 영양 지침을 따르고(특정 시간대에 카페인을 섭취하거나 자제하는 식의) 운동과 수면 조언을 따른다. 저녁형 인간이라면 생활 리듬을 약 2시간 정도 앞당겨 볼 수 있다. 이렇게 시간을 조정하는 것만으로도 우울감과 스트레스가 줄어들고 반응 시간이나 체력이 개선되는 등 정신적으로, 또 신체적으로 긍정적인 영향을 기대할 수 있다. 지금은 고작 몇 퍼센트에 불과한 차이지만, 언젠가는 금메달이냐 은메달이냐를 결정짓는 커다란 차이가 될지도 모르니 말이다.

어떤 시간이 신체적으로 가장 활동하기에 적합한가에 대해 100퍼센트 확실한 조언을 하기가 어렵다. 어떤 유형의 사람인지, 어떤 종류의 운동을 하는지에 따라 완전히 다르기 때문이다. 더욱이 나이나 성별 같은 요소들도 중요하다. 나이에 따라 아침형인지 저녁형인지 바뀔 수도 있고, 남성과 여성 간의 평균적인 차이도 있으니 말이다. 그래서 위에서 언급한 많은 실험 결과가 다른 사람들에게도 똑같이 적용될지는 여전히 미지수다. 한 가지 또 중요한 문제가 있다. 모든 유형의 근육이 다 같을까? 이 점도 아직 알 수가 없다. 물론, 운동은 회복과 밀접한 관련이 있다. 운동하다 보면 (미세한) 근육 손상이 발생하여 회복이 필요해진다. 근육의 회복 속도는 얼마나 많이 운동할 수 있는지를 결정할 뿐 아니라 부상과도 관련이 있다. 근육의 회복에는 항산화 물질 분비, 근 성장, 면역 체계와 같은 과정들이 들어가며 이러한 과정들 역시 일주기 리듬을 띤다. 이런 것들도 효율적인 운동 성과를 내는 데 중요한 역할을 한다. 누가 알겠는가, 이런 사소한 리듬들에 의해 크든 작든 부상이 일어날지도 모른다는 것을.

우리가 최적의 운동 시간대를 알아야 하는 이유

운동하는 시간대나 훈련하는 시간, 아침형인가 저녁형인가의 여부 등은 체력적인 성과를 거두기 위한 중요한 요소지만 (프로든 아마추어든) 선수들에게만 중요하게 적용되는 정보는 아니다. 지구력과 체력, 반응 속도, 집중력 등이 필수적인 전문 분야들은 그 외에도 많이 있다. 예를 들어 군인이나 응급 구조 분야(소방대원, 경찰, 의료진 등)는 매일 최고의 체력적(부분적으로는 신체적) 성과를 내는 게 중요하다. 신체적으로 원활하게 기능하기 위해서는 훈련 시간이나 아침형이나 저녁형 같은 생체 리듬 유형 등의 요소를 한번 돌아보는 편을 권한다. 이런 지식을 활용하면 체력을 증진하고 실수나 위험이 발생할 확률은 줄어들 것이다.

소근육 기술의 생체 리듬

근육의 힘과 속도, 즉 운동에 필요한 자질들은 뚜렷한 리듬을 보여 주는데, 세밀한 소근육 기술 역시 이미 앞에서 살펴본 대로 절정을 이루는 시간대가 따로 있다. 소근육 기술이 아주 중요하게 작용하는 어려운 분야 중 하나는 글씨 쓰기다. 알아 볼 수 있게 글씨를 쓰려면 더욱더 그렇다. 이를 위해서는 손가락과 손목, 팔을 정교하게 제어해야 하고 연필이나 펜을 손가락으로 쥘 때 너무 강하지도 너무 약하지도 않게 힘을 들여야 한다. 근육에도 생체시계가 있다는 것을 생각해 보면 글씨를 쓸 때도 생체시계의 영향을 받는 것이 너무나도 당연하다. 모두가 알다시피, 손 글씨는 사람마다 다르다. 특히 '의사들의 손 글씨'는 알아보기가 매우 까다롭다. 의사들이 진짜 악필인지 아닌지는 차치하고, 대부분의 사람은 밤늦은 시간부터 이른 아침까지의 시간대에 글쓰기 속도와 가독성 높은 글쓰기 능력이 모두 떨어진다. 소근육 기술은 그림 그리기나 외과 수술 등에도 중요하다. 이런 기술은 늦은 저녁에는 나빠져서 한밤중과 이른 아침에는 엄청난 격차를 보인다. 따라서 밤에는 수술을 안 받는 것이 좋을지도 모른다. 최소한 경험이 많이 없는 사람에게서는 말이다. 다행스러운 점은 아직 수련 중인 의사들과는 달리 경험이 많은 외과 의사들은 저녁에 하든 밤에 하든 수술할 때 정확성이 떨어질 확률이 적다는 것이다. 수련을 받다 보면 일주기 리듬으로 발생하는 이런 격차가 점점 줄어든다!

    낮 동안 발생하는 소근육 기술의 격차는 아침형인지 저녁형인지에 따라 발생한다. 아침 8시와 저녁 8시에 하는 피아노 연주를 프로 음악가들을 비교하면 이를 뚜렷하게 볼 수 있다. 아침형과 저녁형 음악가들을 모아 놓고 이 두 그룹 사이에 평균적으로 음악 실력의 차이는 없다고 했을 때, 저녁형 인간이 피아노 건반을 두드리는 타이밍은 아침보다 이른 저녁 시간대에 훨씬 더 안정적이었다. 그에 반해 아침형 인간은 큰 차이가 없었다. 이들이 전부 다 자기 분야에서 고도로 훈련받은 프로라는 점을 고려할 때, 유형별로 이런 차이를 보인다는 것은 매우 주목할 만하다. 이렇게 뛰어난 전문가들조차 아침과 저녁에 다르게 나타나는 소근육 기술의 차이를 무시할 수 없다. 그 차이는 사실 매우 사소해서 콘서트홀의 관객들은 대부분 연주자가 아침형인지 저녁형인지 알아차릴 수 없을지도 모른다. 하지만 다르게 말하면, 피아노 연주자의 기량이 압도하는 대규모 콘서트에서 연주자가 자신의 기량을 최고로 발휘하지 못하는 시간대에 연주하게 되면 어떤 결과를 낳게 될지 모른다. 이는 연주회에 대한 관객들의 평가뿐 아니라 더 나아가 연주자가 성공적으로 경력을 쌓는 데도 영향을 미친다.

아침형인지 저녁형인지에 따라 소근육 기술이 다른 성과를 낼 수 있다는 부분은 더 많은 연구가 필요하다. 하지만 많은 전문 분야에 영향을 끼친다는 점은 쉽게 예상할 수 있다. 바느질, 털실 짜기 같은 손을 이용한 공예 활동들, 그림 그리기, 요리, 채혈, 타자나 그 외 많은 활동은 소근육 기술을 주로 사용한다. 근육(시계)과 손과 눈의 협응 둘 다 중요한데, 손과 눈의 협응 역시 하루 내내 안정적으로 유지되는 것은 아니다.

성과를 내는 뇌의 리듬

스포츠, 운동, 소근육 기술 등은 성과의 한 형태다. 하지만 우리는 대부분 하루 내내 다른 형태의 성과를 내며 살고 있다. 우리는 집중하고, 생각하고, 기억하고, 깨어 있다. 다른 말로 하면 뇌의 활동들이다. '인지 수행 능력 cognitive performance'이라는 카테고리로 묶을 수 있는 뇌의 이런 활동들은 성과가 종일 똑같지는 않다. 일주기 리듬은 심리적 기능 영역에도 있기 때문이다. 게다가 수면의 양과 질 역시 생각하고 깨어 있고, 배우고, 행복한 기분을 느끼는 데 커다란 영향을 미친다.

운전과 같은 임무를 잘 수행하기 위해서는 뇌가 깨어 있어야 한다. 이를 위해 뇌의 여러 영역과 코르티솔, 자율신경계가 제 역할을 하고 이들 모두 종일 리듬에 맞춰 작용한다. 잠에서 깨고 난 후 한동안은 코르티솔 농도가 높음에도 불구하고 몸이 제 기능을 발휘하지 못한다. 이 기간은 사람마다 달라서 잠에서 깬 후 30분에서 심지어는 몇 시간까지 가기도 한다. 이런 차이가 나는 이유는 잠이 부족한 사람일수록 기본적으로 깊은 잠에서 쉽게 깨어나기 어렵기 때문이다. 또한, 생체시계상 알맞은 시간대에 잠에서 일어나지 않았기 때문일 수도 있다. 이를 '수면 관성 sleep inertia' 혹은 '잠에 취한 상태 sleep drunk'라고 한다. 수면 관성 상태일 때의 아침은 심지어 밤새도록 잠을 자지 않을 때보다도 계산 등 여러 가지 작업 수행에 효율이 떨어진다. 말하자면 우리 뇌가 아직도 잠에서 덜 깼기 때문이다. 게다가 이른 아침은 아직 생체시계가 인지 수행 능력들이 원활하게 돌아가도록 충분한 자극을 주지 않은 시간대다. 그러니 만약 아침에 잠에서 깨자마자 운전해야 한다면 아직 생체시계의 도움을 받기 어려운 시간대이므로 안 좋은 결과로 이어질 수도 있음을 유념해야 한다. 그러니 이 시간대는 아침 식사같이 위험하지 않은 일을 하는 게 더 낫다. 수면 관성이 너무 오래 가는 것 같다면 차라리 실수를 저질러도 적어도 자기 자신이나 다른 사람의 안전을 위협하지 않을 일, 아니면 나중에라도 실수를 만회할 수 있는 일을 하는 편이 좋다.

이는 저녁형 인간에게도 적용되는 말이다. 왜냐하면 아침형 인간이라면 저녁보다 아침에 어려운 일들을 잘 해내지만, 그 반대로 저녁형 인간은 아침에는 어려운 일들을 잘 해내지 못하기 때문이다. 그러므로 저녁형 인간은 아침에 복잡한 일을 피하는 게 낫다. 일찍 깨면 많은 일을 할 수 있는 황금 시간을 확보하므로 아침에 일찍 일어나는 게 좋다고 주장하는 이들은 아마 아침형 인간일 가능성이 크다. 하지만 이는 모든 이들에게 적용되지 않는다. 저녁형 인간이라면 늦은 시간대에 일하도록 내버려두자. 간단한 일이라면 아침형이든 저녁형이든 언제 어느 시간에 해도 상관없다. 둘 다 똑같이 잘하든지 못하든지 할 테니 말이다.

아침을 막 시작하는 시간대가 지나면 모든 것이 한결 나아진다. 아침형이든 저녁형이든 상관없이 말이다. 사람들은 대부분 오전 10시에서 11시 정도에는 완전히 깨어 있고, 그에 따라 무엇이든 빠르고 정확하게 반응하게 된다. 뇌의 활동도 차차 나아지고 집중력도 좋아지며, 무언가를 배울 수 있는 능력도 점점 최고치에 달한다. 아침에 무언가를 배우면 저녁때보다 훨씬 더 많이 기억에 남는다.

하지만 일단 잠에서 완전히 깨고 나면 사람은 하루 내내 비슷한 수준으로 기능한다. 수면 부분에서 설명했던 대로 점심 식사 후 짧게 찾아오는 식곤증을 제외하면 말이다. 특히나 밤에 잠이 부족했던 사람일수록 식후에 의식이 잠시나마 흐트러지는 순간이 온다. 그럴 때 점심 식사 후 잠깐 산책을 하는 것이 좋다. 잠시 밖에 나가 햇볕을 쬐며 휴식하다 보면 식곤증이 사라진다. 아니면 10분짜리 파워냅을 자도 좋다. 낮잠은 몸의 신호에 빨리 반응하고 남은 오후 동안 실수 없이 일을 마무리할 수 있도록 해 준다. 하지만 잠이 부족한 게 아니라면 산책하러 잠시 나가기를 추천한다. 바깥 빛을 충분히 쬘 수 있기 때문이다.

사람들은 대부분 저녁때까지 상당히 오랜 시간 깨어 있음에도 불구하고 별 탈 없이 생활한다. 이게 가능한 이유는 생체시계가 우리가 깨어 활동하는 것을 돕기 때문이다. 늦은 오후나 이른 저녁쯤 되면 생체시계의 도움으로 깨어 있던 의식도 그 정점을 찍는다. 그러고 나면 점점 쇠퇴하기 시작하는데, 그동안 오래 깨어 있었기에 시계가 이제 잠자리에 갈 시간이라고 신호를 보내기 때문이다. 이런 과정들이 서로 어우러지면서 사람의 몸과 정신은 점점 급격하게 흐트러진다. 처음에는 일을 좀 더 느릿하게 하면서 실수하지 않으려 노력한다. 자기 자신에게 할 수 있다는 기운을 불어넣으며 한동안은 그렇게 잠을 안 자고도 계속 일을 해 나간다. 하지만 계속 하면 할수록 일이 점점 그르치기 시작한다. 특히 집중력을 요구하는 일이나 어려운 의사 결정이 필요한 일 같은 복잡한 일들을 동시에 계속하다 보면 의식은 매우 급격하게 흐트러진다. 그리고 결국에는 제대로 반응해야 할 것들을 놓치고 매우 중요한 신호도 무시하는 지경에 이른다.

생체시계 느끼기

한밤중이 되어도 잠을 자지 않고 20시간 정도 깨어 있으면 몸과 정신의 기능이 심하게 떨어진다. 혈중알코올농도가 0.05퍼센트일 때와 비슷할 정도로 나빠지는데 이 수치는 운전을 더는 할 수 없는 상태다. 그쯤부터 4시간 정도 더 깨어 있으면 실수를 저지르거나 깜빡 조는 지경에 이르게 되며, 반응 속도도 매우 느려진다. 연휴를 맞이해 운전을 해야 한다든지 기타 의식이 선명한 상태로 할 일을 이런 상태에서는 피하는 편이 좋다.

밤이 다 지나갈 때까지 잠을 자지 않으면 뭔가 특별한 일이 일어난다. 아침이 다가올수록 의식이 다시 또렷해지기 시작하고 반응 시간도 점점 빨라진다. 밤새도록 잠을 자지 않은 다음 날은 그 전날과 절대 같지가 않다. 오히려 생체시계가 일하는 게 느껴진다. 3일 밤, 즉 약 72시간 동안 잠을 자지 않고 깨어 있던 사람들은 각성 정도, 반응 시간, 인지 기능 등에서 눈에 띄는 일주기 리듬 패턴을 보였다(앞의 도표 참고). 평균적으로 수면 부족으로 인해 확실히 기능이 많이 떨어진 상태였다. 그래서 밤을 새운 후에는 자동차

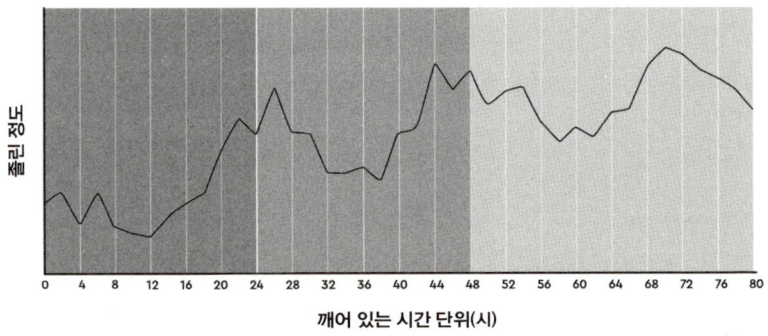

그림12 72시간 동안 잠을 자지 않고 난 후의 졸림 정도를 24시간 패턴으로 나타낸 표. 잠을 자지 않았는데도 생체시계는 아침에는 의식이 깨어 있고, 저녁에는 졸리게 해 준다.

운전이나 기계 조작 등 위험한 일은 피하는 것이 좋다. 그러나 잠을 자지 않았음에도 불구하고 밤보다 낮에 훨씬 상태가 나았는데, 이는 생체시계의 영향 때문이다.

최고의 학업 성과를 내는 시간

지금까지는 주로 성인의 생체시계에 대해 다뤘지만 어린이들도 마찬가지로 몸속에서 생체시계가 작동한다. 3부에서 다루겠지만 나이에 따라 선호하는 수면 시간대가 바뀐다. 특히 12세에서 22세 사이에 엄청난 변화를 겪게 된다. 사춘기를 겪는 10대 청소년들은 점점 저녁형 인간으로 바뀌고, 그로 인해 아침에 일어나기 어려워한다. 학업에 대해서는 말할 것도 없다. 흐로닝언대학교 연구팀이 두 그룹의 학생들을 대상으로 연구한 결과, 이른 아침(오전 8시 15분에서 9시 45분 사이)에 치른 시험에서 아침형인 학생들이 저녁형인 학생들에 비해 평균 1.5점 정도 높았다. 좀 더 늦은 아침(오전 10시에서 12시 15분 사이)에 치른 시험에서도 결과는 비슷했지만, 두 유형 사이의 성적 차이는 0.3점 정도로 작아졌다. 하지만 이른 오후(12시 45분에서 3시 사이)에 치른 시험에서는 아침형이나 저녁형이나 다 같이 좋은 성적이 나왔다. 아침형이든 저녁형이든 학생들 사이에 근본적인 학업성적 차이는 없었지만, 저녁형 학생들은 아침형 학생들과 비교해서 시험을 치르는 시간 때문에 사실상 불이익을 받는 셈이다. 저녁형 학생들의 뇌는 아직도 한밤중이나 다름없었다. 말하자면 마치 일반적인 유형의 사람들이 새벽 5시에 시험을 보는 것과 흡사했다. 시험을 보는 시간대가 성적에 미치는 영향은 무슨 과목의 시험을 보았는지에 따라서도 달라진다. 저녁형 학생들과 아침형 학생들의 평균 성적을 살펴보니, 저녁형 학생들은 수학이나 화학, 생물 등 과학 과목에서 점수가 낮은 편이었다. 이런 과목들은 모두 추상적인 사고, 논리력과 비판적인 사고를 요구한다는 공통점이 있다. 언어, 역사, 지리 등 일반적인 과목들은 저녁형이나 아침형이나 평균 점수가 별로 차이 나지 않았다. 네덜란드의 한 학교에서 작은 실험을 진행했는데, 시험을 더 이상 이른 아침에 치르지 않고 늦은 아침이나 오후에 치뤘더니 1년 동안 학생들의 평균 점수가 전체적으로 0.3점 상승했다! 생체시계로 인해 발생한 격차를 간단한 방법으로 해결한 셈이다.

아침 우울감을 만드는 생체시계

기분은 주로 처한 상황에 따라 바뀐다고 생각하기 쉽다. 날씨가 좋다든지, 주변 사람들이 상냥하게 대해 준다든지, 일, 건강, 재정 상황 등 아무런 걱정 근심이 없다든지. 이렇다면 기분이 안 좋아질 이유가 뭐가 있겠는가? 하지만 사람의 기분 역시 부분적으로는 생체시계 리듬의 영향을 받는다. 대부분 눈 뜨자마자 기분이 좋은 상태로 아침을 맞이하지는 않는다. 말하자면 그냥 그런 기분이다. 다행히도 기분은 보통 금방 좋아지는데, 평균적인 사람은 잠에서 깬 지 1시간 내로 기분이 점점 나아진다. 그러고 나서 일반적으로 일과가 끝날 때까지 꽤 안정적인 기분으로 하루를 보내게 된다. 시간이 지날수록 수면 빚이 점점 증가하여 기분을 망칠 수도 있지만, 그런데도 기분은 상당히 긍정적으로 유지된다. 이 역시 생체시계의 영향을 받은 결과다. 하지만 저녁 (너무) 늦게까지 깨어 있게 되면, 피곤함이 말할 수 없이 쌓여갈 뿐만 아니라 기분 또한 급격하게 나빠진다. 시간을 알 수 없는 방에서 진행된 한 실험에서, 실험에 참여한 이에게 시간을 알려 주지 않고 단지 13시간 반 동안 깨어 있고 6시간 반 동안 잠을 자도록 했더니 실험에 참여한 자들의 기분에서 리듬 패턴을 뚜렷하게 볼 수 있었다. 24시간에 걸친 평균적인 기분의 패턴은 80퍼센트 정도는 깨어 있는 시간과 생체시계상 시간의 조합으로 설명할 수 있다.

    누구든지 아침 우울감을 겪기는 싫을 것이다. 이를 최대한 방지하려면 가능한 한 자신의 생체 리듬 유형에 맞춰서 잠을 자고 깨는 것이 중요하다. 이는 진짜 극심한 저녁형 인간이 주중에 어려움을 겪는 이유이기도 하다. 너무 일찍 일어나면 인지 기능이 떨어질 뿐만 아니라 기분까지 나빠진다. 그러다 보면 저녁형 인간은 아침의 우울한 기분을 떨쳐내는 데 몇 시간이 걸릴 수도 있다.

저녁형 인간만 기분 패턴에서 불이익을 당하는 것처럼 보일 수도 있다. 하지만 반대로 아침형 인간은 저녁 시간대에 늘 뭔가 아쉬운 기분이 드는 것도 사실이다. 아침형 인간의 생체 리듬은 좀 더 일찍 돌아가기 때문에, 아침형 인간들은 다른 사람들에 비해 긴 하루를 보낸 후 찾아오는 피로를 쉽게 이기기 어렵다. 그래서 아침형 인간은 저녁에 기분이 많이 처지곤 한다. 예를 들어, 파티와 같이 저녁에 주변 사람들과 함께 시간을 보내는 상황에서는 아쉬운 일이 벌어질 수 있다. 저녁 시간의 사교활동이 점점 힘들어지기 때문이다.

직장에서 생체 리듬 활용하기

각성 정도, 인지 수행 능력, 심지어는 기분까지 수면-각성 리듬과 생체시계의 영향을 받는다면, 직장에서의 생활은 어떨까? 이미 앞에서 식곤증에 대해 언급했던 것처럼 직장인들은 오후에 피곤함을 많이 겪는다. 식곤증으로 집중력에 방해를 받는 시간대가 오면 산책이나 커피, 간식, 잠깐의 수다 등 소소한 활동을 통해 피곤함에 대응하는 것이 중요하다. 그리고 직장에서는 생체 리듬 유형에 따라 늦은 출근이 알맞은 동료들과 이른 출근이 잘 맞는 동료들이 뚜렷하게 구분된다. 누가 아침에 우울감을 느껴 책상에 일찍 앉지 말아야 할 사람인지, 아니면 그래도 괜찮은 사람인지 모두 쉽게 알 수 있다. 이러한 차이가 왜 발생하고 어떻게 극복해야 하는지 알게 된다면 직장에서 좀 더 편안하게 시간을 보낼 수 있을 것이다. 또한, 만약 상사가 이런 과학적 지식을 잘 깨우치고 있고 유연근무제를 할 수 있는 환경이라면, 직원들이 각자 최적의 시간대에 따라서 유연하게 일하는 것도 좋다. 직원들의 생산성, 복지, 건강 등이 개선될 것이고 더 나아가 출퇴근 시간대의 교통체증도 줄어들 것이다.

일의 효율성 측면뿐 아니라, 외모나 성격 등도 하루 내내 항상 같지 않다는 점을 알고 있다면 사회생활을 하는 데 도움이 될 것이다. 누군가에게 좋은 인상을 심거나 다른 이를 설득해야 하는 일이 있다면, 아침형 인간은 아침에, 저녁형 인간은 저녁에 하는 게 낫다. 말할 때의 자세, 유려하게 말하는 기술, 기분, 다른 이에게 반응하는 속도 등 모든 행동이 시간대에 따라 차이가 나기 때문이다. 거기다가 내가 지금 누구를 상대로 대화하는지도 많은 차이를 만들어 낸다. 대화의 상대방이 아침형 인간이라면 그 사람은 아침 시간대에 자신이 듣는 말을 더 잘 받아들이고, 저녁형 인간이라면 저녁 시간대에 그러하다. 전체적으로 보면 너무 복잡한 이야기일 수도 있지만 생체시계에 대한 지식을 잘 활용하면 도움이 될 수 있다. 그러니 직장에서 발표를 해야 한다면 '언제' 해야 할지 시간대를 잘 선택하고, 듣고 있는 이들의 '유형'에 대해서도 긴밀히 살펴보자.

결국, 발생하는 사고

그러니까 생체시계는 하루 중 가장 좋은 시간이 언제인지 등 우리가 하는 일의 성과에 매우 결정적이다. 생체시계에 충분히 귀를 기울이지 않고 마음대로 시간을 정해 밤중에 일한다든지 이른 아침에 일하게 되면 잠을 충분하게 잘 수 없고, 사고가 날 확률이 급격하게 높아진다.

다수의 유럽 사람을 상대로 한 어떤 연구를 보자. 나라에 따라 다르지만, 교통사고의 6~34퍼센트는 피곤이나 수면 문제가 직접적인 원인이었다. 피곤으로 인한 교통사고는 주로 밤에 많이 발생한다. 자정에서 오전 6시 사이의 시간대에 오전 10시부터 오후 8시까지의 시간대보다 4~5배 더 많은 사고가 발생한다. 밤 시간대는 하루 중 교통량이 제일 적은 때임에도 불구하고 말이다.

하지만 자동차 사고뿐만 아니라 운전 중 실수 역시 낮보다 밤에 더 자주 발생한다. 계기판을 잘못 보는 실수는 낮보다 밤에 2배 더 자주 일어나며, 특히 오전 2시에서 4시 사이에 그 빈도가 높다. 전반적으로 자동차 사고나 운전 중 실수는 식곤증이 몰려오는 낮 시간대에도 소폭 증가한다. 또한, 운전 시간이 길어질수록 사고 위험이 커진다. 특히 밤에 지루한 장거리 운전을 할 때 사고 위험이 증가하는데, 운전자의 나이가 어릴수록 그 위험이 더욱 크다. 스칸디나비아에서 장거리 운전을 하는 기관사 11명을 대상으로 한 실험에서 11명 중 4명이 운전 중 졸았던 경험이 있었다. 그중 2명은 중요한 신호에 제대로 반응하지 못한 것으로 나타났다.

밤처럼 생체시계상 효율적이지 않은 시간대에 일하면 수면 부족까지 더해져 대참사로 이어질 수 있다는 증거가 있다. 1979년에 미국 펜실베이니아의 쓰리마일섬Three Mile Island 의 한 핵 발전소에서는 아침부터 노심용융meltdown 이 일어나는 사고가 발생했다. 전날 밤에 야간 근무를 하던 직원들이 새벽 4시에서 6시 사이에 발생한 기계적인 결함을 미처 발견하지 못해서 벌어진 사고였다. 1985년 미국의 다른 두 발전소에서도 비슷한 사고가 발생했는데, 이 역시 밤 동안 벌어진 실수가 원인이었다. 오하이오주의 한 원자로는 오전 1시 35분에 발생한 냉각수 완전 누설로 결국 자동 폐쇄되는 지경까지 이르렀다. 발전소 기사 한 명이 실수로 잘못된 버튼을 누르는 바람에 상황이 더욱 악화하였으나 해결책을 찾고 나서 안정을 되찾았다. 같은 해, 캘리포니아의 다른 원자로에서도 비슷한 일이 벌어졌다. 기술적인 결함, 경험 미숙, 사람의 실수와 느릿느릿한 대처 등 여러 가지 요소들이 겹치는 바람에 원자로를 다시 제어하는 데까지 오랜 시간이 걸렸다. 1986년의 체르노빌 원자력 발전소 폭발 사고는 공식 발표에 의하면 오전 1시 23분에 사람이 저지른 실수로 인해 시작되었다. 사고에 관해 공개된 정보만으로는 사고의 직접적인 원인이 수면 부족으로 인한 실수라고 단정할 수 없지만, 사고가 발생한 시간대는 주목할 만하다.

이와 대조적인 예시로는 1986년에 발생한 챌린저 우주왕복선 폭발 사고와 컬럼비아 우주왕복선 발사 직후 사고가 날 뻔한 사건에 관한 각각의 공식 보고서를 들 수 있다. 챌린저 우주왕복선 사건은 항공교통센터 선임 책임자들의 수면 부족이 시간적 압박, 평소와는 달랐던 근무 시간대, 즉 너무 이른 아침 시간 등과 합쳐져 결국 발사 도중 인명사고가 발생하는 참극의 원인이 되었다고 한다. 컬럼비아호는 발사 5분 전 재급유 과정에서 18,000파운드의 액화 산소가 누출되었는데, 이는 발사 31초를 남겨 놓고 다른 이유로 발사가 중단된 후에야 발견되었다. 여기서도 마찬가지다. 기술자의 피로감이 원인으로 지목되었다. 그는 그 시점에서 이미 11시간 동안 근무하고 있었으며, 이날은 자신의 인생에서 세 번째 12시간 야간 근무였다고 한다.

생체시계의 역할과 수면 부족이 우리 뇌 활동과 안전에 대한 위험성에 미치는 영향 등에 대한 인식이 커지면서 중요한 업무를 계획할 때 안전을 도모하기 위한 장치가 마련되어야 한다는 목소리 역시 커지고 있다. 하지만 업무와 관련이 있든 없든, 우리가 최적으로 활동하기 어려운 시간대에 일어나는 사고가 여전히 잦다. 이에 관심을 가지고 야간 근무를 제한하거나 개선하는 제도적 장치 도입이 시급하다.

최고의 성과를 내기 위한 팁

- 운동 시작 전에는 항상 준비운동이 필수다. 특히 아침 시간대의 운동 성과를 높여 준다.
- 원래와는 다른 시간대로 생체 리듬 유형을 바꾸고 싶다면, 빛, 영양분, 운동 등 다양한 자이트게버들을 이용해라.
- 훈련 시간대를 다양하게 해서 아침과 저녁 사이의 성적 차이를 줄여 보도록 노력하자. 특히 저녁형 인간이라면 확실히 좋은 결과를 얻을 수 있을 것이다.
- 대회 일정이 발표되고 나면, 몇 주 전부터 훈련 시간을 그에 맞춰 조정하는 것도 좋다.
- 같은 팀 팀원들이 아침형인지, 저녁형인지 분석해 보자.
- 운동 종목과 경기에 따라서, 아침형이나 저녁형 인간 각각의 생활 방식에 대한 특별한 지침을 마련하는 것도 좋다. 훈련 시간을 바꾸면 성적을 향상하는 데 도움이 될 것이다.
- 체중 감량을 하고 싶으면, 오후나 저녁 시간대 운동이 좋다.
- 업무: 출퇴근 시간 등 개인의 리듬에 맞춰 업무를 맡게 하라. 유연 근무제를 도입하면 직원들의 만족도, 건강, 생산성 등이 높아질 것이다.
- 될 수 있으면 10대 청소년이나 대학생들에게는 아침 시간대에 성과 중심의 활동을 시키지 말고, 시험은 오후 시간대에 보는 것이 좋다.

- 잠에서 깬 직후에는 수면 관성이 올 수 있다는 점을 유념하자. 즉, 잠에서 깨자마자 바로 뇌가 효율적으로 작동하는 것이 아니라는 말이다. 자동차 운전이나 중요한 일을 시작하기 전에 일정 시간을 가지는 게 좋다.
- 복잡한 일은 아침형 인간이라면 아침에, 저녁형 인간이라면 저녁에 하는 것이 좋다. 자신에 맞게 하루 계획을 짜서 업무 효율성과 만족도 두 마리 토끼를 잡자.
- 밤에는 중요한 업무를 하지 않는 게 낫다. 실수와 사고의 위험이 항상 도사린다.
- 다른 사람을 설득하거나 좋은 인상을 주고 싶으면 자신만의 최적의 시간대를 골라라. 아침형 인간은 아침에, 저녁형 인간은 저녁에 더 좋은 인상을 남긴다.

PM18:00 - 00:00

질병과 건강

진짜로 완벽한 하루라면, 아플 일도 없다. 하지만 불행하게도 우리 몸은 이따금 병에 걸린다. 저녁은 질병뿐만 아니라 이상하게도 이런저런 통증으로 고생하는 시간대이기도 하다. 그렇기에 치료를 위해 생체시계를 고려하는 일주기 의학^{circadian medicine} 과 시간요법이 더욱더 많은 관심을 끌고 있다. 통증 역치, 발열 증상, 천식, 피부 상처, 항암치료, 두통, 알레르기뿐 아니라 백신을 접종하는 시간과 백신의 효과 사이의 관계 등 많은 면에서 생체시계와 질병의 관계를 볼 수 있다. 그리고 앞으로 적용하게 된다면 다가올 미래에는 위에 나열한 요소들에 대한 의학적인 치료법이 나날이 개선될 것이다.

면역계의 리듬

질병과 우리 몸의 면역 체계는 떼려야 뗄 수 없는 관계다. 우리 몸속 면역 체계는 감염과 싸우고, 상처를 치료하고, 병원성 불청객들과 싸우고 경로 이탈한 세포들(암으로 자라날 가능성이 있는 세포)을 청소하는 등 밤낮으로 분주하다. 이를 위해 우리는 선천적 면역 체계와 순응적 면역 체계를 가지고 있다. 순응적 면역 체계는 침입자들을 대비해 보호 장벽을 쌓는다. 예를 들어 수두를 유발하는 바이러스(수두-대상포진 바이러스)에 한 번 감염되고 나면 순응적 면역 체계는 이를 기억하고 있다가 다음번에 다시 감염되었을 때 더 빨리 대처한다. 이제 순응적 면역 체계가 바이러스를 재빨리 처리하므로 우리는 (거의) 다시는 같은 병에 걸리지 않는다. 반면에 선천적 면역 체계는 우리 몸에 침입하는 나쁜 균들과 위험을 감지하는 세포와 단백질들로 이루어져 있다. 선천적 면역 체계는 특별한 물질들을 이용해 나쁜 침입자 세포들을 '먹든지', 아니면 이에 맞서 싸우는 백혈구leukocytes를 지녔다. 우리 몸의 면역 체계가 생체시계의 영향을 받는다는 점을 처음 관찰한 것은 1946년의 연구로, 일정 시간대에는 백혈구가 많이 존재하고 그 외 다른 시간대에는 거의 안 보인다는 사실을 발견했다. 우리 몸의 백혈구 수치는 초반에 증가했다가 휴지기가 끝날 무렵에는 매우 낮아져 있었다. 그 후 얼마 지나지 않아서 과학자들은 활성기 때 설치류에게 병원성 박테리아를 투여했더니 죽음에 이른다는 사실을 발견한다. 휴지기에는 같은 양을 투여해도 죽지 않았는데 말이다. 현대를 사는 우리는 이제 면역 체계가 전체적으로 낮과 밤의 리듬을 띤다는 것을 안다. 그리고 이로 인해 통증과 회복의 리듬 패턴이 형성된다.

열이 나는 밤

우선, 발열이란 우리 몸이 안에서 무언가와 싸우고 있다는 첫 번째 징조다. 체온이 높아지면 우리 몸은 더 빠르게 작용하는 과정을 통해 침입자와 더 잘 싸우게 된다. 아프지 않은 평상시의 체온은 일주기 리듬을 띠는데, 열이 날 때도 마찬가지다. 이 말은 열이 하루 내내 높은 상태를 유지하지만은 않는다는 뜻이기도 하다. 아침은 하루 중 체온이 제일 낮은 시간대이기에 아침이 되면 열이 내린다. 아니면 낮아졌다 시간이 흐르면서 점점 나빠져 잠자리에 드는 밤이 되면 열이 올라 땀이 나고 의식이 흐려지기까지 한다. 그러니 여러분 자신 또는 자녀가 열이 날 때 열의 이런 특성을 기억하면 좋다. 아침에 조금 나아졌다 해도 열이나 질병이 완전히 나았다는 뜻은 아니다. 그러니 꼭 해열제를 시간에 맞춰 먹고 밤에 열이 최고로 심해지는 시기를 대비하는 편이 좋다.

열이 오르내리는 것 이외에도 질병에 걸리면 통증, 가려움증, 기침 등 다른 증상들로 고통을 겪는다. 불행하게도 밤에는 그런 다른 증상들도 심해진다. 피부, 혈액, 림프, 폐 등 침입자와 싸우는 역할을 하는 우리 몸속 조직들 역시 몸속 시계가 있다. 몸속 조직들 속의 시계는 피부나 폐병 등 온갖 질병의 일주기 리듬을 형성한다.

한밤중의 호흡기 건강

기도를 통해 바이러스나 박테리아가 침투하면 감염이 발생하고, 우리 폐는 이에 맞서 최선을 다해 싸운다. 기침은 침입자나 점액질을 문자 그대로 밖으로 배출하려는 노력의 일환이다. 이로 인해 기관지염이 발생할 수 있다. 폐포가 감염되면 기침을 유발하고 호흡이 가빠지며 통증이 생긴다. 급성 또는 만성 기관지염 증상은 밤에 심해져, 심지어는 거의 잠을 잘 수 없을 정도가 된다. 밤에 증상이 악화하는 것은 놀랍지 않다. 왜냐하면 밤은 폐의 기능이 최저에 이르는 시간대이기 때문이다. 우리가 들이쉬고 내쉬는 숨의 양에도 일주기 리듬이 존재한다. 천식과 같은 많은 폐 질환들이 밤에 더 큰 문제를 일으킨다.

천식 증상에 리듬이 있다는 것은 이미 오래전부터 잘 알려진 사실이다. 천식은 바이러스 하나로 감염되는 질병이 아닌 만성

질환이다. 천식에 걸리면 폐포가 좁아져 호흡이 가빠진다. 천식 환자의 4분의 3은 밤에 호흡곤란을 겪으며, 심지어는 약물을 쓰는데도 그렇다. 폐의 일주기 리듬뿐만 아니라 우리의 생활 습관이나 생활환경 역시 천식에 영향을 끼친다. 우리는 잘 때 수평으로 누워 자는데 그로 인해 침대에 있던 위험 물질들에 계속해서 노출되고, 천식은 나아지지 않는다. 이런 모든 요소가 폐 기능의 일주기 리듬과 합쳐져서 밤이 되면 천식 증상이 심각해진다. 이쯤 되면 잠자리에 드는 게 기분 좋지 않을 지경이다. 잠의 질이 떨어지면 면역 체계도 방해를 받고, 증상은 더욱더 심해진다. 다행히도 천식을 위한 다양한 약들이 나왔고 또 치료를 위한 시간요법도 사용되고 있다. 즉, 가능한 부작용을 줄이고 최상의 효과를 얻기 위해 최적의 시간대에 맞춰 약을 먹는 것이다. 이를 위해서는 환자 스스로 결정하지 않는 것이 중요하다. 자신이 앓고 있는 천식의 유형은 무엇이고 시간요법 일정에 맞춰 약을 어떻게 먹어야 하는지 등 꼭 의사와 상담하길 권한다!

　　천식이 아닌 단순 감기로 인한 기침이라면 저녁 시간대에 진해제 복용을 고려하는 것도 바람직하다. 우리 몸이 감기 바이러스를 완전히 물리치려면 며칠 혹은 몇 주가 필요하겠지만, 밤 시간대의 기침 증상을 어느 정도 완화하는 데는 도움이 될 것이다.

한밤중의 알레르기

　　감기 바이러스는 가려움을 유발하지 않지만 가려움을 일으키는 다른 침입원들도 있다. 예를 들어 가려움을 유발하는 알레르기는 특히 밤에 그 증상이 심해진다. 마치 성가신 모기가 문 것처럼 가려움증이 갑자기 시작된다. 낮 동안은 괜찮다가 밤이 되고 잠에 들려는 순간 가려워진다. 가려움증으로 잠 못 드는 일은 매우 흔하며 집먼지나 꽃가루 등 다양한 알레르기 원인이 있다. 가려움증 외에도 피로감, 코막힘, 호흡곤란, 콧물 등 알레르기의 증상은 다양하고 밤에서 새벽으로 넘어갈 때 증상이 제일 심해진다. 이는 다양한 호르몬 수치가 상승했다 내려가는 것과 관련이 있다. 코르티솔, 아드레날린, 노르에피네프린은 낮 동안 수치가 최고조에 달했다가 한밤중에는 최저치로 내려온다. 이 호르몬들이 염증 반응

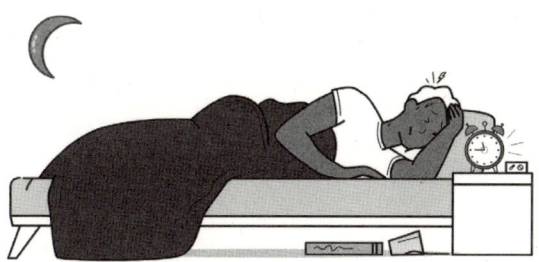

그림13　알레르기를 앓고 있다면 가려움증 같은 많은 증상은 특히 밤에 심해진다. 이는 생체시계와도 깊은 연관이 있다.

을 억제하는 역할을 해 호르몬 수치가 내려오자마자 염증 반응들이 발생하는 것이다.

반대로 히스타민은 밤에 최고조에 달하는데, 그로 인해 가려움증이 나타난다. 코르티솔과 아드레날린의 효과를 모방하는 글루코코르티코이드 계열이 있는 반면에 대부분의 알레르기약은 항히스타민 계열로 가려움증을 억제한다. 이 약들은 효과가 빠르며 매일 복용할 수 있다. 알레르기 증상도 호르몬 때문에 밤과 낮의 뚜렷한 주기를 보이므로 치료하는 데 시간요법을 활용할 수 있다. 불행하게도, 항히스타민 계열 약 중에서 아침 대신 저녁에 복용했을 때 효과가 더 커진다고 밝혀진 제품은 한 제품뿐이다. 다른 알레르기 제품들은 특정 시간에 복용하면 효과가 더 커지는지 아직 밝혀진 바는 없지만, 가능성은 충분히 있다. 약을 아침 또는 저녁 등 특정 시간에 복용해서 더 큰 효과를 볼 수 있는지 없는지는 꼭 의사나 약사와 상의하고 시도하기 바란다.

습진, 두드러기, 장미증, 옴, 건선 같은 피부병 또한 특히 밤에 가려움증이 심해진다. 이런 만성 질환들 역시 만성적인 수면 부족으로 이어질 수 있다. 불행하게도, 이런 질병들은 생체시계를 활용하는 요법이 아직 없다. 관련 연구가 계속 진행 중이므로 조만간 그런 질병들에 대한 치료법도 개발되길 고대한다.

백신 접종은 아침에!

백신은 우리 몸이 바이러스 감염에 대항하도록 돕는 역할을 하며, 접종 이후 바이러스에 감염되면 더는 아프지 않거나 덜 아프게 된다. 백신은 면역 체계를 도와 특정 바이러스를 기억하고 그에 대한 저항력을 키울 수 있도록 한다. 이러한 학습된 면역 체계(적응면역)는 우리 생체시계와 긴밀한 연관이 있다. 이러한 원리를 똑똑하게 활용하면 백신을 맞는 데 최적의 시간을 정하는 등 많은 면에서 원활하게 우리 몸을 지킬 수 있다.

예를 들어, 매해 맞는 독감 백신이 있다. 백신을 맞을 때가 오면 아침에 맞는 게 제일 좋다. 더 많은 항체가 형성되어 더 좋은 예방효과를 기대할 수 있기 때문이다. 백신을 맞은 후 그 효과가 더 커지거나 줄어드는 시간대가 있다는 점은 결핵이나 A형간염 역시 마찬가지이며 코로나19 백신 역시 접종 시간대가 중요하다는 징후들이 보인다. 백신 접종 전 수면을 되도록 잘 취하는 것도 중요하다. 백신을 맞기 전 일주일 동안 잠을 충분히 자지 못한 채 접종하면 우리 몸이 백신에 덜 반응해 효과가 감소한다. 그러니 되도록 백신은 아침에 맞고, 무엇보다도 충분한 수면이 중요하다.

상처 치료와 일광욕도 아침에!

　　면역 체계는 상처 치료와도 관련이 있다. 서투른 실수, 사고, 수술 등으로 우리 몸에 간혹 상처가 생기지만 다행스럽게도 대부분 우리 몸의 강력한 자가 치료 능력 덕분에 빠르게 회복된다. 회복되는 동안 상처를 깨끗하게 하고 환부가 봉합되는 다양한 과정들이 일어난다. 새로운 겹으로 피부가 재생되는 이러한 회복이 얼마나 빠르게 일어나는지는 사실 우리가 상처를 입은 시각에 달렸다! 피부세포 속에도 생체시계가 있어 상처를 치료하는 모든 중요한 과정들에 영향을 미친다. 상처 회복 자체는 며칠이 걸리는 과정인데, 세포들 속의 밤낮 리듬 역시 큰 역할을 한다. 상처가 발생한 시간대는 상처가 얼마나 빨리 회복되는지를 결정하며 이런 면에서 밤은 최악의 시간대다. 낮 동안에 발생한 상처는 밤 동안 발생한 상처에 비해 두 배 이상 빠른 속도로 회복된다. 몇몇 경우를 살펴보면 전체 치유 기간 차이는 며칠에서 몇 주로 다양하다.

　　피부 세포 속의 일주기 리듬은 햇빛에 의한 화상에 피부가 예민하게 반응하는 데도 큰 영향을 끼친다. 피부는 멜라닌(멜라토닌과 헷갈리지 말 것)을 생성해서 태양의 UV 광선에 대응한다. 멜라닌으로 일정 부분 보호가 가능하지만, 그런데도 UV 광선이 너무 세면 피부 속 DNA를 파괴해서 피부암까지 발병할 수 있다. 피부 속 생체시계의 특성 때문에 오후 7시에서 9시 사이에 일광욕을 하면 아침 시간대에 일광욕하는 것보다 더 위험하다. 그 시간대에 입은 피해는 더 빠르게 암으로 발전한다. 태양이 하늘 높이 올라오는 어느 시간대든 항상 선크림을 꼭 발라야 하지만, 특히 오후에는 꼭 선크림을 덧발라 우리 몸을 보호해야 한다.

치과 방문은 오후에!

통증에 대한 민감도 그리고 더 이상 통증을 참을 수 없는 순간을 뜻하는 통증 역치는 사람마다 다를 뿐 아니라 시간에 따라서도 다르다. 대부분 통증은 저녁 시간대에 민감도가 올라가고 늦은 저녁과 밤에 최고조에 달해서 더는 통증을 참을 수 없다. 예를 들어 인후통은 낮에는 꽤 견딜만해도 저녁부터는 통증이 조금씩 심해져 잠자리에 드는 시간대에는 너무나도 아프고 불편해서 견딜 수 없게 된다. 한밤중에는 갑자기 칼날로 목을 찌르는 듯한 통증을 느끼며 잠에서 깨면 침을 삼키기조차 어렵다. 그렇게 밤새 고통을 겪다가 아침이 오면 갑자기 통증이 감소한다. 아주 심각한 감염이라면 낮 동안에도 통증이 완전히 사라지지는 않지만, 대부분 많은 유형의 통증은 저녁에 서서히 올라가다가 밤에 최고조에 달하는 리듬을 보여 준다.

인후염 자체가 밤에 점점 더 심해지는 것일까, 아니면 우리가 통증을 더 많이 느끼는 것일까? 아마도 둘 다일 가능성이 크다. 저녁과 밤을 거치며 최고조에 달한 통증 민감도는 아침이 되면 다시 감소하여 낮 동안은 대부분 통증에 대한 민감도가 매우 낮은 상태로 지내게 된다. 특히 여러 차례 실험을 거친 바로는 치통의 경우 이른 오후에 민감도가 가장 낮다고 알려져 있다. 이 시간대에 턱에 국소마취를 하면 제일 효과가 좋으므로, 이때가 치과 진료를 예약하면 제일 좋을 시간대다.

통증을 유발하는 다른 다수의 질병 또한 하루 동안 통증 패턴에 리듬을 보인다. 질병에 따라 리듬의 양상이 다른데, 이는 통증의 원인이 각기 다르고 복잡하기 때문이다. 암 환자가 겪는 통증이나 편두통 등은 대체로 늦은 아침이나 이른 오후 시간대에 나타난다. 그러나 류머티즘 혹은 섬유근육통 환자는 매우 이른 아침에 통증을 호소한다. 당뇨 환자가 주로 겪는 신경통이나 대상포진은 밤에 통증이 최고조에 달하고, 다발증 경화성 환자들은 또한 밤 동안 경련으로 인한 통증이 최악에 달한다. 통증이 아주 강력한 일주기 리듬을 보이는 질환 중 하나는 군발두통cluster headache이다. 군발두통을 앓는 환자 중 80퍼센트는 주기성 두통 발작을, 75퍼센트는 오후 9시에서 오전 10시 사이에 특히 극심한 두통 발작을 경험한다. 거기다 두통 발작은 계절성을 띤다. 이는 아마도 햇빛 노출량이 계절에 따라 바뀌기 때문일 것이다. 주로 봄가을에 제일 심해지는데, 이 두 계절은 낮과 밤의 길이가 극명하게 바뀌는 계절이라는 공통점이 있다. 두통 발작의 계절성 리듬은 적도에서 더 멀리 떨어진 나라일수록 더 강렬하게 나타난다. 이 나라들에서는 밤낮의 길이가 계절에 따라 크게 바뀐다. 군발두통 발작을 겪는 많은 사람들은 밤에 멜라토닌 수치가 낮아지고, 코르티솔 수치가 상승한다. 호르몬의 비정상적인 일주기 리듬, 특정 시간대, 두통 발작의 빈도와 낮과 밤의 길이 등의 뚜렷한 관계는 시교차상핵이 중요한 역할을 하고 있음을 시사한다. 군발두통은 시교차상핵이 위치한 시상하부에서 발생하기 때문이다. 불행히도 정확한 원인은 아직 밝혀지지 않았기 때문에 시간요법의 관점으로 접근하기는 여전히 어렵다.

저녁에 통증의 리듬이 최고조에 달하는 원인에 대한 설명 중 하나는 우리 몸은 스스로 통증을 완화하는 기능이 있어서 자연적인 진통 물질을 분비하는데, 이러한 소위 내인성 아편endogenous opiates 물질은 낮과 밤의 주기를 띠어서 아침에는 그 양이 많아지고 저녁에는 적어진다는 것이다. 이를 통해 알맞은 시간에 통증을 낮출 수 있다. 이미 1814년에 프랑스의 외과 의사 줄리앙 조셉 비레이Julien-Joseph Virey는 아편에서 추출한 진통제인 라우다눔을 아침보다는 저녁에 복용하는 것이 효과가 더 좋다는 기록을 남겼다. 그 이후로 다양한 진통제의 효과들로 인해 일주기 리듬에서 나타나는 변화뿐만이 아니라, 진통제의 효과가 우리 몸에서 얼마나 빨리 사라지는지(반감기), 그리고 부작용에 대한 가능성은 없는지에 관한 연구들이 뒤를 이었다. 이런 요소들은 모두 투약 시간에 따라 달라진다. 집에서 간단히 먹을 수 있는 파라세타몰, 아스피린, 이부프로펜과 같은 진통제들도 하루 내내 같은 효과를 내는 것은 아니다. 불행히도 진통제를 먹고 최상의 효과를 낼 수 있는 시간을 구체적으로 집어내기는 어렵다. 통증의 종류에 따라 효과가 다르고, 나이와 성별에 따라서도 달라지기 때문이다. 대부분의 급성 진통제는 통증이 제일 심할 때 먹는 게 약효도 가장 좋고 부작용도 가장 적다.

생각할수록 복잡하고 흥미로운 일이지만, 위약(플라세보)의 효과 또한 일주기 리듬을 띤다. 위약은 실제 유효 성분은 들어 있지 않은 약이지만 환자는 그 사실을 모른다. 그러므로 이 약을 먹으면 신체적인 효과를 얻을 수 있다는 심리적인 효과만을 주는 것이다. 놀랍게도 위약을 먹었을 때 통증 신호가 25~30퍼센트까지 줄어들었다. 그러나 위약은 밤에 먹으면 아무런 효과가 없었는데, 이는 심리적인 진통 효과도 생체시계의 영향을 받기 때문이다.

아침에 오는 심장마비

건강하게 살려면 제대로 작동하는 면역 체계뿐 아니라 건강한 혈관과 튼튼한 심장도 중요하다. 그래서 병원에서는 건강검진 할 때마다 거의 매번 혈압을 잰다. 혈관이나 심장에 무언가 문제가 있는지를 알 수 있기 때문이다. 혈압이 조금만 높아져도 심장은 피를 온몸으로 보내는 데 더 힘을 들여야 한다. 혈압은 침대 혹은 의자에서 일어나기만 해도 변하는데 이는 정상이다. 혈압이 너무 심하게 높아지거나 오랫동안 높은 상태를 유지하면 심장에 문제가 일어나거나 장기부전, 뇌출혈 등 심각한 건강 문제의 전조가 될 수 있다. 그렇기에 기회가 될 때마다 혈압을 자주 측정하는 것이 중요하고 가능하면 하루 중 일정한 시간대에 재는 것이 가장 좋다. 혈압 역시 체온과 마찬가지로 안정적이고 두드러지고 쉽게 측정할 수 있는 일주기 리듬을 보이기 때문이다.

    건강한 사람들의 경우, 잠에서 깨기 직전 혈압이 올라가서 피가 충분히 우리 몸을 돌아 뇌까지 흘러간다. 우리가 밤새 오래도록 가만히 누워만 있는 동안 혈액의 흐름도 바뀌어 심장은 뇌에 산소를 보내기 위해 너무 힘차게 일하지 않아도 된다. 잠에서 깨어 일어나면 심장은 우리가 갑자기 기절하지 않도록 중력을 거스르고 충분한 산소를 뇌에 보내기 위해 더 힘차게 일을 한다. 생체시계는 이를 도와 잠에서 깨기 직전에 혈압이 살짝 상승하도록 해준다. 이는 코르티솔 수치가 상승함과 동시에 일어난다. 잠에서 깨고 나면 혈압은 점점 상승해 낮 동안 최고점을 찍는다. 하루가 저물 무렵, 혈압은 다시 떨어져서 밤중에는 최저점에 이른다. 밤중의 혈압은 낮 보다 10~20퍼센트 더 낮다. 낮에는 높아지고 밤에는 낮아지는 혈압의 리듬이 갑자기 바뀌면 이는 심혈관계에 뭔가 문제가 발생했다는 신호다. 그리고 혈관에 문제가 발생했다는 신호를 쉽게 무시해서는 안 된다. 심장마비나 뇌졸중의 위험성이 증가하기 때문이다. 밤중에 혈압이 떨어지는 것 또한 매우 중요하다. 만약 혈압이 밤에도 계속 높은 상태를 유지하면 심장마비가 올 가능성이 커지기 때문이다. 이는 생명을 위협하는 문제이므로 혈압약을 잘 복용해야 한다. 오늘날 많은 혈압약을 저녁에 먹으라고 복약 지도하는데, 이는 그렇게 하면 밤중에 혈압이 너무 높게 유지되는 것을 방지할 수 있기 때문이다.

고혈압은 여러 심각한 질병을 일으킬 수 있는 위험 요소다. 뇌출혈, 뇌경색 등의 뇌졸중이나 심장마비는 고혈압으로 인해 일어난다. 물론 다른 요소들도 동시에 작용하긴 하지만 생체시계로 인한 혈압의 변화, 아침 시간대의 활동 등이 어우러져 심장마비가 실제로 일어나게 만드는 마지막 '일격'이 될 때가 많다. 뇌졸중이나 대동맥 등의 혈관 파열, 혈전증 발작 등은 주로 아침에 발생한다. 심장마비 역시 아침 시간대에 발생하는 비율이 유의미하게 높다. 하루를 6시간씩 네 개의 큰 시간대로 나눴을 때, 하나의 시간대마다 25퍼센트의 심장마비를 예상할 수 있다. 하지만 심장마비를 겪은 수천 명의 환자를 대상으로 한 많은 연구를 보면 심장마비의 30~35퍼센트는 오전 6시에서 12시 사이에 발생했고, 15~20퍼센트는 자정에서 오전 6시 사이에 발생했다는 결과를 볼 수 있다.

따라서 심장질환자들은 반드시 의사와 상의하여 최적의 시간대에 약을 복용하고 하루를 평안하게 시작할 수 있도록 해야 한다.

밤이 무서워요

감정장애Mood disorders는 장기간 지속되는 심각한 정신질환 중 하나이며 상당히 큰 영향력을 가지고 있다. 감정장애와 관계없이 거의 모든 사람의 감정 상태는 종일 일정하지 않다. 여러분도 뇌가 위험이나 문제를 제대로 인식하지 못하는 상황을 경험해 본 적이 있을 것이다. 불안과 공포는 하루 중 늦은 저녁이나 밤에 가장 커진다. 감정의 리듬은 체온의 리듬과 상당히 유사하다. 이른 저녁에는 기분이 좋다가 체온이 최저점에 달하는 한밤중이나 새벽녘에는 매우 우울해진다. 이 말은 낮은 체온이 기분을 우울하게 만드는 원인이라는 뜻이 아니다. 체온과 기분은 둘 다 생체시계의 영향을 받기 때문에 그 리듬들이 서로 평행하게 이어지는 것이다. 더욱이 기분은 수면 부족과 강한 연관이 있다. 피곤하거나 제때 잠을 자지 못하거나 생체시계가 조금만 어긋나도 하루의 기분이 크게 달라지는 것을 경험하게 된다.

예를 들어, 우울증이나 공황 발작을 겪는 환자들은 하루 중 구체적인 시간대에 다른 어떤 때보다 증상이 더 심해지는 경험을 해 봤을 것이다. 우울한 생각은 특히 이른 아침에 매우 심해진다. 병적이든 아니든 간에 우울감의 리듬이 발생하는 근본적인 원인은 여전히 불분명하다. 하지만 중요한 결정 등을 내리기 전에 자신의 상태를 알고 있다면 많은 도움이 될 것이다. 그 외 다른 시간대에는 긍정적인 기분이나 활기찬 감정을 느끼며 자연스레 이익을 얻으면 좋다.

통증을 다스리는 일주기 리듬

자신이 겪는 통증에 일주기 리듬이 발생한다 해도 특별히 어떤 조처를 하기 어려울 수도 있지만, 리듬이 있다는 사실을 인지하는 것만으로도 도움이 된다. 예를 들면 신체검사를 할 때 가능하면 여러 항목을 같은 시간대에 할 수도 있다. 스스로 시간대를 맞춰 혈압이나 체온, 혈액 검사 등을 반복 측정하면 믿을만한 결과를 얻을 수 있다. 어느 시간대에 특히 심하게 문제가 발생하는지를 알고 있다면 의사와 상의할 때도 도움이 되고 그에 따른 처방도 받을 수 있다. 이런 식의 접근법은 의료 분야에서 점점 더 큰 주목을 받고 있다.

생체시계가 건강에 끼치는 영향을 알고 있다면 구체적으로 질병을 치료하는 데 이를 적극적으로 활용할 수 있다. 알맞은 시간대에 빛과 어둠에 적절하게 노출되거나 하루 중 알맞은 시간대에 활동 일정을 짜고 식사 시간을 고정하는 등 일과를 잘 계획한다면, 우리 몸속 일주기 리듬은 더욱 견고해진다. 그러다 보면 수면의 질도 개선되고 여러 신체적 질병을 치료하는 데도 도움이 될 수 있다.

좋은 예로는 병원의 조명 환경을 개선하여 환자들의 회복 속도를 높이는 사례를 들 수 있다. 심장마비로 병원에 오는 환자 중, 창문이나 추가 조명이 있는 방에 입원한 환자들은 창문이 없는 방에 입원한 환자들에 비해 퇴원이 빨랐다. 여성의 경우 하루나 더 일찍 퇴원할 수 있었다. 사용하는 진통제의 양도 감소하고 스트레스도 줄어들었다. 순전히 창문이 있었다는 이유 하나만으로 말이다! 약을 덜 썼다는 것은 비용도 줄어들고 부작용이 일어날 확률도 낮아지며 병으로 인한 고통도 적었다는 뜻이다. 생체시계의 리듬을 통해 어디까지 긍정적인 효과를 누릴 수 있는지 아직 확실하지는 않지만, 전도유망한 연구 분야임은 확실하다. 그래서 병원에서는 가능하면 창문을 많이 설치하고 또 종일 커튼을 열어 두는 것이 좋다.

치료를 위해 약물이 꼭 필요한 경우, 특정 시간에 맞춰 복용하거나 투약하는 치료법을 시간약리학^{chronopharmacology}이라 한다. 특정 시간대에 약물을 복용하여 효과는 증대시키고 부작용은 감소시키는 방법으로, 이를 다양한 상황에 활용할 수 있다. 특히 극적인 효과를 보이지 않거나 부작용이 많은 약도 하루 중 특정 시간대에 복용하면서 약효의 개선을 볼 수 있다. 약을 복용하는 최적의 시간대는 벽에 걸린 시계로 정하는 것이 아니다. 그것은 약을 복용하는 사람의 생체시계 그리고 그 생체시계가 변화에 얼마나 민감한지에 따라 결정된다.

시간약리학은 아직 약리학의 최신 분야다. 앞으로 20년 내로 약 봉투 위에 최적의 복용 시간대를 적은 약의 리스트가 지금보다 확실히 더 길어질 것이다. 몇몇 예를 들어 보면 ADHD약들은 많은 경우 불면증을 초래하므로 아침에 복용하기를 권고한다. 주사 형태로 인슐린을 투여하는 당뇨치료제인 레버미어는 분해가 느린 편이라 밤 동안의 혈당 수치를 조절하려면 저녁에 맞는 게 좋다. 몇몇 HIV/AIDS약들은 저녁에 복용하기를 권장한다. 이 약물들은 특히 졸음이나 어지럼증을 유발하는 편인데 밤에는 졸려도 문제가 되지 않기 때문이다. 혈전을 방지하는 약물인 항혈전제 중 일부는 저녁에 복용하는 것이 권장되는데, 이는 심혈관 문제 대부분이 아침에 발생하므로 약효를 미리 발휘하게 하기 위함이다. 마지막으로 콜레스테롤을 낮추는 일부 약물들은 잠자리에 들기 바로 직전에 먹기를 권한다. 밤 동안 콜레스테롤이 상승해도 약효를 잘 발휘하게 하기 위해서다. 하지만 앞서 언급했듯, 자신이 마음대로 결정하지 말고 의사나 약사와 먼저 상의한 후에 결정하는 것이 좋다.

생체시계를 활용한 건강 팁

- 치과 진료 예약은 이른 오후 시간대로 잡는 것이 좋다.
- 혈액 검사 등 신체검사는 되도록 동시에 하는 것이 좋다.
- 치료할 병의 리듬과 그 질환을 치료할 때 해당 리듬을 고려해야 하는지는 반드시 의사와 상의한다.
- 하루 동안, 그리고 어떤 계절 동안 통증을 언제 느끼고 언제 느끼지 않았는지 일기로 기록을 남기면 좋다.
- 약을 아침 또는 저녁에 먹어야 하는지, 아니면 이를 직접 실험해 볼 수 있는지는 꼭 의사나 약사와 상의해야 한다.
- 잠이 부족하면 병이 심해진다. 잠을 잘 잘 수 있도록 가능한 많은 방법을 시도해 보기 바란다. 낮 동안은 바깥 빛을 많이 쬐고, 침실 온도는 적정하게 유지한다(일반적으로 16~18도 정도). 침구나 베개는 편한 것을 사용하며, 야식은 먹지 말고 알코올도 피하는 게 좋다.
- 독감 백신은 될 수 있으면 아침에 맞고, 백신을 맞기 전 일주일 동안은 충분한 잠을 잔다.
- 열 때문에 잠이 너무 방해받지 않도록 해열제는 최소한 이른 오후쯤에 복용한다.

3 일주기증후군

우리는 매일 생체시계상 '완벽한 하루'에 맞춰 살려고 노력한다. 이상적인 시간에 잠이 들어서 충분히 쉴 때까지 자고, 규칙적으로 식사하며, 아침형인지 저녁형인지에 따라 알맞은 시간대에 알맞은 활동을 하며 최선을 다해 맡은 일을 해낸다. 이런 이상적인 삶은 불행하게도 오늘날 현대 사회에서는 현실적이지 않다. 하지만 본인의 리듬에 따라 살지 못하면 행복한 삶과 건강 모두에 안 좋은 결과를 초래하게 된다. 리듬이 깨진 생활 때문에 건강에 초래한 결과를 우리는 '일주기증후군'이라고 한다. 3부에서는 일주기증후군이 어떻게 발생하는지와 그 부정적인 영향에 대해 다뤄 보기로 한다. 오늘날 네덜란드뿐만 아니라 많은 나라에서는 매일의 리듬에 맞추지 못하고 자연과 동떨어진 삶을 산다. 하루 중 85퍼센트를 실내에서 생활하며 햇빛에 노출되기가 어렵다. 때로는 밤에도 일하고 시간대를 넘어서 해외로 여행한다. 언제 학교에 가고 직장에 가는지, 1년에 두 번 시간대를 바꿔야 하는지(서머타임) 등 모든 사항을 사회적인 시간대에 완벽히 맞춰서 살아가는 것이다. 이를 '사회적 시계'라고 하지만, 많은 이들에게 이상적인 시계는 아니다.

비동기화된 시계

'사회적 시계', 우리가 살아가는 방식이자 우리가 쉽게 바꿀 수 없는 이런 요소들은 우리 몸속 리듬을 규칙적으로 방해한다. 거의 모든 이들이 살아가면서 한두 번 이상 겪었을 것이다. 사람들은 오직 이따금 쉬는 날에만 본연의 리듬에 맞춰 살아간다.

내부 리듬이 방해받는 것을 '비동기화'라고 한다. 우리의 리듬이 바깥세상의 리듬과 더 이상 일치하지 않게 된 것이다. 이는 내부적인 비동기화로도 이어지는데, 우리 몸의 다양한 리듬들이 더 이상 서로 일치하지 않음을 뜻한다. 예를 들어, 간시계가 시교차상핵과 다른 리듬을 가지게 되는 경우가 있다. 이는 다양한 자이트게버들의 시간대가 서로 일치하지 않고 혼란스러운 신호들을 보내기 때문이다. 리듬들이 서로 정확하게 일치해야 우리 몸의 다양한 과정들이 정확하게 작동할 수 있다.

거칠게 말하자면 우리 몸의 과정들은 대사 과정, 심혈관계, 수면, 방어기제, 세포의 성장과 발전, 정신적 과정, 호르몬계 등 여러 가지 영역으로 나눌 수 있다. 이 모든 영역은 비동기화된 생체시계의 영향을 받으며, 그 결과 장기적으로는 해당 영역에 병이 발생하게 된다. 일주기증후군을 막기 위해서는 방어가 최상의 방책이다. 하지만 일주기증후군이 이미 발생했다 해도 너무 늦은 것은 아니고 생활 습관 개선을 통해 충분히 나아질 수 있다.

사회적 시계는 생체시계에 항상 우호적이지만은 않다. 우리는 나이에 따라 각기 다른 상황에서 이를 실감한다. 예를 들어 여름방학이 시작되거나 근무 시간대가 바뀌면 우리는 가끔 시계

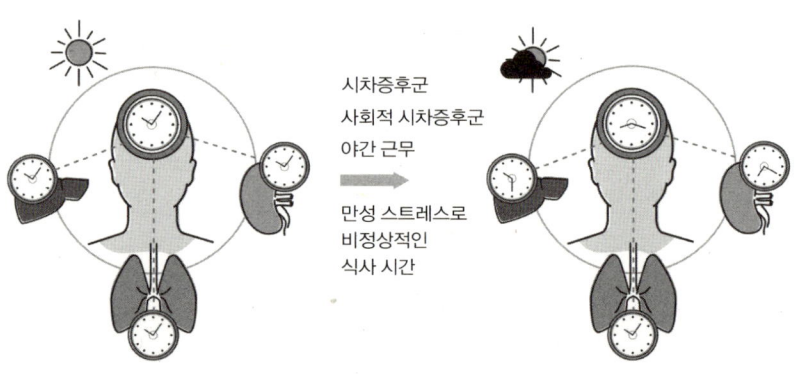

그림14 우리 몸의 모든 시계는 바깥세상의 24시간 환경과 적절히 조화를 이룰 때 가장 기능을 잘한다. 시계가 방해받으면 온갖 종류의 건강 문제가 복합적으로 발생하는 일주기증후군을 초래한다.

를 거스르는 듯한 느낌을 받는다. 이는 우리 행동이 변화한 결과고, 사회적 시계가 생체시계를 다루는 방식이다. 주중과는 달리 주말에 늦게 자고 늦게 일어난다면 매주 사회적 시차증후군을 겪게 된다. 이는 우리의 생체시계를 건강하지 않게 다루는 방식이다.

생체시계의 기능에 영향을 끼치는 요소 중 어떤 것들은 우리가 직접 통제할 수 없다. 예를 들어, 나이 들거나 병에 걸리면 생체시계가 방해를 받는다. 나이를 먹으면 시계의 기능도 점점 떨어진다. 그리고 암처럼 심각한 병에 걸리면 내부 리듬이 비동기화 되는데, 이로 인해 병이 더욱 심각해지기도 한다. 나이나 질병으로 인해 생체시계가 방해를 받을 때 우리는 무엇을 할 수 있을까? 일주기증후군을 방지하거나 물리치기 위해 우리 삶의 방식이나 활동을 어떻게 개선할 수 있을까? 더 나아가서 시간대를 거슬러 가는 해외여행이나 야간 근무처럼 생체시계를 거스르는 행동을 하면 우리에게 어떤 영향을 끼칠까?

시차증후군

시간대가 다른 나라로 여행을 떠나 봤거나, 해외에서 이제 막 귀국해 본 경험이 있다면 몸속의 생체시계가 생생히 느껴지는 경험 또한 해 봤을 것이다. 낮에 피곤이 몰려오고, 아침에도 쉽게 잠에서 깨지 못하거나 이른 새벽부터 눈이 말똥말똥해지곤 한다. 그뿐 아니라 식욕도 완전히 바닥을 치고 한밤중에 갑자기 화장실에 가거나 짜증과 무기력함을 느끼기도 한다. 두통, 장의 불편함을 겪기도 하며 집중력도 업무 성과도 떨어진다. 주말 동안 찾아오는 시차증후군은 성가시기는 해도 특별히 문제가 되는 것은 아니다. 스스로 시간을 조정해서 극복할 수 있기 때문이다. 하지만 출장을 갔는데, 시차증후군을 겪고 있음에도 불구하고 업무 수행을 잘해야만 하는 상황이라면 확실히 많은 난관을 겪게 된다. 프로 선수들처럼 일 때문에 이동을 많이 하는 사람들은 시차로 인한 피곤을 최소화하면 도움이 된다.

'여행으로 인한 불편함'은 시차증후군과 여행 피로감 두 유형으로 구분할 수 있다. 둘 다 낮에 졸리거나 아니면 너무 극심한 피곤으로 나타난다. 시차증후군은 두 개 혹은 세 개 이상의 시간대를 거슬러 여행할 때 나타나는데, 여행 피로감은 시간대와는 아무런 관련이 없다. 주로 (여러 차례)장거리 여행을 할 때 발생하며, 케이프타운행 비행기를 타거나, 프라하로 기차여행을 가는 것처럼 [우리로 치면 일본이나 중국처럼 시간대가 별로 차이가 나지 않는 곳들—옮긴이] 시간대를 많이 건너는 여행이 아니라도 나타난다. 너무 오랫동안 여행을 하면 제대로 된 잠을 제때 자기 어렵고 겨우 낮잠 몇 번 자는 정도에 그쳐 몸이 너무나도 피곤해지는 것이다. 이 경우는 도착지에서 깊은 잠을 자고 수면 빚을 청산하면 문제가 해결되지만 시차증후군은 다르다. 단순히 잠을 잘 잔다고 증상이 개선되지 않는다. 도착지에서 정상적인 시간대에 잠을 자는 그 자체가 문제를 발생시키기 때문이다. 이동하는 동안 쌓인 수면 빚이 너무 커서 도착한 첫날은 그럭저럭 잘 자지만, 그 후 며칠은 원하는 시간에 쉽게 잠들거나 깰 수 없다. 이럴 때 우리 몸속 생체시계의 존재가 어느 때보다 강하게 느껴진다.

시차 적응은 왜 힘들까?

다른 사람들보다 시차증후군으로 인한 불편을 특히 더 호소하는 사람들이 있다. 이런 불편함은 어디서 오는가? 여행을 떠나는 순간의 우리 몸은 여행을 떠나기 직전 머물렀던 나라의 빛-어둠 주기와 동기화되어 있다. 그 후 몇 시간 동안 비행을 하고 나면 우리 몸의 생체시계에게는 새로 도착한 나라의 낮-밤 사이클에 갑자기 맞춰야 하는 상황이 벌어진다. 이렇게 갑작스러운 변화를 겪다 보면 우리 몸의 시계들 즉, 마스터시계와 말초시계 그리고 (새로운) 바깥세상과의 비동기화가 일어난다. 시계들이 새로운 시간대에 맞추는 데는 평균적으로 하루가 걸린다. 우리 몸의 시계들은 모두 같은 속도로 돌아가지 않고, 시교차상핵은 특히 말초시계들보다 느리게 돌아간다. 또, 어디로 여행하는지도 중요한 요소다. 대부분은 서쪽으로 갔을 때 적응하기가 쉽다. 마지막으로, 우리가 아침형인지, 저녁형인지도 적응 능력에 영향을 끼친다.

시간대를 건너 여행하면서 생기는 급격한 혼란은 여러 수면 문제를 초래한다. 졸리지 않아야 할 시간에 너무 졸리고 자야 할 시간에 너무 잠이 안 오는 식이다. 서쪽으로 여행을 떠나면, 예를 들어 네덜란드의 스히폴공항에서 뉴욕으로 간다면, 바깥세상은 생체시계보다 6시간이 느리다. 몸속 시계는 오후 11시라고 인식해서 지금 당장 잠자리에 가야 한다고 외치고 있지만, 뉴욕은 아직 오후 5시에 불과해 잠들기에는 어색한 시간일 수 있다. 그렇다면 그때부터 진짜 밤이 오기까지 깨어 있기가 어렵긴 해도 어떻게든 참는다. 몇 시간이 지난 후, 현지 시각에 따라 잠자리에 들면 잠에 빠져들기는 쉽겠지만 그때부터 8시간을 연달아 자기란 또 다른 문제다. 8시간을 연달아 자고 나면 생체시계는 오전 7시가 아니라 오후 1시다. 그렇게 대부분은 잠을 깊게 자지 못하고 금방 깨어나게 된다. 그래서 잠에서 깨면 현지 시각으로는 아직 오전 2시나 3시에 불과하지만, 더는 잠을 잘 수 없는 상황이 벌어진다. 침대에서 제대로 눈을 붙인 시간은 불과 얼마 안 되는데도 말이다. 처음 며칠 동안은 밤마다 너무 덥다든지(체온이 올라가서), 너무 배고프다든지(말초시계가 아침 먹을 시간이라고 알리기 때문에), 아니면 뇌가 이것저것 신호를 보내는 통에 제대로 잠이 들기 어렵다. 그러다 보면 충분히 잠을 못 자서 수면 빚이 어마어마하게 올라가 (늦은)오후 무렵에는 넋이 나간다. 이른 저녁에 불과한데도 몸속의 시계는 지금이 (바깥세상보다)늦은 시간이라고 인식하며 잠자리에 들라고 알려댄다.

    동쪽 방향으로 여행을 떠나 보자. 스히폴공항에서 베이징으로 날아간다면 이제는 다른 방향으로 7시간의 시차가 발생한다. 이런 경우 완전히 정반대의 문제가 발생한다. 베이징의 시계는 이제 잠자리에 들 시간, 예를 들어 지금이 오후 11시라고 알린다 해도 생체시계는 아직 분주한 오후 시간대, 대략 오후 4시 정도라고 생각할 것이다. 몸은 아직 준비가 덜 되었기에 잠에 쉽게 들기 어렵다. 몇 시간 동안 이리저리 몸을 뒤척이다가 겨우 잠이 들지만, 베이징의 시간에 따르면 이제는 잠에서 깰 시간이 온다. 종일 잠으로 시간을 보내고 싶지 않다면 현지 시각에 따라 잠자리에서 일어나야 한다. 기분은 최악이다. 가장 깊은 잠을 자야 할 시각, 즉 생체시계상 한밤중이 현지에서는 일어나야 할 시간이기에 피곤은 쉽게 가시지 않는다. 잠에서 깨지 말라고 생체시계가 계속 주는 어마어마한 압력에서 벗어나기 위해 알람 시계를 몇 개씩 맞춰놔야 할 판이다. 꼭 정시에 일어날 필요가 없다면 생체시계상 충분히 만족할 때까지 잠을 잘 수도 있다. 하지만 그러다 보면 이른 오후까지 잠을 자게 된다. 생체시계상 정상적으로 오전 7시에 일어나더라도 베이징의 시간으로는 이미 오후 1시다. 이 문제는 쉽게 해결되지 않는다. 생체시계가 새로운 시간에 맞출 때까지는 생각보다 오랜 기간이 걸리기 때문이다.

　　　서쪽으로 가는 여행이 동쪽으로 가는 여행보다 쉬운 이유 또한 생체시계와 관련이 있다. 서쪽으로 가는 여행, 네덜란드에서 뉴욕으로 간다면, 네덜란드 시간대보다 '늦은' 시간대로 들어가게 된다. 생체시계는 새 시간대에 맞추기 위해서 '느려지면' 된다. 평균적으로 24시간 주기보다 더 느리게 작동하면 맞출 수 있는데, 이는 시계를 빠르게 돌리는 것보다 쉽다. 저녁형 인간은 서쪽으로 여행할 때 특별히 문제가 없는 편이다. 저녁형 인간의 시계는 이미

'느린 시계'기 때문이다. 반면 동쪽으로 여행을 가면 새로운 시간대는 '빠른' 시간대고 이 시간대를 따라잡으려 노력해야 한다. 시계를 빠르게 당기기란 더 힘들다. 시계 사이클이 24시간보다 짧은 주기를 가진 (소수의) 사람들을 제외하면 말이다. 이들은 진짜 아침형 인간들이다. 대부분은 동쪽으로 여행을 갔을 때 새 시간에 적응하기 위해 더 많은 시간이 필요하다. 여행 계획을 짤 때 이 점을 고려하면 좋다.

여행 중 생체시계 맞추기

프로 선수나 사업가, 예술가 혹은 승무원 들처럼 업무상 주기적으로 시간대를 넘나들어야 하는 사람들이 있다. 며칠 혹은 몇 주마다 주기적으로 비행을 하다 보면 시계는 끊임없는 혼란을 겪는다. 시계가 제시간에 제대로 맞춰진 적이 없이 수면 부족으로 피곤함만 계속 쌓이기 때문이다. 잦은 비행은 건강과 일의 성과에 큰 영향을 끼친다. 수면 문제는 일상이고, 정신 건강 역시 상당한 문제를 일으킨다. 우울증 역시 정말 흔한 문제다. 때로는 기분이 우울하고 때로는 극도로 명랑해지는 기분장애인 양극성장애로 고생하기도 한다. (만성적인)시차증후군으로 인지 기능이나 신체적 기능이 떨어지면 좋은 성과를 내기가 무척 어렵다. 업무 회의에서 날

카롭고 기민한 성과를 내거나 좋은 경기를 펼치는 일 자체가 중대한 도전이다. 매우 숙련된 올림픽 선수들조차 6시간에서 8시간 시차가 나는 곳으로 여행을 가면 처음 며칠 동안은 체력은 물론이고 전반적인 운동 능력이 떨어진다. 이는 중요한 경기에서 성공을 거둬야 하는 상황에서 결정적인 변수가 될 수 있다.

시차증후군을 극복하기 위해 할 수 있는 일들은 여러 가지가 있으나, 우선 자신이 원하는 바가 무엇인지 정확하게 파악해야 한다. 여행의 목적이나 기간에 따라 해결 방법이 달라지기 때문이다. 시차증후군을 줄이는 쪽이든 예방하는 쪽이든, 출발지의 시간에 이미 적응된 생체시계의 시간을 도착지의 새로운 시간대에 맞춰야 하는데 이는 상당한 수고가 따른다. 이를 위해서는 몇 가지 원칙도 있지만, 어느 정도의 꼼수도 필요하다.

제일 중요한 문제는 새로운 시간에 '동기화'를 원하는지다. 여행 기간은 2일이나 3일에 불과할 수도 있다. 시차가 적을수록(두세 시간) 동기화가 쉽지만, 시차가 많이 날수록 어렵다. 이런 경우라면 완전한 동기화는 사실상 어렵다. 이렇게 짧은 기간에는 할 수 있는 것이 많이 없으므로, 차라리 도착지에서의 일정을 좀 더 영리하게 짜는 쪽이 더 낫다. 예를 들어 중요한 회의 일정은 직접 짜서 자신의 생체시계상 낮 시간대에 맞추도록 한다든지 말이다. 이 말은 도착지 시각으로는 아주 이른 아침이거나 늦은 저녁이 될 수도 있다는 말이다. 하지만 베이징 시각으로 오전 10시에 회의를 한다면 비동기화된 생체시계로는 감당하기 어려울 것이다. 따지고 보면 새벽 3시에 네덜란드에서 회의 일정을 잡지는 않을 테니 말이다. 만약 일정을 직접 짜기 어렵다면 낮잠을 이용하는 방법도 좋다. 낮잠을 잘 수 있을 만큼 자고 나면 피곤함을 어느 정도 덜어 내어 최악으로 치닫는 수면 빚도 어느 정도 떨쳐내고 남은 일정 동안 졸음의 지배를 받지 않을 수 있다. 생체시계는 그 정도 낮잠으로는 영향을 받지 않을 것이다. 짧은 여행 동안 생체시계의 리듬을 유지하려면 생체시계상 저녁이나 이른 아침에는 밝은 빛을 쬐지 않는 게 특히 중요하다. 하지만 이는 상당히 어려운 일이다. 그러니 그런 시간대에는 블루라이트 차단 안경을 쓰면 좋은데, 특히 바깥에 나갈 때 쓰면 많은 도움이 된다. 그리고 카페인 역시 오래 깨어 있는 데 도움을 주지만 모든 사람이 전부 다 커피 한 잔에 잠이 확 깨는 것은 아니다. 그리고 식사는 원래 자신이 먹던 시간에 맞춰 먹는 것이 좋다. 도착지에서 아침, 점심, 저녁 식사를 누군가와 함께 해야 한다면 소량만 먹도록 한다. 물을 많이 마시고 건강한 식단으로 식사하는 것은 건강을 유지하는 데 많은 도움이 된다. 이렇게 짧은 여행에서는 기존의 생체시계를 따르는 것이 중요하다.

　　만약 5일 전후의 여행이라면, 비행 전부터 미리 새로운 시간대에 맞춰 조금씩 적응하고 동기화하려고 노력하는 것도 좋다. 100퍼센트 완전한 조정은 어려울 뿐 아니라 사실상 불필요할 수도 있다. 새로운 시간대에 완전히 맞추고 얼마 안 되어 귀국행 비행기를 탈 시간이 임박하기 때문이다. 이런 경우라면 어느 정도 타협점을 찾으면 좋다. 비행기를 타기 전부터 미리 생체시계를 조금씩 조정하기 시작해서 도착한 순간부터 이에 완전히 따르기 시작한다. 도착한 곳의 시간대에 완벽하게 맞추려고 노력할 필요는 없다. 이미 비행 전부터 조금씩 조정을 하려고 노력해 왔으므로 그 정도만으로도 5일 동안 무리 없이 쉽게 적응할 수 있을 것이다. 출발하기 전부터 집에서 생체시계를 조금씩 당기는 방법은 나중에 자세히 설명하겠다.

일주일 혹은 그 이상의 여행이라면 시차가 매우 큰 경우 그곳에 맞춰 생체시계를 완전히 바꾸는 게 좋다. 이를 완벽하게 해내기 위해 비행 전 적응 기간이 필요하다. 이를 거치고 나면, 도착지에서 '새로운' 낮과 밤의 주기에 가능한 한 맞춰서 별 무리 없이 생활할 수 있을 것이다. 즉, 가능한 한 많은 자이트게버들을 사용해서 생체시계가 새로운 시간대에 완벽히 대비할 수 있도록 하라는 말이다. 하루 중 밝은 시간대에 밥을 먹고 운동하며, 가능한 한 햇빛을 많이 본다. 저녁과 밤 시간대는 어둡게 지내고 잠은 가능하면 밤 시간대에 잔다. 그 외 다른 시간대에는 자지 않는다(즉, 오후 낮잠은 안 됨!). 이렇게 하다 보면 생체시계를 최대한 빨리 조정하고 몸속 시계들끼리의 동기화는 유지하면서, 수면 빚은 차곡차곡 잘 쌓아 잠을 잘 잘 수 있을 것이다. 이것은 집에 다시 돌아와서도 해야 할 일이기도 하다(집에 일주일 이상 머문다고 가정했을 때).

비행 전 적응 기간

시차증후군은 새로운 여행지에 도착한 후에야 온다. 하지만 9시간 이상의 시간대를 건너는 장거리 여행이라면 여행지에 도착하기 전부터 미리미리 생체시계 조정을 시작할 수 있다. 4시간에서 6시간 정도의 시차가 나는 여행이라 해도 도착지에서 시차증후군으로 고생할 게 두렵거나, 또 가자마자 여러 가지 업무 등을 완벽하게 수행해야 하는 상황이라면 집에서부터 미리 적응 기간을 가지는 것이 도움이 될 것이다.

우선 어느 방향으로 여행을 가는지 따져 보자. 동쪽으로 날아간다면 생체시계를 좀 더 당겨야 한다. 서쪽으로 간다면 시계를 좀 늦춰야 한다. 비행 일정을 다음 도표의 예처럼 짜 보면 시각화해서 볼 수 있다(서쪽으로 가는 비행 전 적응 기간 일정을 담은 그림 15 표 확인). 표에서 내가 현재 있는 시간대를 가장 상단에 배열하고, 제일 하단에는 도착지의 시간대를 배열한다. 두 번째 줄에는 평상시 수면 시간대를 적어 놓는다. 표 하단에서 도착지의 시간은 몇 시인지 확인해 본다. 예를 들어 네덜란드에서 오후 11시에 잔다면(오전 7시에 일어난다면), 뉴욕에서는 오후 5시에 해당한다. 이렇게 도표를 이용하면 도착지의 새로운 시간대와 몇 시간이 어긋나 있고 또 얼마만큼의 시간을 조정해야 하는지 눈으로 확인할 수 있다. 예로 든 경우라면 6시간을 조정해야 한다. 여행 전 가능한 상황에 따라 미리 몇 시간을 조정할 수 있다.

첫 번째 단계는 하루 30분에서 60분씩 당겨보는 것이다. 뉴욕(서쪽)에 도착하기 며칠 전부터 미리 이런 식으로 하루에 30분에서 1시간씩 늦게 자고, 늦게 일어나고, 늦게 먹는다. 여행 5일 전부터 시작하면 여행지에 도착했을 때는 이미 3시간 정도 생체시계가 당겨져 있을 것이다. 그렇다면 여행지에 도착한 후에는 6시간이 아니라 3시간 정도만 고생하면 된다. 사실 이런 방법은 여행을 떠나기 며칠 전부터 약간 '이상한' 시간대에 생활하라는 말이기도 하다. 예를 들어 새벽 4시에 잠이 들어 정오에 깨는 등 말이다. 물론

네덜란드 시각	20	21	22	23	00	1	2	3	4	5	6	7	8	9	10	11	12	13	14
PVD1																			
PVD2																			
PVD3																			
PVD4																			
PVD5									뉴	욕	행	비	행	중					
뉴욕 시각	14	15	16	17	18	19	20	21	22	23	00	1	2	3	4	5	6	7	8

그림15 서쪽으로 여행을 위한 여행 전 적응 기간에 대한 예시. 네덜란드의 스히폴 공항에서 뉴욕으로 여행을 떠나면 6시간의 시차가 발생한다. 이 표에 따르면 출발 5일 전부터 하루에 1시간씩 당기기 시작한다. 하루에 1시간씩 늦게 자고 늦게 일어나면(밝은 회색 부분), 비행하기 전에 이미 몇 시간 정도 조정할 수 있을 것이다. 저녁(빗금 부분) 시간대에 30분 정도 밝은 빛을 더 보고 아침(어두운 회색 부분)에는 빛을 거의 보지 않으면 도움이 된다. PVD=비행 전 적응기.

학교나 직장에 다니는 사람들에게는 비현실적인 방법이다. 하지만 이런 식으로 어떻게든 할 수 있다면 시차증후군을 예방하는 데 엄청나게 도움이 되고, 도착지에서도 빨리 적응할 수 있다.

이는 단지 일찍 또는 늦게 자는 문제가 아니다. 식사 시간도 조정해야 하고(식사 역시 생체시계의 자이트게버다), 햇빛을 보는 시간도 조율이 필요하다. 위의 표에서처럼 서쪽으로 가는 여행이라면 약간씩 느리게 생활하기 시작해야 한다. 생체시계가 실제 하루보다 더 길게 느끼도록 만들어야 한다는 뜻이다. 저녁 시간대는 특히 더 그렇다. 잠자리에 들기 2시간 전에 빛을 쬔다면 생체시계는 아직 깨어 있어야 하는 시간으로 인식하고 시계를 늦출 것이다. 이런 식으로 아주 쉽게 늦게 잠들고 늦게 깰 수 있다. 필요하면 램프를 이용한 빛요법 같은 방법을 시도해 볼 수도 있다. 아침에 일어나는 시간대에는 햇빛을 차단하는 것도 아주 중요하다. 생체시계가 하루가 시작되는 신호를 감지하면 안 되기 때문이다. 한동안 커튼은 닫고 생활하거나 선글라스를 쓰고, 또 아침에 일어나자마자 바깥에 나가지 않도록 하자. 도착지에 가서도 빛 노출에 특별히 주의를 기울여야 한다. 서쪽으로 여행을 가서 처음 며칠간 생체시계가 아침이라고 인식하는 시간대에는 빛을 보지 않는 게 좋다.

동쪽으로 가는 여행이라면 시계를 앞당기기 위해 정확히 반대로 하면 된다. 일찍 자고 일찍 일어나자. 아침에는 빛을 많이 쬐고 저녁에는 어둡게 지내며, 식사 시간이나 활동 시간은 조금씩

네덜란드 시각	15	16	17	18	19	20	21	22	23	0	1	2	3	4	5	6	7	8	9
PVD1																	///		
PVD2																	///		
PVD3																///			
PVD4															///				
PVD5														///					
						베	이	징	행	비	행								
베이징 시각	22	23	0	1	2	3	4	5	6	7	8	9	10	11	12	13	14	15	16

그림16 동쪽으로 여행을 떠나기 전에 해야 할 비행 전 적응 기간 일정표의 예시. 네덜란드의 스히폴국제공항에서 베이징으로 여행하면 7시간의 시차가 발생한다. 이런 경우에는 미리 5일 동안 생체시계를 당기는 훈련을 해 보자. 하루에 1시간씩 하면 된다. 매일 1시간씩 일찍 자고 일찍 일어나면(밝은 회색 부분), 비행기를 타기 전 상당한 시간을 당기게 될 것이다. 저녁에는 미리 3시간 동안 어둡게 지내고(어두운 회색 부분), 아침에는 일어나는 즉시 빛을 보도록(빗금 부분) 하면 도움이 된다.
PVD=비행 전 적응기.

당기자(그림16 참고). 무엇보다도, 도착지에 갔을 때 생체시계상 저녁 시간대에 빛을 보지 않도록 주의한다. 특히 낮 동안 비행을 해서 날아가는 경우 목적지에 도착하면 현지 시각으로는 이미 아침이라 해가 활짝 떠 있을 것이다. 생체시계가 보기에는 이제 밤이 시작될 시간인데 말이다. 빛을 보자마자 시계는 잘못된 방향으로 조정된다. 이렇게 되면 많은 불편을 초래하게 된다. 여행지에 도착하자마자 선글라스를 쓰든지 해서 어떻게든 원래 자던 시간 즘에 잠을 자는 게 좋다.

비행기 안에서도 자신만의 일정표를 따르도록 노력한다. 일정표상 '수면 시간'에 비행하고 있다면 안대를 사용하자. 식사는 거르고 카페인이나 기타 자극이 될 만한 것들도 피한다. 비행기에서 어떤 일이 벌어지든 아랑곳하지 말고 자신만의 '밤'을 만들어 보는 것이다. 만약에 비행하기 전에 미리 비행 전 적응 시간 일정표를 지켜서 생체시계가 어느 정도 조정이 된 상태라면 비행기 안에서 위의 설명과는 정확히 반대로 하면 된다. 즉, 계속 깨어 있자. 창밖(의 태양)을 주기적으로 바라보고 많은 양의 식사를 하면 좋다.

멜라토닌이 도움이 될까?

많은 이들이 시차증후군을 극복하고자 멜라토닌을 사용한다. 앞서 2부에서 수면에 적합한 시간을 생체시계에 알리는 지표로 기능하는 멜라토닌에 대해 다룬 바 있다. 멜라토닌을 알약 형태로 먹어도 생체시계에 영향을 끼친다. 빛이 시계에 영향을 미치는 것처럼 멜라토닌도 시계를 조정할 수 있으며 이를 위해서는 알맞은 시간에 알맞은 양의 멜라토닌을 먹어야 한다. 시간대를 거스르는 여행을 하는 동안 생체시계를 조정할 수 있는 편리한 방법이기도 하다. 그러나 이 방법은 동쪽으로 가는 여행이어서 시계를 빨리 당겨야 할 때만 효과가 있는데, 멜라토닌으로는 시계를 늦추기가 어렵기 때문이다. 멜라토닌을 정확히 사용하려면 생체시계와 시간 요법에 대한 이해가 어느 정도 필요하다. 멜라토닌의 효과에 대해 잘 알고 있는 의사나 수면과학전문의^{somnologist}와 미리 상의하면 제일 좋다. 함께 비행 전 적응 기간 일정표를 논의하고 작성하면서, 올바른 시간대의 빛-어둠 주기와 더불어 대략 0.5~1밀리그램(최대치)의 속효성 멜라토닌을 잠들기 대략 4~5시간 전에 먹는 일정을 넣는다. 매번 정량의 멜라토닌을 먹고 조금씩 일찍 잠이 들다 보면 생체시계를 쉽게 앞당길 수 있다. 하지만 잘못된 시간에 멜라토닌을 먹으면 생체시계 주기가 심각하게 방해를 받아 모든 노력이 소용없어지거나 심각한 부작용을 가져올 수 있다. 그러니 잠을 잘 오게 하겠다고 무턱대고 야간 비행 전에 멜라토닌을 먹는 것은 현명한 선택이 아닐 수도 있다. 졸리기는 하지만 잠을 제대로 못 자게 되거나, 더 나아가 며칠 동안 리듬이 완전히 무너질 수도 있다. 여행을 자주 나가는 편이라면 먼저 의사와 상의를 하고 조심스럽게 접근해 보자.

월요병도 시차증후군이다

비행기를 타지 않는데도 주기적으로 시차증후군이 나타나는 것 같을 때가 있다. 그런 증상은 특히 월요일에 심하다. 월요일만 되면 많은 이들이 약하게나마 시차증후군을 겪는데 이는 사회 구조상 발생하는 현상이다. 우리는 이를 사회적 시차증후군이라고 한다. 사회적 시차증후군 또한 일반적인 시차증후군과 같은 문제를 겪는다. 온종일 졸리고 짜증이 날 뿐만 아니라 집중력이 떨어진다. 특히 수면 부족으로 인한 피곤이 심하다. 사회적 시차증후군은 일터에 가는 날과 쉬는 날, 즉 주중과 주말 사이의 수면-각성 주기의 차이가 (엄청나게) 커서 발생한다. 사람들에게 주말 계획을 물어보면 '잠을 잘 거야!'는 답을 가장 많이 할 것이다. 주로 젊은 사람들이나 올빼미족들이 주말에 밀린 잠을 자는데, 생체시계가 원하는 바이기 때문이다. 앞에서 다뤘던 대로 사람들은 주말에 평균 75분 정도 늦게 일어난다. 또 80퍼센트의 사람들은 주중에만 알람을 맞춰 놓는다. 알람에 의존해 기상한다는 것은 자기가 직접 기상 시간을 결정하지 않는다는 의미고, 생체시계상 몸이 잠에서 충분히 깰 준비가 덜 되었다는 말이다. 게다가 수면을 완전히 마치지 않았으므로 수면 부족이 올 가능성도 있다. 주중 동안 부족한 잠이 쌓이다 보면 생체시계는 계속해서 기상 시간을 늦추라는 신호를 보낸다. 그렇게 기상 시간이 주중 동안 약간 뒤로 밀리지만, 완전히 밀리지는 않는다. 이제 주말이 되었다. 최소한 주말 근무가 없다면 늦게까지 긴 잠을 자고 싶은 욕구에 쉽게 빠져든다. 이는 생체시계가 그동안 부족했던 잠을 따라잡고 싶어 하기 때문이어서고, 우리는 아주 깊고 긴 잠을 통해 따라잡는다. 진짜 올빼미족이라면 심지어 정오가 될 때까지 잠에서 깨지도 않는다. 토요일 밤에 늦게 잠에 들었기에 일요일에도 비슷한 일이 반복된다. 일요일 밤이 오면 평상시 주중에 자던 시간에 맞춰 자려고 애를 쓰지만 쉽지 않다. 왜냐하면, 첫째로 생체시계가 약간 뒤로 밀렸기 때문이고 둘째로 주말 동안 늦게 일어나다 보니 수면 빚이 제대로 쌓이지 않았기 때문이다. 하지만 월요일은 다시 찾아오고 이제는 알람에 의존해 매우 이른 시간에 깨어야 한다. 그렇게 사회적 시차증후군으로 고생하게 된다.

사회적 시차증후군은 실질적으로 일주일에 두 번 찾아온다. 토요일이 오면 시계를 점차 늦추기 시작하고, 월요일이 오면 갑자기 앞으로 빨리 당긴다. 많은 경우, 특히 진짜 올빼미족인 젊은 사람들이나 학생들의 경우 사람마다 시간 차이는 있다('사회적 시차증후군 계산하기' 상자 참고). 마치 토요일에 (2시간 시차가 발생하는) 아이슬란드로 여행을 갔다가 월요일에 다시 돌아오는 셈이다. 이는 생체시계에 과중한 짐이 되어 건강에도 영향을 미친다. 매주 반복적으로 발생하는 일이 매년 쌓이게 되는데, 이는 기본적으로 주말이나 주중 모두 생체시계에 맞춰 잠을 자지 않는다는 뜻이기도 하다.

사회 구조적인 시간대는 저녁형 인간에게만 영향을 끼치지 않는다. 아침형 인간의 수면(과 건강) 역시 사회적 활동의 구조적 특성으로 인해 고통을 겪는다. 모임이나 취미 활동, 운동 등 많은 사회 활동은 주로 저녁에 하는 편이기에, 아침형 인간은 그런 면에서 수난을 겪게 된다.

이런 경우라면 생체시계가 알리는 시간보다 더 늦게 잠자리에 들고 아침에는 매우 일찍 일어나게 된다. 늦게까지 잠을 자지 않으니 최적의 수면 시간을 확보하지 못할 수밖에 없다. 이런 문제를 겪는 이들은 많은 어려움을 겪는다. 온종일 피곤하고 집중력이 흐려지며, 사회생활을 유지하려 부단히 노력을 기울여야 한다. 특히 학생이라면 이러한 어려움이 더 크게 느껴질 것이다. 특별한 사

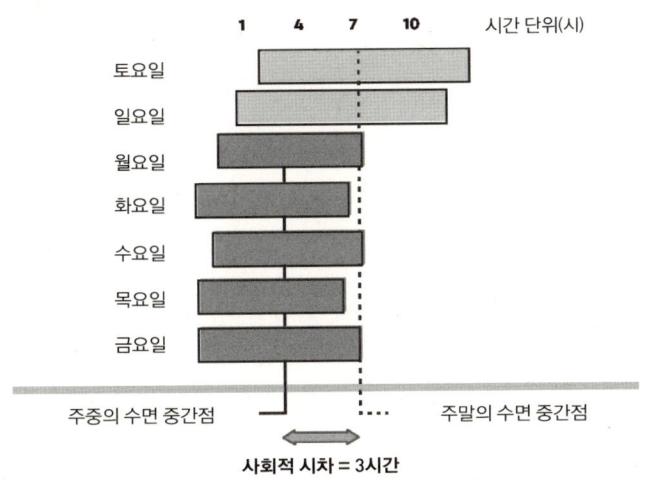

그림17 직장이나 학교에 가는 주중의 수면 시간과 주말의 수면 시간을 비교한 예다. 둘의 차이가 클수록 주중에 사회적 시차증후군이 발생할 가능성이 커진다. 이는 주로 늦은 시간대에 활동하는 사람들, 즉 늦은 생체시계를 가진 사람들에게 흔히 발생한다.

교 활동이 없는 주중 저녁에는 만남이나 약속이 많은 주말보다 더 일찍 잠자리에 들 가능성이 크다. 그렇게 되면 한 주가 시작되고 첫 며칠 동안 주말 동안 부족했던 잠을 회복하는 상황이 발생할 수 있고, 그로 인해 수면 패턴도 바뀔 수 있다.

사회적 시차증후군 예방하기

사회적 시차증후군으로 인해 발생하는 시차는 아침형 인간보다는 주로 저녁형 인간들이 더 큰 경우가 많은데, 이는 여러 가지 안 좋은 건강 문제로 이어진다. 사회적 시차가 발생하면 수면 부족을 겪게 되고 그로 인한 여러 가지 안 좋은 결과가 뒤따른다. 만약에 사회적 시차가 2시간 이상 나면 스트레스 호르몬인 코르티솔이 늘어난다. 또 혈관을 좁히는 나쁜 지방산이 증가하며 식습관도 나빠진다. 비만이나 당뇨병 발병 확률이 증가하고, 담배나 약물 복용 확률 증가, 운동 부족, 우울증이 발생할 가능성도 커진다. 청소년이라면 학교 성적이 떨어지는 등 성과 문제도 발생해 앞으로의 인생에 큰 영향을 미칠 수 있다. 따라서 청소년기와 대학 시절에만 겪는 문제가 아니라 평생에 걸쳐 영향을 끼치는 심각한 문제다. 게다가 저녁형 인간이라면 이 문제는 평생 계속될 수 있다. 이렇게 많은 이유가 있으므로 가능한 한 사회적 시차를 작게 유지하

사회적 시차 계산해 보기

자신의 사회적 시차증후군으로 인한 시차를 계산하고 싶다면, 간단한 계산법이 있다. 아래의 질문에 답해 보자.

1. 직장이나 학교에 가는 날(주중)에는 몇 시에 잠자리에 드는가?
2. 직장이나 학교에 가는 날(주중)에는 몇 시에 일어나는가?
3. 쉬는 날(주말)에는 몇 시에 잠자리에 드는가?
4. 쉬는 날(주말)에는 몇 시에 일어나는가?

질문 1과 2의 답을 이용하면 주중 잠자는 시간의 양을 알 수 있다(= A). 이 시간의 중간이 되는 시간을 '수면의 중간점'(A의 중간값)이라고 한다. 또한, 질문 3과 4의 답을 이용하면 주말에 잠자는 시간의 양을 구할 수 있다(잠자는 시간의 양 = B). 이제 평일 수면의 중간 지점(A 중간값)과 주말 수면의 중간점(B의 중간값)을 비교해 보자. 큰 값에서 작은 값을 빼서 그 차이를 계산하면 그 결과가 바로 자신의 사회적 시차다.

예시를 하나 들어 보자.

1. 오후 11시
2. 오전 7시
3. 오전 12시 30분
4. 오전 9시

> A = 8시간
>
> 수면의 중간점(A의 중간값) = 오후 11시 + (8시간의 절반) = 오전 3시
>
> B = 8시간 30분
>
> 수면의 중간점(B의 중간값) = 자정 30분 + (시간 30분의 절반) = 오전 4시 45분
>
> 사회적 시차증후군으로 인한 시차 = 오전 4시 45분 - 오전 3시 = 1시간 45분
>
> 이 예시에서는 사회적 시차증후군으로 인한 시차가 1시간 45분이다. 시차는 1시간 이상으로 커지지 않는 것이 가장 좋다.

려는 노력이 필요하다.

아침형 인간은 주로 저녁에 잠을 자지 못해 발생하는 수면 부족으로 사회적 시차가 생기지만, 저녁형 인간은 아침에 잠을 자지 못해 사회적 시차가 생긴다. 일주일 동안 잠자리에 드는 시간과 잠에서 깨는 시간이 자주 바뀌면 생체시계는 혼란스러워진다. 따라서 사회적 시차가 너무 커지지 않도록, 특히 1시간 이상을 넘지 않도록 주의하고 이를 최대한 예방하는 것이 좋다.

사회적 시차를 예방하는 방법은 크게 두 가지가 있다. 하나는 자신의 생체시계에 맞춰 생활을 조정하는 것이고, 다른 하나는 자신의 생활에 맞게 생체시계를 조정하는 것이다. 생체시계는 유

전적인 요소와 나이에 따르기 때문에 그 특성을 완전히 뒤바꿀 수는 없다. 조금은 바꿀 수 있겠으나 큰 틀에서 보면 기본적으로는 그렇다. 그러니 가능한 생체시계가 원하는 대로 생활하는 것이 가장 좋다. 어떤 면에서는 극단적으로 들릴지도 모르겠지만 가장 바람직한 방법이다. 하지만 이를 따르려면 많은 어려움이 있다. 예를 들어 학교에 가서 공부하거나, 직장에 출근하려면 정해진 시간에 가야 하기 때문이다. 그래도 직장에 다닌다면 출퇴근 시간대를 유연하게 조정할 수 있을지도 모른다. 물론 많은 직장에서는 유연근무제를 논의하는 게 아직도 매우 어렵지만, 만약 가능한 상황이라면 이를 적극적으로 활용하는 편이 좋다. 요즘은 재택근무가 가능한 사무직이 많이 늘어나면서 사회적 시차를 줄이는 데 도움이 되고 있다. 2020년 코로나 팬데믹 초기 몇 달 동안 사람들이 평균적으로 더 많이 자고 사회적 시차가 줄어드는 현상이 많이 관찰되었던 것을 보면 이를 확인할 수 있다. 통근 시간이 줄어드는 만큼 잠을 좀 더 잘 수 있기 때문이다(물론 아이 키우기 같은 다른 방해 요소가 없다면). 만약 자신이 고용주라면 이런 점을 회사에 적극적으로 반영하여 직원들이 언제 일을 시작할지 스스로 정할 수 있게 해 줄 수도 있다. 특히 저녁형 인간에게는 너무 일찍 일을 시작하게 하지 않는 것이 중요하다. 중요한 회의나 창의적인 업무는 너무 이른 아침에 하지 않고 전체 회의는 하루 중 중간쯤에 하는 편이 좋다. 그 시간은 모든 생체시계 유형에게 적합하기 때문이다. 직원들이 자신의 시간에 맞춰 일하고 충분히 잘 수 있으면 직원들의 삶의 질과 생산성이 모두 향상될 것이다.

만약 극단적인 저녁형 인간이라면 주로 저녁에 근무할 수 있는 직업을 찾는 것이 좋다. 그리고 업무 외의 다른 활동들도 아침 시간대는 될 수 있으면 피하고 저녁 시간대로 일정을 짜는 것이 좋다. 반대로 극단적인 아침형 인간이라면 아침에 집중적으로 일하고 저녁에는 일하지 않아도 되는 직업을 선택하는 것이 좋다. 예를 들어, 아침 일찍 시작할 수 있는 직업을 선택하면 '평균'적인 퇴근 시간대 보다 이른 오후 시간대에 일을 마칠 수 있다. 이렇게 하면 저녁 시간을 피해서 운동 등 여가 활동을 할 만한 시간을 확보할 수 있다. 하지만 많은 모임이나 활동은 주로 저녁에 이루어지기 때문에, 오후 시간대에 하는 활동을 찾기란 어렵다. 따라서 이러한 활동 중 얼마만큼 참여할지는 각자가 선택해야 한다. 아니면 모임을 가되 조금 일찍 자리를 뜨거나 가까운 지인들과는 약속 시각을 당겨 잡는 것도 하나의 방법이다.

두 번째 방법인 생체시계의 리듬 자체를 사회 생활에 맞춰 억지로 조정하기는 사실 권장하기 어렵다. 본래부터 타고난 성향을 거스르는 일이어서 부단한 노력과 규칙적인 생활이 필요하기 때문이다. 사람은 태어날 때부터 아침형이나 저녁형으로 나뉘는데, 이는 주로 유전적인 영향을 받는다. 생체시계는 24시간으로 돌아가는 사회적 시계보다 약간 빠르거나 느리게 작동하여 누구나 자연스럽게 일찍 혹은 늦게 생활하려는 경향을 가진다. 하지만 당신이 저녁형 인간이더라도 너무 아침 늦게까지 잠을 자지 않으려고 노력해 보자. 반대로 아침형 인간이라면 저녁에 너무 일찍 잠들지 않도록 노력해 보자. 그렇다고 해서 졸음을 억지로 참고 늦게까지 깨어 있으려 애쓸 필요는 없다. 저녁형 인간이라면 아침에 햇볕을 많이 쬐는 것이 좋고, 아침형 인간이라면 저녁에 조명을 너무 일찍 끄지 않는 것이 도움이 된다. 아침형에서 저녁형으로 또는 그 반대로 완전히 바뀌기란 불가능하다. 그런 극단적인 변화는 현실과는 동떨어진 일일 뿐이다. 하지만 생체시계 리듬을 단지 30분 정도만 조정해도 사회적 시계와 맞춰 생활하기가 훨씬 원활해진다. 다만, 이런 변화는 꾸준히 유지하는 것이 중요하다. 생체시계는 본래의 리듬으로 돌아가려는 성질이 있기 때문이다. 그렇지만 이런 작은 시도는 해 볼 만하다. 생체시계 리듬에만 맞춰 살 때보다 훨씬 더 활기차고 건강하게 지낼 수 있을 것이다.

휴가를 마친 뒤에 해야 할 것

휴가를 마치고 다시 일상으로 돌아오기란 매우 힘들다. 여러 날 동안 자유로운 시간을 보내는 동안 생체시계의 리듬이 거기에 맞춰 바뀌었을 가능성이 크기 때문이다. 많은 사람들이 휴가 중에는 평소보다 늦게 자고 늦게 일어나는데, 그러다 보면 평소와 비교했을 때 시차가 심지어는 몇 시간씩 나게 된다. 몇 주 동안 이렇게 생활하다 보면 생체시계는 서서히 점점 더 늦은 시간대로 바뀌어 간다. 그러나 휴가가 끝나고 출근이나 등교를 해야 하는 날이 오면 이제는 갑자기 잠자는 시간을 줄이고 이른 시간에 일어나야 한다. 이로 인해 큰 사회적 시차가 생기고 다시 수면 부족으로 이어진다. 이 때문에 학생들은 개학 후 첫 몇 주 동안 매우 피곤하고 예민해질 수 있다. 게다가 가을이 시작되면 실내에서 조용히 앉아 있는 시간이 늘어나고, 그에 따라 어두운 환경에서 시간을 보내는 일이 많아진다. 특히 아침에는 바깥의 햇빛이 점점 줄어들어 이러한 문제가 더 심해진다.

이럴 때 도움이 되는 방법은 휴가가 끝날 무렵부터 미리 생체 리듬을 조금씩 조정하는 것이다. 이렇게 하면 학교나 직장 생활을 시작할 때 발생할 사회적 시차를 줄일 수 있다. 또, 이를 위해 '여행 전 적응 기간 일정표'를 따르는 것도 도움이 된다. 생체시계가 느린 사람이라면 동쪽으로 여행할 때처럼 가능한 한 아침 햇빛을 많이 받고 낮 동안에도 최대한 빛을 쬔 뒤 저녁에는 조명을 어둡게 하는 것이 좋다. 더불어 아침에 운동을 추가로 하는 것도 도움이 된다. 또 다른 방법으로는 학교나 직장 생활이 시작되기 며칠 전에 캠핑을 떠나는 것이다. 인공조명을 사용하지 않고 자연광만 사용하는 캠핑을 통해 생체시계를 빠르게 앞당길 수 있는데, 이는 2부의 캠핑 연구에서 과학자들이 시도했던 방법과 같다.

시차증후군을 극복하는 팁

여행을 계획할 때, 시차와 목적지에서의 체류 기간 등을 고려하여 생체시계를 미리 조정할 가치가 있는지 판단해 보자. 특히 시차가 5시간 이상 차이 나는 경우라면 조정해 볼만 하다. 여행 기간에 따라 아래와 같은 방법을 적용할 수 있다.

- 2일 이내 → 생체시계를 조정할 필요는 없고, 일단 '버텨 본다'(낮잠과 여행 일정 조정만으로).
- 2일에서 5일 사이 → 약간의 조정이 필요하다. 밥 먹는 시간과 잠자는 시간을 조금씩 미리 변경한다.
- 일주일 이상 → 완전한 조정이 필요하다. 가능한 한 빨리, 그리고 강력한 모든 자이트게버를 활용할 것.
- 시간대가 다른 나라에서 오래 머무를 경우, 여행 출발 전에 '여행 전 적응 기간 일정표'를 짜면 좋다. 어느 방향으로 여행을 가는지도 중요하다. 동쪽으로 가는 여행이라면 시계를 빠르게 당겨야 하는데 이럴 때는 대부분 더 많은 시간이 걸린다. 서쪽으로 가는 여행이라면 시계를 늦춰야 하는데, 이는 대체로 더 쉽다.
- 새로운 시간대에 적응하기 위해서는 다양한 자이트게버들에 주의를 기울인다. 여행 일정에 맞춰 자신이 아침형인지 저녁형인지를 고려해 조절하면 시계를 올바른 방향으로 맞출 수 있다.
- 비행 중에 잠을 많이 자고 싶은 경우에는 가능하면 안대와 귀마개

를 사용해 보자(여행 전 적응 기간 일정표에 맞춰서).

- 여행 전 적응 기간 일정표에 따라 기내식은 거를 수도 있다.
- 사회적 시차를 예방하고 싶으면 주말과 주중의 잠자는 시간 차이는 최대 1시간 이내로 유지하자. 사회적 시차 때문에 심각한 어려움을 겪고 삶에 방해가 될 정도라면 수면과학전문의나 수면 치료사 등을 찾아가 이들의 감독하에 적절한 방법을 모색한다.
- 여름휴가를 마치고 일상으로의 전환기에 접어들면, 느려진 리듬을 조금 앞당겨 보자. 필요하다면 동쪽으로 가는 '여행 전 적응 기간 일정'을 따르는 것도 좋다. 가능한 한 햇볕을 많이 쬐고, 또 며칠 동안 인공조명 없는 캠핑을 떠나 보자. 저녁에는 최대한 빛을 피하고 아침에는 빛을 적극적으로 쬔다.
- 휴가가 끝나고 첫 몇 주 동안은 가능한 한 자주 야외로 나가서 생체시계를 조금씩 앞당길 수 있도록 한다.

서머타임

여행이나 업무를 위한 다른 시간대로의 여행은 시차가 발생할 것을 알면서도 자신이 선택한 일이지만, 여름에서 겨울로 넘어가거나 겨울에서 여름으로 넘어갈 때 적용되는 서머타임은 그렇지 않다. 이는 마치 7개월 동안이나 지속하는 시차증후군이라고 할 수 있다. 네덜란드를 포함하여 전 세계 70여 개 국가에서는 1년에 두 번 시계를 조정한다. 이는 사회적으로 정해진 시간대로, 해 뜨는 시각이나 해 지는 시각 같은 자연적인 시간대와는 다르다. 사람들에게 갑자기 7개월 동안 평소보다 1시간 일찍 일어나라고 강요하는 일은 사실 꽤 이상하다. 평소에 오전 7시에 일어나던 사람이 서머타임이 적용되면 갑자기 오전 6시에 일어나야 한다. 이게 바로 서머타임의 원칙이기 때문이다. 게다가 서머타임에 따른 조정은 시간대를 넘나드는 여행 후 리듬을 다시 조정할 때보다 더 어렵다. 여행을 가면 일출과 일몰 시각이 자연스럽게 바뀌지만, 서머타임의 경우 해가 뜨고 지는 시간은 변하지 않기 때문이다. 시계나 컴퓨터 등 시간을 알려 주는 장치가 없던 시절을 돌이켜 생각해 보면, 시간을 알기 위한 유일한 방법은 단순히 해의 위치를 확인하기 위해 하늘을 올려다보는 것뿐이었다. 해가 가장 높이 떠 있는 시간이 하루의 중간, 즉 지금의 기준으로 보면 정오일까? 아니다. 네덜란드에서 사용하는 시간 기준으로 태양이 제일 높이 뜬 시간은 정오가 아니다. 이게 그렇게 큰 문제일까? 물론이다. 생체시계를 방해할 뿐 아니라 많은 이들의 건강에도 지대한 영향을 끼치기 때문이다.

사실상 12시가 아닌 12시

아주 먼 옛날, 사람들은 하루를 24시간으로 정했다. 하루 동안 지구는 자전축을 기준으로 한 바퀴를 돈다. 이에 따라 지구상의 모든 지역은 일정 시간 동안 밝아지고 또 일정 시간 동안 어두워진다. 빛이 비치는 낮의 길이는 현재 있는 곳이 북쪽이나 남쪽으로 얼마나 멀리 떨어져 있는지, 그리고 어느 계절인지에 따라 달라진다. 적도 근처에서는 1년 내내 약 12시간 동안 낮이 유지되며, 거기서부터 남극이나 북극으로 갈수록 낮의 길이는 점점 차이가 난다. 우리가 사는 곳은 1년 중 낮이 가장 짧은 날인 12월 21일에 태양이 수평선 위쪽에 있는 시간이 8시간도 채 되지 않는다. 반대로 낮이 가장 긴 날인 6월 21일에는 하루 16시간 이상 빛이 비친다. 극지방으로 갈수록 이러한 낮의 길이는 더욱 극단적인 차이를 보인다. 북쪽인지 남쪽인지 하는 위치의 차이나 계절적 차이와는 별개로 하루 중 낮과 밤은 세계 어디에서나 대체로 균등하게 나뉜다. 1884년에 시간대를 주제로 열린 한 국제회의에서는 이를 바탕으로 세계 어디에서든 (대략) 12시를 하루의 중간 지점으로 설정해야 한다고 결정한 바 있다. 이는 우리가 12시를 '정오'라 부르는 이유다. 정오 이전은 태양이 떠오르는 시간이며, 정오 이후는 태양이 저무는 시간이다. 태양의 높이를 기준으로 시간을 측정하는 방식을 해시계라고 한다.

1884년 회의 이후, 전 세계의 시계는 런던 동쪽에 있는 그리니치 천문대의 시계를 기준으로 설정하게 되었다. 그리니치 천문대는 본초자오선 Prime meridian 이 지나는 곳이며, 사실상 '시간의 중심' 역할을 한다. 본초자오선은 북극에서 남극을 잇는 허구의 선인데, 지구는 이를 중심으로 스물네 개의 시간대로 나뉜다. 각 시간대에서 태양은 정오에 가장 높은 위치에 오르며, 그리니치 시간대를 기준으로 왼쪽과 오른쪽 시간대에서 태양의 위치는 약 30분씩 차이가 난다.

네덜란드는 영국과 같은 시간대, 즉 서유럽 표준시[WET]에 속해 있고 영국의 해시계와 네덜란드의 실제 시간은 불과 20분 차이가 난다. 그러나 현재 네덜란드에서 사용하는 시간은 독일과 같은 시간대인 중앙유럽 표준시[CET]로, 네덜란드 실제 시간보다 40분 빠르다. 1884년 회의 이후, 네덜란드는 새로운 시간대를 따르지 않고 '암스테르담 시간대'라는 독자적인 시간을 설정하여 나라 전체에 적용했다. 이 시간은 태양이 암스테르담에서 가장 높이 떠 있는 정오를 기준으로 했고, 서유럽 표준시가 가리키는 오전 11시 40분보다는 20분 앞선 시간이었다. 하지만 제2차 세계대전 중 현재의 중앙유럽 표준시를 적용하게 되었으며 이를 오늘날까지 사용하고 있다. 중앙유럽 표준시는 이름에서 알 수 있듯이 중유럽 국가들에 맞는 시간이다. 하지만 지리적으로 네덜란드는 중유럽이 아니라 서유럽에 속한다. 그 결과 네덜란드는 영구적으로 잘못된 시간대를 살고 있다. 게다가 봄이 되면 3월 말부터 10월 말까지, 즉 1년 중 7개월 동안 일광 절약 시간제(서머타임)를 적용하여 시계를 1시간 앞당긴다. 이에 따라 서머타임 기간에는 사실상 동유럽 표준시[EET]에 가까워진다. 네덜란드에서 약 2,500킬로미터 떨어진 우크라이나, 러시아, 터키의 해시계에 맞춰 살게 되는 것이다. 그동안 서머타임을 중단하려는 시도가 여러 차례 있었지만 네덜란드는 에너지 절약을 목표로 1977년부터 이를 유지해 왔다. 서머타임은 아주 오래전, 전등이 보급되지 않았고 저녁을 양초로 밝혔던 시절에 나온 구상이다. 시간을 1시간 조정하면 낮이 길어지고 저녁이 "짧아져" 양초 사용을 줄일 수 있을 거라는 논리였다. 1977년 석유 파동 당시에도 서머타임을 도입하면 전등 사용을 줄여 에너지를 절약할 수 있을 것이라는 생각이 퍼졌다. 하지만 에너지가 실제로 절약되었는지는 여전히 논란이 있다. 많은 연구는 실질적인 절약 효과가 거의 없거나, 있다고 해도 1퍼센트 이하에 불과하다고 주장한다. 심지어 에어컨 사용 증가와 같은 새로운 지표도 나타나면서 시계를 당기면 오히려 에너지를 더 소비하게 된다는 분석도 나왔다. 저녁이 (우리의 느낌상) 더 오랫동안 밝아졌을 뿐만 아니라, 더 오랫동안 더운 상태로 지내게 되었다. 결국 에너지 절약은 이러한 관행을 지속할 명확한 근거가 되지 못한다. 우리의 건강에 미치는 악영향을 고려하면 더욱더 그렇다.

해시계에 맞춰 잠자기

한 나라가 속한 시간대는 태양의 위치에 따라 결정되며, 지구를 남에서 북으로 가로지르는 선들로 나누어진다. 이를 너무 엄격하게 적용하면 일부 시간대들은 나라를 분단시키거나 심지어는 도시를 분단시키기도 한다. 물론 이는 너무나도 비현실적이다. 그런 이유로 많은 나라들은 하나의 시간대를 선택해서 나라 전체에 적용한다. 이는 실용적인 측면으로 보면 말이 되는 선택이지만, 가장 똑똑한 결정이라고 할 수는 없다. 예를 들어 중국은 전국적으로 하나의 시간대, 즉 베이징 시간대를 적용한다. 중국 동쪽에서 서쪽은 해시계상 5시간의 시차가 발생함에도 말이다. 서쪽에 사는 사람들은 우스꽝스럽게 아침 일찍 일어난다. 사회적 시간으로 '아침'이니 일어나기는 하는데 해시계상으로는 여전히 밤이다. 유럽에서는 비슷한 일이 스페인에서도 발생한다. 갈리시아는 스페인의 한 지역으로, 포르투갈의 북쪽에 자리 잡고 있다. 유럽 지도를 보면 갈리시아는 영국 서쪽에 있으나 (사회적으로 합의된) 갈리시아의 시간대는 영국의 동쪽에 있는 네덜란드와 같다. 이 시간대는 심지어 프라하의 시간대와 동일하며 실제와는 2시간 반의 오차가 발생하게 된다. 여름에 갈리시아에서 시계가 '정오'를 가리킬 때, 실제로는 오전 9시 반에 불과하다. 네덜란드에서도 비슷한 상황이 발생한다. 사회적 시간과 해시계는 1년을 기준으로 약 1시간 차이가 나고 서머타임이 적용되는 7개월 동안은 2시간 차이가 난다. 태양이 최고 높이에 이르는 시각은 12시가 아니라 오후 2시라는 뜻이다. 해시계가 생체시계를 동기화하는 중요한 기준임에도 불구하고 서머타임으로 인해 이런 일이 일어난다.

    이제 사회적 시간과 해시계 사이의 차이가 우리의 생체시계(와 건강)에 영향을 미치는지 아닌지를 논하는 단계를 넘어, 그 차이로 인해 발생하는 영향을 살펴봐야 한다. 사실 우리는 그 영향을 잘 인식하지 못한다. 단지 피곤하거나 시계가 잘 시간이 되었다고 알려 주면 그제야 잠자리에 들 뿐이다. 하지만 과학자들이 연구한 바에 따르면 우리가 속한 시간대는 우리의 생체 리듬에 확실히 영향을 미친다. 독일 서쪽에 비해 해가 1시간 반 빨리 뜨는 독일 동쪽에 사는 사람들은, 서쪽에 사는 사람들보다 평균적으로 1시간 반 더 일찍 자고 일찍 일어난다. 이곳 네덜란드에서도 비슷한 경향을 보인다. 우리는 독일 사람들보다 늦게 잠자리에 드는데, 중앙유럽 표준시를 사용하는 지역 전역으로 이런 경향이 뚜렷하게 보이는 것으로 밝혀졌다. 시간대상 서쪽에 살수록 저녁형 인간이 되는 경향이 두드러졌다. 하지만 주중에는 모두 사회적 시간에 맞춰 살기 때문에 시간대는 동일하게 유지된다. 흥미로운 사실은 우리가 무의식적으로라도 일상생활의 시간을 조정하여 사회적 시차를 줄이려 한다는 점이다. 독일에서는 사람들이 대부분 일찍 출근하고, 초등학교는 일반적으로 오전 8시에 시작한다. 심지어는 오전 7시 반인 경우도 있다. 반면 네덜란드는 보통 오전 8시 30분에 하루가 시작된다. 스페인에서는 주중 하루의 시작이 일반적으로 조금 늦은 편인데, 스페인 학교는 보통 오전 9시에 시작한다. 주중에도 시작 시간대를 조금씩 늦춰서 주말과의 격차를 줄이면 사회적 시차가 어느 정도 줄어들지만, 완전히 해소하기에는 여전히 어려움이 있다.

특정 시간대의 서쪽에 사는 사람들은 사회적 시차증후군을 크게 겪을 위험성이 높고 생체 리듬이 방해받을 확률도 높다. 이는 건강에도 큰 영향을 미친다. 네 개의 시간대로 이루어진 미국을 보면, 한 시간대의 서쪽 끝에 살면 겨울에 우울증을 겪을 확률이 12퍼센트 높았고, 다양한 유형의 암에 걸릴 위험성도 3퍼센트 높았다. 중국은 원래 네 개의 시간대로 나누어야 하지만 앞서 언급한 대로 나라 전체를 하나의 시간대로 통일해서 사용하고 있다. 서쪽에 사는 사람들은 암에 걸릴 확률이 역시 높았고, 동쪽에 사는 사람들에 비해 젊은 나이에 죽을 확률이 높았다. 어떤 시간대의 서쪽 끝에 산다는 것은 단순히 말하자면 건강에 더 나쁜 환경이라는 뜻이다. 서쪽 끝에 살면 시간대의 동쪽과 비교하면 저녁에 더 밝게 지내게 된다. 밝은 저녁을 1시간 더 길게 보낼수록 평균 19분씩 수면 시간이 줄어들며, 잠자리에는 늦게 들어가나 일어나는 시간은 여전히 같다. 이는 수면 부족으로 이어지고, 일주기리듬장애를 유발할 위험성이 커진다.

  이게 서머타임과 무슨 관련이 있을까? 서머타임을 적용하면 네덜란드는 원래 속하지 않아야 할 시간대의 서쪽 끝에 놓이게 된다. 결과적으로 우리 스스로 일주기리듬장애를 유발할 위험성을 키우는 셈이다.

표준 시간대들

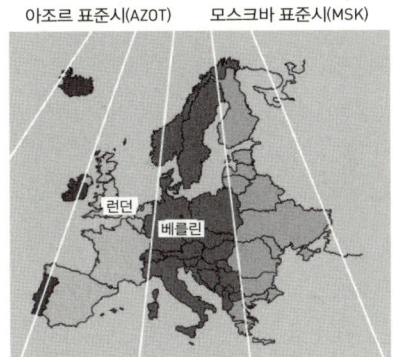

그림18   현재 유럽 국가들의 시간대 구분법. 스페인, 프랑스, 벨기에, 룩셈부르크, 네덜란드는 서유럽 표준시에 속하지만, 겨울에는 중앙유럽 표준시를 사용하고 여름에는 동유럽 표준시를 사용한다. 올바른 시간대 구분을 따라야 건강에 더 좋을 것이다.

고작 1시간이 가져오는 문제

"고작 1시간에 불과한데 그게 그렇게 문제인가? 우리 모두 때때로 1시간 일찍 일어나기도 하고 1시간 덜 자기도 하는데, 안 그래?" 확실히 맞는 말이다. 가끔 1시간 덜 자거나 1시간 일찍 일어난다고 해서 큰일이 나지는 않는다. 다음 날 밤에 더 깊은 잠을 자면서 보충하면 되니 말이다. 하지만 불행하게도 봄에 1시간을 앞당기면 그저 하룻밤만 짧아지는 게 아니다. 여름 내내 저녁 시간에 1시간 더 햇빛을 받게 되고, 그로 인해 우리의 생체시계도 뒤로 밀린다. 결국 우리는 제때 잠자리에 들 수 없다. 이는 동쪽 시간대로 여행하는 것과는 완전히 다르다. 왜냐하면 태양은 여전히 같은 시간에 뜨고 지고 있기 때문이다. 1시간 더 늘어난 햇빛은 '길고 따뜻한 여름 저녁'의 정취를 자아낸다. 솔직히 말해서 7월이나 8월의 더운 여름 저녁은 확실히 매우 쾌적하다. 하지만 꼭 오후 10시까지 밝게 지내고 오후 11시까지 석양이 이어져야만 할까? 아니면 해가 오후 9시에 지고 석양이 오후 10시까지 이어져도 괜찮지 않을까? 어쨌든 우린 여전히 길고 따뜻한, 무더운 여름 저녁을 보내게 될 것이다. 그리고 하루 일광 자체가 길어진 게 아니다. 하루에 받는 빛의 양은 늘 똑같다. 변화한 것은 우리 리듬이다. 사회적 시계가 바뀌면서 더 일찍 일어나고 더 일찍 집에 오게 되어, 밝은 시간이 더 길어졌다고 느낄 뿐이다. 저녁형 인간들은 서머타임이 시작된 후 첫 한 달 동안 새로운 시간에 완전히 적응하지 못한다. 초기 4주 동안 평소보다 적게 자고 사회적 시차증후군이 더 심해진다는 뜻이다. 게다가 많은 사람들이 여름 내내 이 새로운 시간에 완전히 적응하지 못한다는 증거도 있다. 3년간 코르티솔의 리듬을 관찰한 한 연구에 따르면, 원래 필요한 1시간만큼이 아니라 겨우 2분 정도만 조정되었다는 결과가 나왔다. 앞서 언급한 바와 같이 낮이 1시간 늘어나면 매일 밤 20분의 수면 부족이 발생한다고 하지만, 일주일이면 이는 거의 2시간의 수면 부족이다. 게다가 부적절한 시간에 잠을 자면 수면의 질도 저하된다. 주말에 더 오래 자는 것으로는 이러한 영향을 완전히 상쇄할 수 없다. 오히려 사회적 시차증후군을 악화시킬 뿐이다.

서머타임을 적용한 직후인 3월의 첫 주는 생체시계와 수면의 중요성을 명확하게 보여 준다. 서머타임을 시작한 첫 주에는 그 전주와 비교하면 심장마비 발생률이 5퍼센트 더 높았다. 이미 심장마비의 위험이 있던 사람들일 수도 있지만, 그런데도 그 주의 월요일이나 화요일에 심장마비가 조금 더 자주 발생한 어떤 요인이 나타났던 것이다. 밤이 짧아져서일까? 아니면 1시간 이른 기상 시간 때문에 생체시계가 아직 심장과 혈관을 충분히 준비시키지 못한 상태로 일어난 것일까? 정확히 알 수는 없지만 이 같은 변화가 생체시계를 거슬렀기 때문일 가능성이 크다. 가을에 다시 표준 시간으로 돌아간 주를 살펴보면 심장마비 발생률이 1.5퍼센트 감소한다. 표준 시간으로 되돌린 시점부터는 잠을 더 길게 자기에 생체시계가 기상 준비를 충분히 할 수 있다.

서머타임으로 시간대를 바꾼 직후 발생하는 문제들은 그 외에도 더 있다. 사람들은 수면 문제로 고통받고 수면 효율성은 약 10퍼센트 떨어진다. 또 낮 동안 더 피곤해지고 응급실을 찾는 사람들이 늘어나며 뇌졸중과 인공 수정 시술 중 유산도 더 많이 발생한다. 부정적인 기분 변화를 경험하는 사람들이 많아지는 것은 물론 사고도 더 자주 일어난다. 서머타임 시작 후 사고 발생 위험은 자신이 속한 시간대 내에서 서쪽으로 갈수록 더 커진다. 수면과 생체리듬 방해 사이에는 연관성이 있는 것으로 보인다. 앞서 언급한 문제들은 10월 말 시계를 1시간 되돌리면 반대의 효과를 보게 된다. 1시간이 주는 영향은 상당하다.

서머타임이냐, 윈터타임이냐

유럽과 전 세계 다른 나라들 사이에서는 서머타임과 윈터타임(표준 시간제로 복귀)의 찬반에 대한 논쟁이 오랫동안 있었다. 2018년 8월, 당시 유럽연합 집행위원장은 서머타임을 철폐하고 표준 시간제를 유지하자고 제안했다. 모든 나라가 선택의 갈림길에 섰다. 유럽에서 벌인 설문 조사 결과, 응답자 중 약 60퍼센트가 서머타임을 영구적으로 적용하겠다고 응답했다(전체 유럽인의 4퍼센트가 응답했고, 그중 70퍼센트는 독일인들이었다). 이 같은 선택은 다음과 같이 설명할 수 있다. 첫째, '서머타임'이 '윈터타임'보다 어감상 더 편안하기 때문이다. 사실, 설문지에서 서유럽 표준시나 중앙유럽 표준시 같은 중립적인 용어를 사용해야 했다. 둘째, 응답자의 대다수는 독일인이었는데 서머타임을 적용하면 독일은 동쪽으로 1시간 더 빨라진다. 반면에 네덜란드는 2시간 더 빨라진다.

그러므로 서머타임을 영구적으로 적용하겠다는 선택은 네덜란드에 사는 이들에게는 대재앙이다. 첫째로, 네덜란드는 시간대상 서쪽 제일 끝에 놓이게 된다. 심지어는 겨울에도 말이다. 그렇게 되면 4개월 동안은 일출 시각이 오전 8시 30분 이후가 되고 나라 전체가, 심지어는 자전거를 타고 등교하는 아이들까지 모두 어둠 속에서 하루를 시작해야 한다. 모든 이들이 삶에 필수적인 아침 햇볕을 쬘 기회를 놓치게 되어 전등요법을 적극적으로 활용하여 대응하지 않는 한 생체시계는 완전히 느려질 것이다. 이 문제는 특히 젊은이들이나 학생들 사이에 저녁형 인간이 많은 우리 사회에서는 매우 심각하다. 일주기증후군이 심각하게 증가할 것이고 학교나 업무 성과가 떨어질 것이다. 질병으로 인한 결석이 늘어나거나 (교통) 사고가 증가할 것이다. 반면에 현재 겨울 동안 사용하는 표준 시간제를 영구적으로 도입하면 한여름에도 태양은 오후 9시에 지고, 석양은 오후 9시 45분까지 이어지게 된다. 어떤 선택이 최상인지는 매우 명백하다.

이 모든 게 가설이나 추측에 불과할까? 아니다. 2011년, 러시아는 영구적인 서머타임을 도입했다. 결과는 1시간에서 2시간 이상의 사회적 시차를 경험하는 사람들이 증가했고 겨울이 되면 우울 증상 또한 증가했다. 특히 영구적인 일광 절약 시간제 도입으로 1시간 이상의 사회적 시차를 경험하는 10대들이 늘었다. 여름에만 서머타임을 적용했다가 겨울에는 표준 시간제를 적용할 때와 비교하면 말이다. 이 연구를 통해 다른 영향력에 대해서는 다 밝혀지지 않았지만 2014년 러시아는 영구적인 서머타임을 철회했다.

그런 이유로 현재 겨울에만 사용하는 표준 시간제를 영구히 적용하는 쪽을 선택하는 게 낫다. 그렇게 되면 여름에는 우리가 느끼기에 지금보다 해가 일찍 지게 될 것이다. 한겨울에는 낮이 저물기 전에 어둠이 찾아와 집에 돌아가는 시간대에는 햇빛을 볼 수 없을 것이다. 이게 문제가 될까? 물론 이상적이지는 않다. 낮에는 보통 밖에 나갈 수가 없기에 온종일 어둠 속에서 지내는 기분이 들겠지만, 생체시계에는 별로 큰 문제가 되지 않는다. 아침 햇빛이 시계의 동기화를 위한 가장 중요한 요소이기 때문이다. 겨울에는 낮이 짧으므로 아침형이든 저녁형이든 상관없이 낮 동안 바깥에 나가는 게 중요하다.

전 세계의 시간생물학자들은 각각의 시간대에 표준 시간을 적용하는 것에 동의하고 이를 지지한다. 시간생물학자들이 정치인들을 성공적으로 설득하여 가장 알맞은 시간을 선택하게 되기를 희망한다. 여러분도 서머타임 문제에 대해 투표할 기회가 있다면, 표준 시간제를 선택하길 바란다. 영구적인 표준 시간을 선택한다고 해서 여름이 비참해지거나 춥고 스산해질 일은 없다. 오히려 우리의 수면과 건강에 도움이 될 것이다.

생체시계가 바뀌었을 때 대처하는 팁

관련 문제로 투표할 기회가 있다면 윈터타임(혹은 표준 시간제)을 선택하자. 우리가 속해 있는 올바른 시간대를 지지하자.

- 서머타임이 완전히 철폐되기 전까지, 여러분과 아이들이 서머타임 전환에 대비할 수 있도록 미리 일정을 조정한다. 일광 절약 시간제 시작 일주일 전부터 나흘 동안 매일 15분씩 일찍 잠자리에 들고 조금 더 일찍 일어나며, 저녁의 이른 석양에 익숙해진다. 또한 아침에는 가능한 한 빨리 햇볕을 쬐도록 한다.

- 겨울철 햇빛 부족은 극복하기 어려운 일이지만, 누구에게나 중요한 과제다. 특히 아침저녁으로 직장이나 학교에 갈 때 햇빛을 보기가 어렵다. 점심시간을 이용해 햇볕을 충분히 쬘 수 있도록 의식적으로 노력하자. 도시락을 싸서 밖에서 먹거나 짧은 산책을 해봐도 좋다.

야간 근무

온 세상이 깨어나면 아이들은 학교로 가고 사람들은 직장으로 향한다. 하지만 응급실 직원, 물류 직원, 보안 요원 등 야간 근무를 마친 사람들은 이제 전등을 끌 시간이다. 눈을 감고 잠을 자려고 하지만 쉽게 잠들지 못한다. 잠드는 데 어려움을 겪다가 결국 화장실에 가거나 배가 고파 자주 깨고 얕고 불편한 잠을 자며 수면 시간이 짧다. 이런 수면 문제는 야간 근무자들에게 흔히 볼 수 있으며 네 명 중 한 명이 겪는다. 생체시계가 원하는 시간에 잠을 잘 수 없으니 밤새 잠과 싸워야 한다. 우리 몸과 생체시계에게는 여전히 밤이기 때문이다. 그래서 실수에 취약해지고 추위를 느끼며 짜증이 난다. 근무 중에도 그리고 근무를 마치고 집으로 운전하는 중에도 사고를 당할 위험성이 높아진다. 우리 몸속 시계는 밤낮이 바뀐 생활 패턴에 그렇게 빨리 맞추기가 어렵다. 생체시계를 맞추는 데 가장 중요한 자이트게버인 태양 역시 시간대가 다른 곳으로 가는 여행에서처럼 우리가 쉽게 적응할 수 있도록 도와주지 않는다.

야간 근무자가 겪는 문제는 비단 수면뿐만이 아니다. 언제 무엇을 먹을지 결정하는 것 역시 고민거리다. 밤에는 사탕이나 과자가 그렇게 나를 유혹하는 것만 같다. 또, 야간 근무를 한다면 아침, 점심, 저녁 식사를 하는 시간은 언제가 가장 좋을까? 야간 근무자의 약 75퍼센트가 속 쓰림 같은 위장 문제를 겪는데, 이는 같은 문제를 겪는 낮 근무자가 25퍼센트인 것과 비교하면 훨씬 더 높은 비율이다. 당뇨나 비만 같은 신진대사 문제도 건강에 잠재적인 위협이다. 야간 근무를 5년 하면 심혈관 질환 위험이 4퍼센트 증가하며, 40년간 야간 근무를 하면 낮 근무자보다 그 위험이 23퍼센트나 높아진다. 오랜 기간 규칙적으로 야간 근무를 하면 다양한 형태의 암, 특히 여성의 경우 유방암 발병 위험이 더 커진다는 결과도 있다. 원인이 아직 분명하지는 않지만 야간 근무하는 젊은 여성일수록 그 위험성이 더욱 크다는 가능성도 제기된다. 2021년, 세계보건기구WHO와 국제암연구소IARC는 정기적인 야간 근무로 일주기 리듬이 방해를 받으면 암을 유발할 가능성이 크다고 발표했다. 이는 일주기증후군의 명백한 사례다. 엎친 데 덮친 격으로 야간 근무자는 통증, 알레르기, 호르몬 불균형, 그리고 우울증을 포함한 정신 건강 문제를 더 자주 겪는다.

야간 근무 들여다보기

네덜란드의 경우 정기적으로 야간 근무를 하는 인구는 약 130만 명에 달한다. 그러다 보니 이로 인한 신체적, 정신적 문제 역시 일부 사람에게만 해당하지 않고 흔한 현상으로 자리 잡고 있다. 야간 근무자들은 안전을 책임지고, 환자를 돌보며, 물류를 담당하고, 서비스 접근성이나 유지보수 등 밤새도록 나라를 위해 일하고 있다. 많은 분야에서 교대 근무는 필수이므로 자신의 건강을 희생하면서 우리를 위해 일하는 많은 분의 헌신에 감사해야 한다. 그러므로 모두가 가능한 한 이러한 상황을 피할 수 있도록 함께 노력해야 한다. 모든 고용주는 건강하고 안전한 근무 환경을 제공할 의무가 있고 이는 가능한 한 야간 근무를 최소화해야 함을 의미한다. 또한 소비자 역시 오후 11시 59분까지 온라인 주문을 하고 다음 날 배송을 받으려면, 누군가는 그 일을 위해 야간 근무를 해야 한다는 사실을 인식해야 한다. 하지만 응급 의료 서비스나 안전 관련 분야 등 24시간 이용이 보장되어야 하는 분야도 있으므로, 그런 직종에서 야간 근무를 하는 사람들은 항상 존재한다. 그렇다면 야간 근무를 하는 동안 무엇이 잘못되고, 어떻게 그것을 개선할 수 있을까?

극단적인 불일치의 발생

야간 근무가 건강에 끼치는 영향은 상당히 크다. 일이 힘들면 아무리 돈을 많이 받아도 직장에서 즐거움을 찾기란 점점 더 어려워진다. 그래서 불규칙한 시간대에 근무하는 직종에서는 몇 년 만에 일을 그만두는 사람들이 상대적으로 많다. 그런데 이들은 불규칙한 시간대에 일하기 전부터 이미 잠에 쉽게 들지 못하는 경향의 사람들이 대부분이라는 점이 밝혀졌다. 야간 근무는 몸에 큰 부담을 줄 뿐 아니라 생체시계에도 무리를 주며, 결과적으로 단기적이든 장기적이든 삶의 질과 건강에 심각한 영향을 미친다.

야간 근무를 한다는 것은 햇빛이나 식사 같은 자이트게버들이 비정상적인 시간대에 우리 몸속 시계를 자극한다는 뜻이다. 그렇게 되면 몸속 시계들이 서로 맞지 않게 될 뿐만 아니라 바깥세상과도 비동기화되는데, 이를 '100퍼센트 완벽한 불일치'라고 한다. 바깥세상과 시교차상핵은 우리가 필요한 것과는 완전히 반대로 작동한다. 시교차상핵은 여전히 규칙적인 리듬을 따르며 체온과 같은 생리적 기능을 한다. 많은 야간 근무자가 경험하듯이 밤에는 체온이 떨어지기 시작해 특히 오전 2시에서 4시 사이에 급격하게 떨어진다. 이때부터는 추위를 느끼기 시작하며 동시에 졸음과 격렬한 싸움이 시작된다. 이때 우리는 시교차상핵이 가능한 모든 방법을 동원하여 우리에게 제발 침대에 누워 이불을 덮고 자라고 명령하는 것을 느낄 수 있다. 이미 오랜 시간 동안 깨어 있었기 때문에 이 무렵의 수면 빚은 상당히 높은 상태다. 그래서 때때로 우리는 결국 졸음과의 싸움에서 지고, 결국 근무 중에 잠이 든다. 그러다가 일을 마치고 낮에 자려고 하면 지금이 낮이라고 인식하는 시교차상핵의 제어로 인해 체온이 높아져 너무 덥다고 느끼게 된다.

시교차상핵 자체는 요지부동이지만, 말초시계들은 부분적으로 조정을 겪는다. 예를 들어 식사 리듬을 바꾸면 식사를 자이트게버로 반응하는 간시계는 시교차상핵보다 더 빠르게 시간을 당긴다. 만약 식사 시간을 완전히 밤으로 옮기면 간은 이에 맞춰 시계를 조정할 가능성이 크다. 췌장이나 대장과 같은 소화에 관련된 다른 장기들 역시 시계를 이에 맞출 가능성이 있다. 하지만 모든 장기가 한꺼번에 다 함께 시간을 조정하는지, 그리고 설혹 그렇게 시계를 맞춘다고 해도 조정되는 속도나 범위가 모두 같은지는 아직 정확히 밝혀지지 않았다. 동물 실험 결과를 보면 장기들이 모두 동일한 방식으로 동기화되지 않는다는 점을 확인할 수 있다. 결국 시계들의 오케스트라는 완전히 뒤엉켜 지휘자의 지시를 따르지 않고 바깥세상과도 더 이상 조화를 이루지 못하게 된다. 이러한 불협화음은 결국 일주기증후군으로 이어진다.

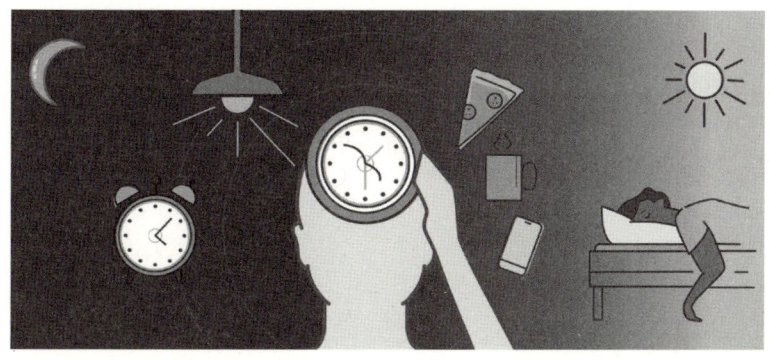

그림19 야간 근무를 하게 되면 여러 가지 일들이 잘못된다. 어두워야 할 시간에 빛에 노출되고 금식해야 할 시간에 식사하며, 휴식을 취해야 할 시간에 활동하고 깨어 있어야 할 시간에 잠을 잔다. 이런 요소들이 어우러져 몸속 시계에 심각한 교란을 초래하여 일주기증후군 발병 위험을 심하게 증가시킨다.

생체 리듬 불일치를 최소화하는 법

불일치를 줄이고 모든 것이 완벽하게 잘 돌아가는 이상적인 세상을 꿈꾼다면 각자의 생체 리듬 유형을 가장 먼저 고려해야 한다. 아주 극단적인 아침형 인간이 자신의 리듬에 맞춰 오후 8시부터 자고 오전 4시에 일어나 일을 시작한다면, 이들은 자신의 생체시계에 맞는 최적의 시간대에 활동하게 되므로 생체시계상의 혼선도 없을 것이다. 이를 매우 극단적인 저녁형 인간에게 적용하여 오전 4시까지 일을 하고 자게 할 수도 있다. 이렇게 하면 이들도 자신만의 (거의) 최적의 시간대에 일하고 자는 셈이다. 즉, 윈-윈

전략이라 할 수 있다. 하지만 우리 사회에서 이런 극단적인 아침형 또는 저녁형 인간이 충분히 존재하는지도 의문일 뿐더러 이들이 전부 필요한 분야에서 전문적으로 활동할 수 있을지도 문제다. 비록 완전히 성공하기 어려운 방법일 수도 있지만 저녁형 인간을 늦은 시간대나 야간 근무에 배치하고 아침형 인간을 이른 아침 시간대에 배치한다면 어느 정도 올바른 방향으로 나아갈 수 있을 것이다. 사실, 저녁형 인간은 이른 시간에 잠이 들지 못하므로 이른 아침 근무를 하게 되면 심각한 수면 부족을 겪는다. 반대로 아침형 인간에게는 야간 근무가 큰 문제인데, 야간 근무를 시작하기 전에 조금 잠을 자 두면 어느 정도 해결이 될 수 있다. 독일의 거대 자동차 공장에서 이러한 영리한 방식의 일정을 시험 삼아 도입한 적이 있다. 우선, 근로자들을 크게 네 그룹으로 나누었다. 극단적인 아침형 인간, 적당한 아침형 인간, 적당한 저녁형 인간, 그리고 극단적인 저녁형 인간이다. 그 회사는 극단적인 아침형 인간을 야간 근무에서 제외하고 새벽 근무에 더 많이 배치했으며 극단적인 저녁형 인간은 아침 근무에서 제외시키고 야간 근무에 더 많이 배치했다. 적당한 아침형 인간은 야간 근무를 조금 줄이고 적당한 저녁형 인간은 야간 근무를 좀 더 늘렸다. 이러한 방식은 도입 초기부터 즉각적인 효과를 보였으며, 그 효과는 5개월이 지난 후까지도 지속하였다. 극단적인 아침형 인간과 적당한 아침형 인간 그룹에서는 생체 리듬의 교란 정도가 개선되어 사회적 시차가 1시간 이상 줄어들었다. 극단적인 저녁형 인간의 경우는 교란 정도가 일부는 증가하고, 일부는 감소하였다. 이들의 경우 새로운 업무 일정이 일부 사람들에게만 작은 개선을 보인 것이다. 하지만 수면의 질이 개선된 것은 긍정적인 변화다.

큰 틀에서 보면 개인차를 고려하는 것은 일주기증후군의 위험을 줄이는 똑똑한 방법이다. 하지만 경제적인 측면에서 이를 어떻게 해결할지가 또 다른 걸림돌로 남아 있다. 야간 근무는 다른 시간대에 비해 급여가 더 높기 때문이다. 개인차에 맞춘 업무 일정을 도입하는 방법은 각 개인을 더 잘 이해할 기회가 될 수 있지만, 금전적 보상에 대한 적절한 해결책이 마련될 때만 그 효과를 발휘할 것이다.

생체시계 조정, 해야 할까? 말아야 할까?

불일치를 줄이거나 예방하는 방법 외에도 생체시계 자체를 조정하는 것이 또 다른 해결책이 될 수 있다. 만약 시교차상핵을 작업 일정에 맞춰 쉽게 조정할 수 있다면 우리는 생체 리듬의 교란을 더 이상 걱정할 필요가 없다. 그러나 불행히도, 아니면 어쩌면 다행스럽게도 우리의 시교차상핵은 요지부동이라 조정이 쉽지 않다. 다행스러운 측면에서 보면, 생체시계의 주요 기능은 우리의 행동 리듬과 바깥세상의 리듬에 대비하는 것이다. 그런데 시계가 계속해서 빨라지거나 늦어지면 시교차상핵은 그러한 기능을 수행할 수 없다. 시계가 맞지 않는다면 그게 시계로서 무슨 의미가 있을까? 그러나 동시에, 불행히도 시교차상핵을 쉽게 조정하기는 어렵다. 만약 시교차상핵이 야간 근무 리듬에 빠르게 적응할 수 있다면 불일치가 없다는 뜻일 것이다. 시교차상핵이 하루 만에 조정된다면 우리는 최적의 시간에 일하고 잘 수 있게 되어 단기적이고 장기적인 문제들을 예방할 수 있다.

시교차상핵을 야간 근무 일정에 맞게 조정하기 위해서는 빛과 어둠의 주기를 완전히 바꿔야 하는데, 이는 매우 복잡하고 극단적인 방법이다. 다른 시간대로 가는 여행에서는 빛과 어둠의 주기를 조정하면서 새로운 환경에 적응할 수 있었지만 야간 근무의 경우 해시계는 그대로 유지된다. 따라서 야간 근무 중 자연 일광을 완전히 차단하기란 어려운 일이지만, 반드시 이루어져야 한다. 낮 동안에는 자연 햇빛을 피하고 인공조명을 사용하지 않으며 밤에는 강한 불빛이 있는 환경에서 일하는 방식이 필요하다.

그러나 여기에는 걸림돌이 많다. 첫째로, 무엇보다도 종사하는 일의 유형에 따라 달라진다. 예를 들어 바깥에서 하는 일이라면 자연스럽게 밤에는 어두운 환경에서 일하게 된다. 순찰 중인 경찰차는 밝게 빛을 켜면 눈에 띄어 위험에 쉽게 노출되므로 그렇게 할 수 없다. 물론 주변에 가로등이나 건설 현장과 같은 곳에 조명이 있을 수 있지만 태양의 강렬하고 역동적인 빛을 그대로 재현하기란 거의 불가능하다. 즉, 상대적으로 어두운 곳에서 일하게 된다는 뜻이다. 실내에서 근무한다면 밝은 환경을 좀 더 쉽게 조성할 수 있다. 그러나 대부분의 직장에서 실내조명을 아무리 밝게 켜도 시교차상핵에 적절한 자극을 주기에는 여전히 충분하지 않다.

둘째로, 계절에 따라 달라진다. 겨울에는 낮 동안 어둡게 지내는 게 어느 정도 가능하다. 아직 어두울 때 퇴근해 집으로 가면 시교차상핵이 '좋은 아침'이 왔는지 인식하지 못할 것이다. 하지만 여름에는 야간 근무가 끝나기도 전에 이미 태양이 떠버리기에 문제가 된다. 이런 경우 블루라이트 차단 안경이나 선글라스를 착용하여 최소한 빛의 파란 부분만이라도 시교차상핵에 닿지 않도록 하는 것이 좋다. 그러나 이것이 얼마나 효과적일지는 미지수이다.

셋째로, 시교차상핵을 완전히 바꾸기 위해 자연광 노출을 최소로 줄이고자 하는 사람들은 가능한 한 그 외의 다른 방해 요소들도 피해야 한다. 여기서 말하는 방해 요소란 아이들이나 반려동물, 그리고 일반적인 낮과 밤 리듬에 맞춰야 하는 사회 활동 같은 것이다. 예를 들어, 야간 근무를 마친 후 잠자리에 들기 전 아이들을 학교에 데려다주거나 정시에 데려와야 한다면 아직 낮이기 때문에 햇빛이 많이 들어오고, 이로 인해 시교차상핵이 깨어나야 한다는 신호를 받게 될 수 있다. 진심으로 완전히 뒤바뀐 삶을 원한다면, 장을 보거나 친구를 만나거나 운동이나 기타 외출 같은 활동들을 완전히 피해야 한다. 이런 사회 활동들은 태양이 떠 있는 시간대에 나가서 하는 일들이기 때문이다.

심지어 이 모든 것을 완벽하게 해낸다 해도 시교차상핵을 조정하는 일은 매우 느리게 진행된다. 우리의 일주기 리듬은 하루에 고작 1~2시간씩만 조정되며, 이조차도 빛요법과 어두운 선글라스 같이 매우 섬세하게 짜인 계획을 따라야만 가능한 일이다. 완벽하게 어두운 방과 전등요법을 사용하는 아주 엄격하게 제어된 환경에서 진행한 한 연구에서, 5일 연속으로 야간 근무를 한 27명의 참가자 중 26명이 새로운 일정에 시계를 완벽히 적응시킬 수 있었다. 하지만 실험실 외부 환경에서 야간 근무자로 생활하며 이 같은 목표를 달성하기란 매우 어렵다. 영구적인 야간 근무자 중 오직 3퍼센트만 완벽하게 시계를 조정할 수 있었다. 심지어 어찌어찌 해낸다 해도, 휴일에는 생활 리듬이 되돌아가는 것도 큰 문제다. 그리고 며칠 후 이를 다시 또 바꾸기란 현실적으로 불가능하다.

괜찮은 타협점이 있다. 저녁형 인간들은 평소 생활 리듬을 맞춰가듯이 휴일에도 늦게 자고 늦게 일어나는 생활을 유지한다. 동시에 야간 근무 일정은 며칠씩 연달아 배치해 그에 맞춰 시계를 조금씩 조정하면 된다. 아침형 인간도 마찬가지로 아침 근무 일정을 며칠 연속으로 짜서 시계를 조정하면 된다. 두 유형 모두 휴일에도 리듬이 살짝만 바뀌는 선에서 그치도록 규칙을 잘 지키는 게 중요하다. 이대로만 된다면 일과 일상생활 두 마리 토끼를 잡을 수 있다. 하지만 현실적으로 이런 식의 접근법은 영구적인 야간 근무자들의 25퍼센트에게만 효과가 있었다. 일반적인 가이드라인에 따르면, 생체시계가 크게 변하지 않는다는 가정에서 야간 근무를 최대 2일 또는 3일 연속으로 하는 게 더 건강하다고 하지만 그것보다 더 오랫동안 연속으로 야간 근무를 한다고 해서 건강에 더 나쁘지는 않다. 다만 이런 경우에는 각자의 유형에 맞춘 빛-어둠 주기 계획과 충분한 영양 공급이 반드시 뒤따라야 한다. 특히 햇볕을 적게 쬐면 비타민D 결핍이 생길 수 있으므로 이 부분에 꼭 주의를 기울여야 한다. 어떤 경우든 각자의 생체 리듬 유형에 따라 시간생물학적인 관점에서 규칙적인 일과로 생활하는 게 최선이다. 계속해서 시계를 앞뒤로 조정하는 것은 건강하지 않다.

교대 근무 순번과 생체 리듬

교대 근무자들의 근무 일정을 짤 때는 개개인이 아침형인지 저녁형인지까지는 잘 고려하지 않는다. 근무 일정을 불규칙적으로 짜면 시교차상핵이 적응하기 어려우므로 보통은 직장에서 오전, 오후, 밤 순서로 바뀌는 '정방향 순환 교대근무 일정'을 더 선호한다. 정방향 순환 교대 근무 일정은 오전 근무 2번, 오후 근무 2번, 야간 근무 2번에 1일은 자는 날과 3일은 휴일 등으로 이루어져 있다. 이런 '5교대 근무 일정'은 '가장 건강한' 일정으로 잘 알려져 있다. 사실 이를 증명하기는 매우 어렵고 또 개개인 모두에게 알맞은 최적의 일정이라고 할 수는 없지만, 대부분의 야간 근무자에게는 이런 일정이 더 유리한 점이 많다. 근무 사이사이에 충분한 쉬는 시간이 보장된다는 점이 가장 큰 장점이다. 특히 야간 근무 후 바로 다음 날에 오후 근무를 하고 이어서 아침 근무를 한 뒤 다시 야간 근무를 한 다음 하루 휴일을 가지는 '역방향 순환 교대 근무 일정'과 비교하면, 정방향 일정은 휴식 시간이 훨씬 더 여유롭다. 현실적으로 근무자들은 야간 근무를 마친 첫날에는 잠을 자고 그다음 날 하루를 쉰 뒤 다음 날 저녁 근무에 들어간다. 역방향 순환 교대 근무 일정은 휴식 시간이 지나치게 짧아서 요즘에는 잘 사용하지 않는다. 휴식이 회복, 특히 수면에 매우 중요하다는 점을 생각하면 이는 매우 중요한 문제다. 정방향 순환 교대 근무 일정에 대해 시간생물학적 관점에서 조언하자면, 생체시계의 리듬을 최대한 일관되게 유지해 규칙적으로 계속 이어 가야 한다. 아침이나 늦은 오후에 잠을 잔 후에는 햇볕을 쬐고 식사 시간도 가능한 한 규칙적으로 지키는 것이 좋다. 반대로 밤에는 차가운 흰색이나 파란색 빛을 피해야 한다. 밤이 시작될 때 이런 빛을 쬐면 생체시계가 영향을 받아 리듬이 바뀌고, 건강에도 해로울 수 있기 때문이다. 대신 따뜻한 흰색 빛을 사용하고 빛이 눈에 직접 닿지 않도록 설계된 조명을 사용하는 것이 좋다. 이렇게 하면 주변을 뚜렷하게 볼 수 있으면서도 생체시계에 미치는 영향을 최소화할 수 있다.

정방향 순환 교대 근무 일정은 주로 공장이나 관리실 등에서 흔히 볼 수 있다. 하지만 의료나 경찰 등 다른 많은 직업군에서는 규칙적인 근무 일정을 찾아보기 어렵다. 이러한 분야에 종사하는 사람들은 고정된 근무 일정 없이 불규칙한 시간에 근무하는 이중고를 견뎌야 한다. 어떤 경우에는 심지어 대기 근무 상태일 때도 있고, 일이 발생하지 않으면 근무 도중 잠을 자야 할 수도 있다. 하지만 어떤 경우든 간에 시교차상핵 자체를 바꾸려는 노력은 바람직하지 않다. 쉽게 말하자면 불가능하기 때문이다. 따라서 위에서 언급한 조언들을 따르는 게 가장 나은 선택이다.

밤의 빛

시교차상핵의 가장 중요한 자이트게버인 빛은 야간 근무자들에게 다루기 까다로운 요소다. 업무를 꼼꼼하게 보려면 빛이 필요한 데다가, (차가운 하얀 계열의) 빛은 정신을 맑게 깨어 있도록 하는 데도 도움이 된다. 하지만 너무 지나치게 많은 빛을 받으면 리듬이 깨진다. 이는 야간 근무자에게는 피하고 싶은 상황이다. 그러므로 야간 근무자나 고용자의 입장이라면 적절한 빛을 받을 수 있는 계획을 잘 짜는 것이 중요하다. 원예 경매장이 바로 이런 경우다. 사람들은 시계에 영향을 미칠 만큼 과한 빛에 노출되는 것을 원하지 않지만 원예 작업을 위해서는 밤에도 충분한 빛이 필요하다. 꽃을 색깔별로 분류하는 작업을 할 때, 작업대 위 약 30센티미터의 높이에 긴 조명 상자를 배치하여 햇빛과 유사한 색의 밝은 빛을 아래로만 비추도록 했다. 직원들은 꽃을 분류하는 동안 두 손만 밝은 빛에 노출되었을 뿐, 두 눈은 따뜻하고 낮은 강도의 빛만 보게 되어 생체시계에 미치는 영향을 최소화할 수 있었다. 빛 설계의 중요한 부분 중 하나는 빛의 대비가 너무 강하지 않도록 하여 두통이나 눈의 피로를 방지해야 한다는 것이다. 이렇게 조명을 잘 설계하면 시야 확보와 건강을 모두 충족시킬 수 있다.

생체시계에 영향을 끼치는 문제 외에도 밤에 너무 많은 빛을 받으면 발생하는 또 다른 문제가 있다. 바로 멜라토닌에 영향을 끼친다는 점이다. 밤중에 하얀빛에 너무 많이 노출되면 멜라토닌 분비가 억제된다. 멜라토닌은 수면-각성 리듬을 제어하는 일뿐 아니라 당 대사 과정에서도 역할을 하는 등 우리 몸에 많은 중요한 기능을 한다. 또한 멜라토닌은 면역 체계나 손상된 세포 복구에도 관여한다. 이런 세포들은 제대로 처리하지 않으면 종양, 즉 암으로 발전할 수도 있다. 멜라토닌이 없으면 종양이 더 빠르게 자란다. 야간 근무가 특정 암을 유발하는 원인 중 하나일 수도 있는 이유다. 그래서 과학자들은 "건강한 야간 조명"을 개발하는 일에 매진하고 있다. 현재까지의 연구에 따르면, 밤에는 480나노미터 파장보다 짧은 파란빛은 최소화하고 따뜻한 빛을 사용하는 것을 권장한다. 왜냐하면 파란빛은 생체시계에 영향을 끼치고 멜라토닌을 억제하기 때문이다. 이런 조명은 너무 진한 오렌지색이어서 시야 확보가 어려웠다. 하지만 LED 조명이 개발되면서 오늘날 나온 하얀빛의 조명들은 상대적으로 파란빛을 덜 뿜는다. 자신만의 최적의 조명 설계를 위해서는 빛이 주는 시각적 및 비시각적 영향에 대한 지식을 갖춘 전문가와 상담하는 것이 좋다.

마지막으로, 야간 근무자들이 빛과 관련해 겪는 또 다른 문제는 햇빛 부족이다. 햇빛을 통해 피부에서 생성되는 비타민D는 햇빛이 부족할 경우 결핍될 수 있다. 비타민D는 정신 건강뿐 아니라 질병과 맞서 싸우는 면역에도 매우 중요하다. 야간 근무자들은 대부분 낮에 자서 햇볕을 쬐는 기회가 적으므로 자신의 비타민D 수치를 지속적으로 체크해 보는 것이 중요하다. 다행히도 비타민D는 피검사만으로 편하게 수치를 알 수 있고, 보충제도 쉽게 섭취할 수 있다.

야간 근무자들을 위한 최적의 수면법

야간 근무자들에게 근무 도중 찾아오는 졸음은 큰 문제다. 너무 피곤해서 깨어 있는 것조차 힘들어지기 쉽다. 밤을 잘 넘기기 위한 핵심은 바로 수면 빚 줄이기다. 이를 위한 방법은 다양하다. 예를 들어, 오후나 저녁에 낮잠으로 수면을 보충해 야간 근무가 시작되기 전에 어느 정도 휴식을 취하는 방식이 있다. 그런데도 생체 시계는 여전히 밤이 되면 잠자리에 들어야 한다는 신호를 보낸다. 하지만 수면 빚이 어느 정도 낮아졌기 때문에 밤에도 조금 더 수월하게 깨어 있을 수 있다.

불행하게도 미리 잠을 자두는 방식이 모두에게 효과적이지는 않다. 이 방식은 보통 아침형 인간에게 더 효과적이다. 하지만 나이가 들면서 아침형이나 저녁형 유형은 바뀔 수도 있다. 젊을 때는 미리 자기가 어려워도 나이가 들면서 점차 쉬워질 가능성도 있다. 저녁에 잠들기 어렵다면 늦은 오후에 최소 1시간 반 정도의 낮잠을 시도해 보자. 이렇게 하면 깊은 잠을 자기에 충분한 시간을 확보할 수 있다. 다만 낮잠을 잔 뒤에는 잠에서 덜 깨어난 듯한 몽롱한 상태인 수면 관성을 겪을 수 있으므로 1시간 정도는 몸을 회복할 시간을 가지는 것이 중요하다. 이미 밤샘 근무를 마친 상태라면, 즉 근무와 근무 사이의 휴식 시간에 잠을 자야 한다면 아침에 몇 시간, 저녁에 몇 시간으로 수면을 나누는 방식이 더 편리할 수 있다. 이렇게 하면 일어날 때도 수면 관성이 덜하고 밤에도 상대적으로 더 쉽게 깨어 있을 수 있다. 마지막으로 자신에게 가장 적합한 방법을 찾기 위해 과감하게 다양한 시도를 해 보자. 처음에는 어렵더라도 여러 가지를 시도하다 보면 자신에게 맞는 수면 전략을 찾아갈 수 있다. 또한 자신에게 맞는 한 가지 방법만 고수하지 말고 필요에 따라 유연하게 다른 방법을 시도하는 것도 좋다.

밤중의 파워냅

야간 근무 중 덜 졸리기 위한 또 다른 방법은 근무 중이나 퇴근 직전 이른 아침에 짧은 낮잠인 파워냅을 자는 것이다. 낮에 자는 파워냅과 마찬가지로 밤중의 파워냅도 최대 10분에서 20분을 넘지 않는 것이 좋다. 이렇게 하면 잠에서 깨어날 때의 몽롱함, 즉 수면 관성 상태를 피할 수 있다. 수면 전문가들은 왜 파워냅 후에 상쾌함을 느끼는지는 정확히 밝혀내지 못했지만 파워냅이 기분에 미치는 영향은 확실하다. 덜 피곤할 뿐만 아니라 업무 성과가 향상되며 효율성도 올라간다. 경찰관들을 상대로 한 연구에서, 야간 근무 중 오전 2시에서 4시 사이에 최대 20분 정도의 파워냅을 자게 했더니 1달 후 경찰관 중 아침 퇴근길에 졸음운전을 경험한 사람들은 19퍼센트뿐이었다. 여전히 상당히 높은 수치이기는 하지만, 파워냅을 자지 않는다면 같은 시간대에 졸음운전을 경험하는 비율은 38퍼센트로 증가한다. 그러니 파워냅이 졸음운전을 할 가능성을 절반 정도 줄였다고 볼 수 있다. 아침에 운전해서 퇴근하는 많은 야간 근무자들은 러시아워 동안 상당히 피곤해하는데, 이는 사고가 발생할 가능성을 높인다. 따라서 2015년 네덜란드건강위원회De Gezondheidsraad, Dutch Health Council에서는 파워냅이 야간 근무자들의 삶의 질을 개선하고 위험성을 줄일 수 있는, 현재로서는 유일하게 증명된 방법이라고 결론내렸다.

야간 근무 중 파워냅을 위해 가장 먼저 상사와 근무 일정을 어떻게 조정할지 상의해 보자. 필요하다면 건강위원회의 조언을 참고할 수도 있다. 파워냅이 주는 이점 덕분에 이를 지원하는 회사나 기관들이 점점 늘어나고 있다. 또, 파워냅을 위한 적절한 시간을 선택하자. 예를 들어 근무가 끝난 후 퇴근 직전에 파워냅을 취하면 안전하게 귀가할 수 있다. 밤중에 졸음을 피하고 싶다면 오전 2시에서 4시 사이가 좋다. 또한, 조용한 장소를 선택하는 것도 중요하다. 방해받지 않고 불을 끌 수 있는 공간이 이상적이다. 만약 더 어두운 환경이 필요하다면 수면 안대를 사용할 수도 있다. 파워냅 전용 의자나 소파를 구매할 수도 있고 일부는 상대적으로 고급스럽고 기능적인 옵션도 있다. 가장 중요한 것은 방해받지 않고 잘 수 있는 자세로 편안히 누워 쉬는 것이다. 시간을 맞춰 잠에서 깨어나는 것도 중요하다. 알람을 설정하거나 최대 20분의 파워냅 후 누군가에게 깨워달라고 요청할 수 있다. 잠을 실제로 잤는지 아닌지에 대해 걱정할 필요는 없다. 실제로 상쾌한 기분을 느끼는 것이 더 중요하다. 내가 정말로 잠을 잤는지 판단하는 것은 쉬운 일이 아니다. 10분에서 20분 정도의 휴식만 취해도 충분하다. 자주 하다 보면 짧은 잠에도, 잠에 빨리 드는 일에도 익숙해진다. 그러면 졸음과 싸우지 않아도 되고 기분도 더 나아질 것이며 퇴근길도 훨씬 안전해진다. 또한, 파워냅은 우리의 진짜 잠에 부정적인 영향을 끼치지도 않는다.

세상이 깨어 있을 때 잔다는 것

하지만 그렇다. 낮 동안 잠을 잔다는 것은. 몸속 시계는 지금이 잠자리에 가서 잠을 자기에는 알맞은 시간이 아니라고 알릴 것이다. 때로는 근무를 마치고 집에 도착하면 왠지 다시 활동해도 될 것 같은 기분이 든다. 이는 물론 생체시계 때문이다. 하지만 사실은 누적된 수면 빚 때문에 지칠 대로 지친 상태고, 그렇기에 이내 잠에 빠져들 가능성이 크다. 그러니 잠을 자자. 왠지 자기 자신은 활동해도 상관없을 것처럼 느껴지겠지만, 우리 몸은 최상의 상태일 수가 없다. 작은 실수나 사고가 날 가능성도 크다. 하지만 그렇게 아침 시간에 잠을 자면 불행하게도 배가 고프다든지 소변이 마려워서 아니면 너무 더워서 빨리 깰 가능성이 크다. 이는 논리적으로 타당한데, 우리의 뇌, 간시계, 신장시계 등이 지금 낮이라고 주장하고 있기 때문이다. 그러니 몸속 모든 시계들에게 알맞게 주변 환경을 가능한 한 최적화시키려고 노력하자. 많은 야간 근무자가 낮에 자는 동안 화장실을 덜 가고 싶어 밤에 물을 조금 마시는 편이다. 하지만 그게 항상 효과적인 방법은 아니니 꼭 그렇게 애써서 물을 피하지 않아도 된다. 밤 동안은 탈수를 방지하도록 정상적으로 물을 마시되, 잠자기 직전에 너무 과하게 마시지만 않으면 된다. 체온 자체를 조정하는 것은 불가능하지만 침실을 약 18도로 맞춰 쾌적하고도 약간 선선하게 하면 좋다. 침실에 암막 커튼을 사용하고 빛이 조금도 들어오지 않도록 하자. 또 아침은 건강하게 먹어야 한다. 자기 전 2시간이나 3시간 전에 먹지 말라는 조언은 밤잠에만 해당하는 말이고, 아침잠은 그렇지 않다. 배가 비어 있으면 자주 깰 가능성이 크기 때문이다. 택배 배송이나 아이들, 반려동물 등 잠을 방해할 만한 사회적 요소들은 내 맘대로 바꾸기가 가장 어려울 것이다. 하지만 잠을 무엇보다 우선하도록 모든 사항을 조율하자.

야간 근무 일정이 끝나면 다시 "정상적인" 낮-밤 사이클로 돌아가야 한다. 이는 많은 사람들에게 매우 어려운 과정이다. 마지막 날 낮에 잠을 자고 나서 바로 저녁에 잠드는 일이 쉽지 않게 느껴질 수 있으며, 밤중에 자주 깨는 상황이 생길 가능성도 있다. 이는 수면 빛이 적고 야간 근무를 하는 동안 밤에 활동하면서 생체 시계가 어느 정도 변화했기 때문이다. 이러한 수면 시간대 전환을 원활하게 하기 위해서는 아침에 충분한 햇볕을 쬐는 것이 중요하다. 마지막으로 평소보다 낮에 자는 잠을 조금 줄이고 대신 오후에는 바깥에서 시간을 많이 보내자. 저녁에는 조명을 약간 어둡게 하여 점차 밤 시간대에 적응하도록 돕는 것이 좋다. 밤에 자는 첫날은 이상적이지 않을 수 있지만, 다음 날은 잘 버틸 수 있다고 스스로 다짐하자. 평소와 같은 시간에 일어나되, 정신이 덜 맑을 수 있으니 낮 동안 위험한 활동은 피하자. 낮잠은 피하고 저녁에 정상적인 시간에 잠자리에 들도록 노력한다. "잠을 자지 않는 것이 최상의 수면 전략"이라는 말이 있다. 과정 S를 떠올려 보면 이 말은 정말로 맞는 말이다. 충분한 수면 빚을 차곡차곡 쌓고, 아침 햇빛을 통해 생체시계를 다시 조율한다면 수면 패턴은 금세 정상으로 돌아갈 수 있다.

야간 근무자의 식사와 운동

야간 근무자들의 말초시계들이 서로 불일치를 보이는 이유는 음식 섭취와 밀접한 관련이 있다. 몸속 어떤 시계는 조율이 되었지만 다른 시계는 그렇지 않다면, 관련 기관들 사이의 협력이 원활하게 이루어질 수 없다. 사실 이는 심각한 문제를 초래한다. 이러한 불일치는 주로 야간 근무 도중에 음식을 섭취할 때 발생한다. 야간 근무 첫날, 간은 아직 준비가 안 된 상태에서 갑작스럽게 들어오는 음식에 큰 충격을 받을 것이다. 당을 처리하기 위해 인슐린을 분비해야 하는 췌장 또한 제대로 기능하기 어렵다. 이로 인해 혈당과 콜레스테롤 수치가 상승하게 된다. 또한, 장내 박테리아의 리듬이 흐트러지면서 속이 더부룩해질 수 있다. 야간 근무 첫날이 지나면 말초시계들은 새로운 리듬에 맞춰 조정되기 시작하지만, 시교차상핵은 바뀌지 않기 때문에 새로운 불일치가 발생한다. 이는 신진대사를 방해하고 이러한 비정상적인 과정들이 반복되면 결국 제2형 당뇨나 심혈관 질환과 같은 건강 문제로 이어질 위험이 있다.

그러므로 우리 몸속 장기들이 앞으로 벌어질 일을 잘 예측하는 것이 중요하다. 이는 우리 몸속 장기들이 (식사 등) 우리의 활동과 동기화되고, 시교차상핵과도 조화를 이루는 것을 의미한다. 야간 근무를 며칠 연속으로 하거나 불규칙한 일정으로 생활하는 경우, 몸속 장기들이 변화를 겪지 않는 편이 가장 바람직하다. 마치 우리가 시교차상핵을 조정할 수 없는 것과 마찬가지다. 이러한 상황을 스스로 조율하기 위해 식사 시간을 규칙적으로 정해 보자. 낮 근무를 하는 동안에는 식사 시간을 가능한 일정하게 유지하고, 야간 근무 중에는 될 수 있으면 식사를 하지 않는다. 생체시계와 신진대사 과정은 여전히 낮에 맞춰져 있고, 시교차상핵도 마찬가지이기 때문이다. 관련 연구에 따르면 낮에만 식사하고 야간 근무를 하는 동안 식사를 피할 때 혈당과 관련된 문제가 발생하지 않는다고 한다. 장기적으로 이러한 습관이 질병 위험을 줄이는지 아닌지는 아직 밝혀지지 않았지만 그럴 가능성이 크다고 볼 수 있다. 추가로 야간 근무 중 식사를 하지 않는 것은 정신 건강 개선에도 도움이 된다고 나타났다. 실험에 따르면, 야간 근무를 하는 사람 중 4분의 1 이상이 우울감과 불안을 경험했으나, 낮에만 식사했더니 훨씬 더 기분이 좋아진 것으로 나타났다.

이론적으로는 맞는 말이다. 하지만 야간 근무 동안 식사를 참는 일은 매우 어렵다. 우리 몸이 배고프다는 신호를 강하게 보내기 때문이다. 이런 식욕은 주로 밤 동안 식욕 조절 호르몬인 렙틴의 수치가 낮아지기 때문인데, 여성이라면 배고픔 호르몬인 그렐린이 상승하기도 한다. 또한 열심히 활동하며 근무 중이라면 몸과 뇌는 음식을 강하게 원하게 된다. 남성은 특히 제대로 된 식사가 당길 수도 있다. 때로는 보상의 문제기도 하다. 밤새 열심히 일하고 있으니 자기 자신에게 보상을 주자는 생각에서 기름진 간식이나 사탕을 먹게 되는 일이 자주 발생한다. 이는 결코 드문 일이 아니지만, 결국 문제를 일으킬 수 있는 행동이다. 식욕을 현명하게 다스리기 위해서 교대 근무 전문 영양사들은 가능하면 낮 동안 식사를 하는 게 최우선이고 최상의 방법이라고 조언한다. 그러니 야간 근무를 마친 후 아침에 건강한 식사를 하고, 야간 근무 시작 전 저녁에 적절한 식사를 한다. 정오쯤에는 보통 잠을 자고 있을 시간이므로 점심은 거르게 되지만 오후에 일어나면 바로 무언가를 먹지 않는 것이 좋다. 앞에서 언급했던 것처럼 우리 몸이 낮 동안 뚜렷한 금식 시간대를 가지는 것 또한 중요하다. 저녁과 아침 대신 낮에 금식하는 것이다. 또한 영양사들은 잠에서 깨고 나서 진짜로 배가 고프다면, 크래커나 요거트 등 건강한 간식을 소량 섭취하여 저녁 식사 시간 전까지 건강에 나쁜 간식은 피하고, 적당량의 간식으로 포만감을 느끼도록 하라고 조언한다. 밤이 시작되고 난 후에는 (단백질이 풍부한) 간식을 한 번 먹는다. 그리고 근무가 끝나는 시간에 탄수화물 위주로 먹는다. 밤 동안 몸이 필요로 하는 에너지는 건강한 음식 위주로 소량 섭취해 충족시키고, 밤새 계속해서 내내 먹지는 않는다. 단백질이나 견과류 한 주먹 등을 먹으면 영양면에서도 좋으면서 오랫동안 포만감을 느낄 것이다. 당분이나 탄수화물은 배고픔을 더 느끼게 하고, 추가적인 에너지를 섭취하게 만든다.

운동 또한 마찬가지다. 야간 근무를 한다면 운동 일정을 어떻게 짜야 할까? 과학적으로는 아직 정확히 알려진 바가 없다. 하지만 늦은 오후나 이른 저녁은 운동하기에 나쁘지 않은 시간대다. 앞서 언급한 것처럼 운동은 이 시간대에 최상의 성과를 내는 경향이 있기 때문이다. 하지만 야간 근무를 시작할 시각이 다가올 때 너무 피곤하거나 몸이 느려질 정도로 운동하지 않도록 하자. 아침형 인간은 낮에 짧게 잠을 자고 가벼운 운동을 해도 좋다. 저녁형 인간은 저녁 운동을 선호하며 최상의 기분으로 야간 근무를 시작한다. 자신에게 가장 적합한 방법을 찾고 정기적인 운동 루틴을 지키려 노력하되, 언제나 잠을 우선시하고 몸에 과도한 부담을 주지 않아야 한다.

야간 근무에 대처하는 팁

근무 일정 짜기

- 아침형 인간은 아침 근무를, 저녁형 인간은 야간 근무를 더 많이 하면 좋다.
- 가능한 한 규칙적인 일정을 유지하고, 근무와 근무 사이에는 충분한 휴식 시간을 확보한다.
- 빠르게 순환하는 근무 일정이나 불규칙한 일정을 생체시계가 잘 따라갈 수 있도록 아침과 오후에 햇볕을 충분히 쬔다.
- 3일 이상 연속으로 야간 근무나 아침 근무를 하는 경우, (선글라스나 블루라이트 차단 안경 등을 활용해) 적절히 빛과 어둠의 사이클을 조정하여 생체시계를 맞춘다. 휴일에는 상대적으로 늦거나 이른 생활 패턴을 따르도록 한다.
- 근무하는 작업 공간은 낮, 저녁, 밤에 모두 조명의 밝기를 조절할 수 있어야 하며, 빛의 색(스펙트럼)도 조절할 수 있으면 가장 좋다.

수면

- 야간 근무를 시작하기 최소 1시간 반 전에 낮잠을 자고, 잠에서 깬 후에도 최소 1시간 정도 시간을 두어 완전히 정신을 차릴 수 있도록 하는 것이 좋다.
- 가능하다면, 야간 근무 도중 여유가 있을 때 최대 20분 정도 파워 냅을 취하면 좋다.

- 야간 근무를 마친 후에는 잠을 두 번 나누어 자는 것이 좋다. 아침에 짧은 낮잠을 자고, 저녁 무렵에 두 번째 잠을 취하는 식이다.
- 암막 커튼을 사용하고 침실을 서늘하게 유지하자. 가능한 한 방해 요소를 피하는 것이 좋다. 초인종을 꺼놓는 것도 도움이 된다.
- 야간 근무 후 일상으로 돌아가기 위해서는 짧은 낮잠을 자고 아침이나 낮 동안 충분한 햇볕을 쬔다. 저녁에는 조명을 어둡게 하자.

식사

- 평소처럼 아침과 저녁 식사를 한다. 즉, 야간 근무를 마친 후에 아침을 먹고 (잠드는 데 도움이 된다) 야간 근무를 시작하기 전에 저녁을 먹는다.
- 야간 근무 중에는 식사를 피한다. 대신 낮 동안 충분히 영양을 섭취하는 것이 중요하다.
- 밤중에 꼭 먹어야 한다면, 적은 양으로 나눠 두세 번에 걸쳐 먹는다. 이 경우 낮에는 아침과 저녁 사이에 몇 시간 동안 금식하는 시간을 유지하도록 한다.
- 밤에 음식을 먹고 싶다면, 단백질이 풍부한 저지방 고단백 요거트나 수프를 선택한다. 다만, 이른 밤에는 과일(당분)을 피하도록 한다.
- 야간 근무가 끝날 무렵에는 탄수화물이 포함된 음식을 섭취한다. 예를 들어, 저지방 치즈나 코티지 치즈를 곁들인 양질의 샌드위치에 토마토, 오이 또는 과일 한 조각을 추가해 먹는다.
- 식욕을 가라앉힐만한 음식을 찾아보자. 만약 열량을 많이 섭취

하지 않고도 씹는 욕구를 해소하고 싶다면 생채소도 고려해 볼만하다.

추가적인 조언들

- 야간 근무 중에는 지나치게 격렬한 운동을 하지 말고, 가능하면 오후나 저녁에 운동하도록 한다.
- 비타민D 보충제 섭취 여부는 의사와 상의한다.
- 고용주를 위한 조언
    - 밤에도 직원들이 최대한 건강을 유지할 수 있도록 건강한 음식을 다양하게 준비한다.
    - 직원들이 파워냅을 잘 수 있는 환경을 조성한다.
    - 전문 영양사, 생체시계 전문가, 조명 전문가를 초청하여 교육과 조언을 제공하고, 조명 계획을 설계하도록 한다.
    - 직원들이 야간 근무로 인해 건강에 영향을 받을 수 있으니, 정기적으로 건강검진을 시행하는 것이 좋다.

☀ 일주기리듬수면-각성장애 ☾

일주기증후군은 여행(시차증후군), 행동(사회적 시차증후군), 또는 야근으로 인해 발생하며, 어떤 면에서는 우리의 생활 패턴이 초래한 결과다. 이를 '외부적 요인에 의한 일주기리듬수면-각성장애 circadian rhythm sleep-wake disorders'라고 한다. 그러나 수면-각성 리듬의 문제는 생체시계 리듬 자체의 문제로도 발생할 수도 있는데, 이를 '내부적 요인에 의한 일주기리듬수면-각성장애'라고 한다. 이 장애는 크게 세 가지 형태로 나눌 수 있다. 극단적인 아침형 또는 저녁형의 수면-각성 리듬 유형, 24시간 주기와는 다른 시간 주기를 띠는 수면-각성 리듬 유형, 수면-각성 리듬 자체가 완전히 사라진 유형이다. 이러한 상태들은 모두 일반적으로 사람들이 자고 일어나는 시간에 잠을 자기가 어렵다. 무엇보다도 이를 수면장애로 분

류할 수 있는 가장 큰 이유는 환자가 밤사이에 겪은 수면 부족으로 인해 낮 동안 심각한 피로감, 집중력 저하, 또는 우울감과 같은 증상을 겪기 때문이다. 이러한 수면장애는 반드시 수면 전문가의 치료가 필요하다. 우리가 수면장애 문제를 다루는 이유는 생체 리듬이 흐트러져서 발생하기 때문이다. 이러한 생체시계 이상은 선천적인 요인이 가장 크지만, 개인의 생활 방식에 따라서 더욱 악화하거나 개선되기도 한다.

반복되는 늦잠

우리가 아침형인지 저녁형인지는 나이, 유전자, 그리고 때로는 생활 습관까지 모두 합쳐져 결정된다. 그리고 그런 요소들마다 개인차가 있다는 사실은 이미 잘 알려져 있다.

사람들은 살면서 자신이 아침형인지 저녁형인지 자연스럽게 깨닫는다. 아침형 인간은 외식이나 서비스업 분야에서 일하기 어렵고, 저녁형 인간은 아침 신문 배달에 적합하지 않다. 하지만 장기적인 측면에서 저녁형 인간으로 살기에는 위험성이 있다는 사실은 변하지 않는다. 사회적 압박감 때문에 생체시계가 요구하는 것보다 더 이른 시간에 일어나 일을 해야 하기 때문이다. 이 점은 사회적 시차증후군을 다룰 때 설명한 바 있다. 하지만 이 문

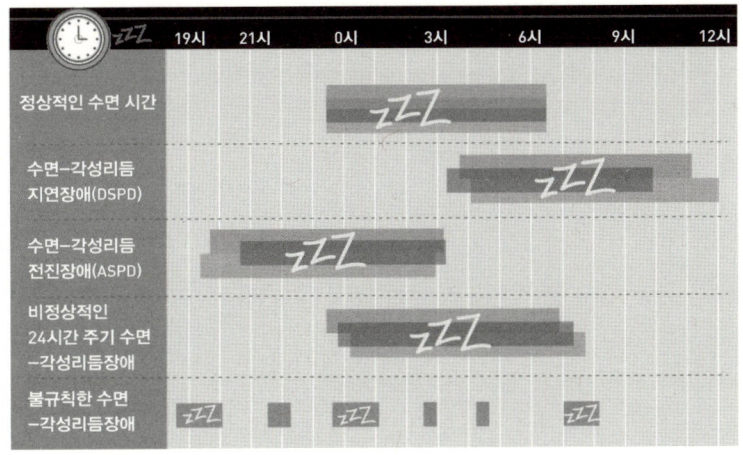

그림20 일주기리듬수면-각성장애는 세 가지 유형으로 구분된다. 위의 표는 각기 다른 수면장애 유형 별로 3일 동안의 수면 시간을 정상적인 수면 시간과 비교하여 보기 편하게 표로 나타낸 것이다. 비정상적인 수면-각성 리듬은 하루만 표시했다.

제가 더 커져서 아침에 학교나 직장에 가기 위해 잠에서 깨기 힘든 상황에 이르면 증후군 또는 장애로 발전할 수 있다. 이렇게 늦잠이 심해지면 직업을 유지하거나 자신이 원하는 분야의 학업을 마치기 어려워진다. 수면 부족으로 피로감을 겪으면 사회생활도 어렵고, 사람들을 만나기조차 힘들다. 자신이 깨어 있을 때 모든 사람이 잠들거나 그 반대의 경우도 발생하기 때문이다. 이런 사람들은 극단적인 저녁형 인간으로, '수면-각성리듬지연장애^{delayed sleep-wake phase disorder, DSPD}'로 고통받는다. 이는 일주기리듬수면-각성장애의 세 가지 유형 중 가장 흔한 유형으로, 인구의 약 0.2퍼센트에서 3퍼센트가 겪고 있다. 특히 젊은 사람 중에는 7~16퍼센트로 높게 나타나는데, 이는 매우 큰 수치다.

DSPD가 얼마나 자주 발생하는지 확인하기 어려운 이유는 이를 장애로 제대로 인식조차 않기 때문이다. 학교나 직장에 자주 지각하는 사람들을 수면장애가 있는 사람으로 보기보다는 게으르거나 무신경한 사람으로 낙인찍기 십상이다. 잠에 쉽게 들지 못하는 문제 역시 대개는 의료진이나 건강관리 전문가들에게 불면증으로 오해받는다. 불면증을 진단받고 수면 클리닉을 방문하는 사람들 중 7퍼센트는 사실은 DSPD일 확률이 높다.

이는 사실 매우 간단하게 구분할 수 있다. DSPD를 겪는 사람들은 자신이 선택한 시간대에 완벽하게 잠들고 충분히 휴식을 취한 후 일어나며 낮 동안 수면 관련 증상 없이 정상적인 생활을 한다. 반면 불면증을 겪는 사람들은 그렇게 될 수가 없다. 불면증 환자들은 잠자리에 들거나 자는 동안뿐만 아니라 생체 리듬에 맞춰 잠에 들어도 더 일찍 깨어나는 등 지속해서 문제를 겪는다. DSPD를 겪는 사람들은 휴일에는 문제가 없으며 오히려 온종일 잠을 잘 가능성이 크다. 의사나 치료사는 불면증 환자에게 휴일이나 쉬는 동안 어떻게 잠을 자는지 물어봐야 한다. 만약 뚜렷한 문제가 없다면, 생체시계의 이상이 있는지 확인하기 위해 수면-각성 리듬 패턴을 살펴봐야 한다.

DSPD는 주로 20세 전후로 흔히 발생한다. DSPD를 특히 젊은 사람들이 많이 겪는 이유는 이해할 만하다. 이미 앞에서 생체리듬 유형은 나이에 따라 달라진다는 것, 그리고 주로 젊은 사람들은 저녁형 인간이 많다는 것을 다루었다. 22세의 평균적인 네덜란드 남성을 예로 들어 보자. 휴일에는 대략 새벽 1시 47분부터 오전 10시 15분까지 잠을 잔다. 이미 꽤 늦은 시간이다. 특히 만약 저녁형 인간이라면 월요일 아침에 큰 어려움을 겪을 테고, 한 주 내내 그 여파가 이어질 가능성이 크다. DSPD를 겪는 사람들은 불면증 환자에게 권장되는 규칙들, 예를 들어 저녁에 조명을 어둡게 하고 몸과 마음을 편안하게 하며 너무 오래 누워 있지 않기 같은 규칙을 따른다고 해도 쉽게 잠들지 못한다. 위의 규칙을 따른다고 해도 아주 짧은 잠을 잘 뿐 문제는 전혀 해결되지 않는다. 때로는 어릴 적부터 아주 늦은 저녁형 인간인 젊은이들도 있는데, 10대를 거치면서 문제가 더욱 악화하는 경향이 있다.

심지어 어린아이나 아기들 중에서도 늦게 자는 것을 더 좋아하는 경우가 있다. 물론 대부분의 아이는 아침형인 경우가 많지만, "잘 우는 아기들", 즉 과하게 우는 아이는 DSPD일 가능성도 있다. 특히 밤에 잠들기 어려워하다가 부모가 아침에 일어날 때쯤 깊이 잠드는 아이들이라면 그럴 확률이 높다. 한 실험에서는 이렇게 심하게 우는 아이들을 평소보다 늦게 재워 보았다. 아이들이 정말 피곤해졌을 때 잠자리에 눕혔더니 놀랍게도 긍정적인 변화가 나타났다. 수면-각성 리듬이 더 안정적으로 바뀌었고, 아이들의 행동도 눈에 띄게 좋아졌다. 이처럼 어린아이들의 경우 개별적인 수면 욕구를 잘 살펴야 한다. 모든 아기가 오후 7시에 잠드는 것은 아니기 때문이다.

만약 DSPD를 겪고 있다면 DSPD의 정의에 따라서 수면 시간은 정상적이나, 사회적으로 받아들여지는 입면 시간보다 최소 2시간 이상 늦게 자고 수면 부족으로 인해 낮 동안 불편함을 느낄 가능성이 크다. 가장 큰 원인은 아마 극도로 느리게 작동하는 생체시계일 것이다. 하지만 그 외에도 다른 요인이 작용할 수도 있다. 과정 S, 즉 수면 압력이 쌓였다가 깊은 잠을 통해 해소되는 과정이 비정상적으로 작동하거나 DSPD 환자들이 유독 저녁 시간의 빛에 더 민감하게 반응해 수면 시간이 더 늦춰지는 경우다. 실제로 DSPD 환자들이 빛에 예민하다는 연구들이 있다. 그러나 이에 반박하는 연구들도 있다. 실제로 같은 가족 안에서 DSPD 환자가 여러 명 나오는 경우도 존재하는데, 이는 늦게 자고 일어나는 패턴에 유전적 요인이 작용했을 수도 있음을 시사한다. 비정상적인 시계 유전자를 지닌 사람들이 DSPD를 겪는다는 연구 결과도 있었다. 따라서 극단적으로 늦게 자고 늦게 일어나는 것은 생체시계의 선천적인 특성이 어느 정도 영향을 미친 결과다.

DSPD 치료하기

선천적이라는 말은 우리가 할 수 있는 것이 아무것도 없다는 뜻일까? 아니, 다행히도 그렇지 않다. 물론 수면 패턴을 정상적으로 되돌리려면 다른 사람들보다 더 큰 노력이 필요할 수 있다. 또한 자신이 더 늦게까지 깨어 있고 더 늦게 잠드는 경향이 있음을 인정하는 것도 중요하다. 25세가 지나면 수면 시간이 덜 극단적으로 변하고, 이를 관리하기가 조금 더 수월해진다. 수면 패턴을 정상적으로 회복하려면 취침 시간과 기상 시간을 포함한 하루 루틴을 엄격하게 지켜야 한다. 몇 시에 일어날지, 몇 시간 동안 자야 할지 본인이 결정하고 또 그에 맞춰 언제까지 늦게 깨어 있을지 정하는 것이다. 그렇게 짠 하루 루틴을 일주일 내내 잘 지키고 주말에는 아무리 잠을 더 자더라도 1시간을 넘지 않도록 한다. 또한 2부에서 나왔던 좋은 수면을 위한 팁과 1부에서 소개한 양질의 빛을 위한 팁을 철저하게 따른다면 도움이 된다. 운동이나 식사와 같은 활동도 규칙적으로 해야 한다. 아침에 운동하면 생체시계를 조금 더 이른 시간으로 맞추는 데 도움이 된다. 커피를 좋아한다면 아침에 마시는 것이 좋다. 저녁에는 커피와 운동을 피해야 한다. 왜냐하면 이 두 가지가 수면을 방해할 뿐만 아니라 생체시계를 늦추게 만들어 문제를 더 악화시킬 수 있기 때문이다. 마지막으로, 병원에서 비타민D 수치를 확인해 부족하면 보충제를 복용하는 것이 좋다.

이 하루 루틴은 평생 지켜야 하며, 그렇지 않으면 원래 상태로 돌아가기 쉽다. 어릴수록 더 철저히 지켜야 하지만 나이가 들수록 관리가 조금 더 쉬워질 것이다. 적절한 시간에 빛과 어두움을 사용하는 방법 외에도 DSPD는 멜라토닌 치료로도 관리할 수 있는 수면장애다. 시차증후군에 관한 장에서 언급했 듯 적절한 시간에 적은 양의 멜라토닌을 사용하면 생체시계를 조정할 수 있다. 세부적인 안내나 일정을 원한다면 DSPD에 대해 잘 아는 수면 전문가와 상담하는 것이 좋다.

하루가 23시간이라면

DSPD와 정반대의 유형은 수면-각성리듬전진장애다. 또는 ASPD라고도 하는데, 그렇게 흔하지는 않은 유형의 수면장애기도 하다. 아침형 인간과 마찬가지로 일찍 잠자리에 들고 일찍 일어나는 유형이라 사회적으로 눈에 잘 띄지는 않는다. 인구의 약 1퍼센트 이하가 ASPD를 겪고 있다고 추정되며, 주로 중년층이 많다. 일반적으로 생애 동안 아침형 인간이었던 사람이 나이가 들면서 좀 더 극단적으로 변한 경우라고 볼 수 있다. ASPD 환자들은 저녁에는 도저히 깨어 있을 수 없어서 오후 8시부터 새벽 4시까지 잠을 잔다. 이들은 낮 동안 피로와 기능 저하를 경험하며, 증상은 시간이 지날수록 악화한다. ASPD는 DSPD보다 가족 단위에서 더 자주 발생하는데 아기 때는 잘 드러나지 않는다. 만약 어린 나이에 증상을 보인다면 유전적인 요인일 가능성이 매우 크고 가족 구성원에게도 영향을 끼치기도 한다. 1999년, 가족력이 뚜렷한 세 가정에서 이런 증상을 보이는 사례가 보고되었는데, 증상을 보이는 가족 구성원들은 일반적인 시간대보다 4시간 일찍 잠을 잤다. 이 가족 구성원들 중 한 명은 생체시계 주기가 24시간보다 짧은 23시간 20여 분이었다. 이 말은 생체시계가 그 사람을 더 일찍 자게 하고 일찍 일어나게 만든다는 뜻이다. 이 사람뿐만 아니라 또 다른 가족 구성원에게서도 비정상적인 시계 유전자가 발견되었으며, 그로 인해 왜 생체시계 주기가 짧은지가 밝혀졌다. 이런 관점에서 보면 아주 명확한 유전적 요인이다.

ASPD의 치료법은 기본적으로 DSPD와 반대되는 방향으로 진행된다. 저녁 시간에 많은 빛을 쬐고, 잠자기 약 2시간 전에 약 30분간 광선요법을 사용한다. 또한, 일어난 후 첫 몇 시간 동안은 어두운 빛 가운데 지내야 한다. 하지만 이 치료법은 아직 체계적으로 검증되지 않았다. 현실적으로 ASPD 환자들의 일정을 조정하기란 매우 어렵다. 아직 명확하지 않지만 ASPD 환자들의 생체시계는 빛에 덜 민감할 가능성이 있어 보인다. ASPD 환자도 때로는 수면 시간을 약간 조정하는 데 성공할 수 있다. 그러나 차라리 자신의 독특한 수면 패턴을 받아들이는 쪽이 낫다. 밤이 깊은 시간에 멜라토닌을 복용하면 생체시계를 약간 늦추는 효과를 얻을 수 있다. 멜라토닌은 졸음을 유발하기에 낮잠 또한 조금 더 쉽게 들도록 해 준다. 하지만 멜라토닌 복용만으로 생체시계를 완전히 늦출 수 있을 것이라는 기대는 접는 편이 좋다. 게다가 낮 동안 내내 약간 졸릴 가능성도 있다. 따라서 멜라토닌 복용은 반드시 수면 전문가와의 상담을 통해 시도하는 것을 권한다.

때로는 아침형으로, 때로는 저녁형으로

때때로 일정한 패턴에 따라 잠을 자고 깨지만, 그 리듬은 계속 바뀐다. 정해진 시간에 잠을 자지 않는다. 이런 경우 밤에 잠이 잘 오기도 하고, 또 어떨 때는 잠들기 어려울 수도 있다. 때로는 수면이 잘 이루어져서 종일 무리 없이 기능을 원활하게 하기도 하지만 때로는 완전히 망쳐서 밤에 잠을 못 자는 바람에 종일 수면 부족에 시달리기도 한다. 패턴은 몇 주 동안 계속해서 뒤바뀐다. 이를 '비정상적인 24시간주기수면-각성리듬장애'라고 한다. 수면-각성 주기가 '마음대로' 뒤바뀌지만, 여전히 생체시계의 리듬을 따르고 있다. 초기의 동굴 실험에서처럼 비정상적인 24시간주기수면-각성리듬장애를 가진 사람들의 생체시계는 완전히 어긋나 있다. 때로는 몸속 시계들끼리도 같은 속도로 움직이지 않는다. 일정

기간에는 정상적인 시간을 따르려 애를 쓰지만, 그게 너무 어려워지면 갑자기 시간을 건너뛰어 늦은 시간대로 가기도 한다. 그러면 잠자는 시간이 완전히 엉망진창이 되어 버리고, 결국 원점으로 돌아간다.

'비정상적인 24시간주기수면-각성리듬장애'는 생체시계의 불일치로 발생한다. 빛을 인식할 수 없는 시각장애인들, 예를 들어 눈이 없거나 시신경이 손상된 경우, 아니면 생활 방식 때문에 빛-어둠 주기에서 단절된 사람들에게 자주 나타난다. 시각장애인에게는 엄청난 피로감이 흔한 증상이다. 이 피로감은 어긋난 생체시계로 인해 발생하고 몇 주에 걸쳐 반복적으로 나타나고 사라진다. 그러나 규칙적인 수면 패턴을 유지하지 못하기 때문에 이 문제를 생체시계와 관련된 문제로 인식하지 못하는 경우가 많다. 시각장애인들은 몸속 시계의 주기가 여전히 24시간에 가깝기에, 고정된 식사 시간이나 사회 활동 등 다른 자이트게버를 활용하면 규칙적인 리듬을 유지하며 생체시계를 정상적으로 맞출 수 있다. 시각이 있지만 다른 이유로 볼 수 없는 사람들의 경우에는 망막의 광수용체가 여전히 작용할 수 있다. 이들은 낮에 밖에 나가 햇볕을 쬐거나 실내에서 조명을 켜는 것이 중요하다. 비록 볼 수 없더라도 빛은 여전히 생체시계를 바깥세상과 맞추는 데 도움을 준다. 만약 이것만으로 충분하지 않다면 멜라토닌 복용도 고려할 수 있다. 이 경우 멜라토닌은 정해진 시간에 적은 양을 복용해야 하는데(권장되는 수면 시간이 되기 약 2시간 전), 수면 사이클이 안정적으로 시작되는 시점에 복용하는 것이 이상적이다. 그러면 생체시계와 수면 시간을 동기화할 수 있다. 실제로 시각장애인 중 일부는 단 0.1밀리그램의 멜라토닌만으로 생체시계를 동기화할 수 있었다.

시각장애인만 비정상적인 24시간주기수면-각성리듬장애를 겪고 있을 거라는 인식이 오랫동안 있었지만 이는 사실이 아니다. 젊은 사람들에게도 가끔 나타나며, 여성보다 남성에게서 더 자주 발생한다. 주로 생활 습관이 불규칙한 사람들에서 흔히 볼 수 있는데, 이들은 선글라스와 모자를 쓰고 때로는 후드티까지 뒤집어쓴 채 외출하며 대부분의 시간을 실내에서 보낸다. 예를 들어 게임에 몰두해 거의 외출하지 않고 고정된 리듬 없이 생활하는 사람들이 여기에 해당한다. 다소 과장된 묘사 같지만 흔히 볼 수 있는 모습이다. 사실 이들은 빛과 어둠의 주기가 없는 동굴 속에서 사는 것과 비슷하다. 처음에는 생체시계가 매우 느리게 작동했더라도 시간이 지남에 따라 점점 더 어긋나게 되고, 이를 다시 맞추기란 매우 어려운 일이다. 게다가 교대 근무자들처럼 햇볕을 받기 어려운 사람들은 비타민D 결핍에 시달리기 쉽다. 비타민D를 보충하고 규칙적인 빛과 어둠의 주기와 고정된 식사 시간을 엄격하게 지키며, 때로는 멜라토닌을 복용하는 것으로 '제멋대로' 작동하는 시계를 어느 정도 정상으로 되돌릴 수 있다.

요양원이 밝아야 하는 이유

뚜렷한 24시간 주기는 더 이상 보이지 않는다. 낮과 밤을 가리지 않고 자주 짧은 잠을 자며 그 중간중간에는 깨어 있다. 바로 알츠하이머 환자들에게서 흔히 볼 수 있는 증상이다. 이들은 밤에 휴식을 취하지 못하고 주변을 돌아다니고 낮에는 침대나 의자에서 틈틈이 잠을 잔다. 하지만 이러한 환자들에게는 불규칙한 수면-각성리듬장애라는 진단은 거의 내리지 않는다. 뇌 기능이 퇴화하면서 생체시계의 주요 부위인 시교차상핵이 손상되어 뚜렷한 일주기 리듬을 유지하지 못하기 때문이다. 8년 동안 진행한 어떤 연구에서, 요양원에 특수 조명을 설치하여 거실에 낮 동안 빛을 많이 공급했더니 요양원에 거주하는 이들의 수면이 개선되었고 깨어 있는 시간도 늘어났으며 낮 동안 게임 같은 활동들에 적극적으로 참여하기도 했다. 인지 퇴화 속도도 평균적으로 6개월 늦춰졌다. 이러한 효과는 약물만으로는 이루기 어려운 눈에 띄는 발전이다. 그러므로 요양원에 거주하는 이들에게 충분한 햇볕을 쬐게 하는 것은 매우 중요하다. 만약 밤에 깨어나 침대 밖으로 나가고 싶어 한다면 너무 과도한 (백색) 조명은 끄고 안전을 위해 붉은빛이 도는 조명을 사용하는 등, 지금이 밤이라는 사실을 확실하게 알리는 것이 중요하다. 일부 요양원에서는 심지어 야간 근무를 하는 직원들조차 잠옷을 입어 지금이 밤이라는 신호를 확실히 전달하기 위해 노력한다. 이런 식으로 노년기에 접어든 이들이 겪는 모든 문제를 해결할 수는 없지만 아주 사소한 노력이라도 도움이 된다. 낮과 밤의 차이를 계속해서 강조하다 보면 낮을 구별하여 깨어 있고, 밤에는 계속해서 자는 시간이 조금이나마 더 길어질 것이다.

수면-각성리듬장애에 대한 팁

수면-각성리듬장애가 의심된다면, 의사나 수면과학 전문의나 수면 클리닉을 찾아가 자문한다. 아래의 팁은 어떻게 치료할지 상담하는 동안 도움을 줄 것이다. 그 어떤 경우든 간에 앞선 2부에서 다루었던 일반적인 수면 팁을 따르도록 한다.

의사들에게 하는 조언

- 환자가 잠이 드는 데 어려움이 있다면 쉬는 날이나 휴가 동안의 수면 패턴에 대해 질문한다. 일반적인 불면증과 '수면-각성 리듬 지연장애'를 구분하는 데 도움이 될 것이다.

모든 수면-각성리듬장애에 대한 전반적인 팁

- 검사를 통해 자신의 비타민D 수치를 알아보거나, 건강위원회의 웹사이트를 통해 자신이 비타민D 복용이 필요한 위험군에 속하는지 확인하고 그에 따라 비타민D 권장량을 복용한다. 아침 식사 때 복용하는 것이 좋다.

수면-각성리듬지연장애

- 몇 시부터 몇 시까지 자고 싶은지/자야 하는지를 정하고 점진적으로 그 일정에 맞춰나간다. 3일마다 1시간씩 (혹은 더 천천히) 앞당겨 조정한다. 식사 시간도 그에 맞춰 함께 조정한다.

- 잠에서 깬 즉시 밖으로 나가서 자연광을 본다. 30분 동안 산책하거나 다른 야외 활동을 한다.

- 아침에 일어났는데 아직 해가 뜨지 않았다면, 30분 동안 조명요법(UV가 아닌 겨울 우울증 치료용 램프를 사용)을 하고 나서 아침 활동을 시작한다.

- 잠자기 3시간 전에는 조명(스크린 포함)을 흐릿하게 조절하여 책을 겨우 읽을 정도의 밝기만 유지한다. 블루라이트 차단 안경을 사용하는 것도 도움이 된다. 이 시간대에는 신체 활동을 피하도록 한다.

- 낮 동안 최소 2시간은 야외에서 햇볕을 쬐며 시간을 보낸다. 그러나 과도한 직사광선에는 노출되지 않도록 주의가 필요하다.

- 필요하다면 잠들기 5시간 전에 0.5~1밀리그램의 멜라토닌을 복용한다. 며칠 동안 매일 같은 시간에 복용한 후, 점진적으로 빛 노출과 수면 일정을 앞당겨 원하는 시간대에 도달할 때까지 지속한다. 이후에는 멜라토닌 복용을 중단하되 규칙적인 수면 시간, 저녁의 흐릿한 조명, 아침의 자연광 노출은 계속 유지한다.

수면-각성리듬전진장애

- 가능하다면, 자신의 이른 수면 패턴을 있는 그대로 받아들인다.

- 정말로 늦게 잠들고 싶거나 그래야 한다면, 원하는 수면 시간을 정해 점진적으로 그 시간대에 맞춰 나간다. 3일마다 1시간씩 (혹은 더 천천히) 늦춰가며, 식사 시간도 함께 맞춘다.

- 원하는 수면 시간이 되기 2시간 전, 30분 동안 조명요법을 진행한다. 남은 1시간 반 동안은 몸과 마음을 편안히 하되 의식은 깨어 있도록 한다.

- 신체 활동은 늦은 오후 시간대에 하는 게 좋다.

- 너무 일찍 깼을 경우, 원하는 기상 시간이 될 때까지 조명을 흐리게 한 채 지낸다. 몸을 따뜻하게 하고, 긴장을 풀 만한 일을 한다. 졸리거나 피곤하면 다시 잠을 청해 본다.

- 잠을 늦추는 데 멜라토닌은 큰 효과가 없다. 하지만 원하는 기상 시간보다 서너 시간 일찍 깬다면, 잠에서 깬 즉시 0.5밀리그램의 멜라토닌을 복용한다. 다만 아침에 약간 졸릴 수 있다는 점을 염두에 둔다.

비정상적인 24시간주기수면-각성리듬장애

- 원하는 수면 시간이 되면 아래의 팁을 수행한다.

- 낮 동안 최소 2시간 이상 자연광을 쬔다.

- 잠들기 3시간 전부터는 조명을 흐릿하게 해 놓고 지낸다.

- 잠에서 깬 즉시 30분 동안 나가서 햇볕을 쬐거나, 조명요법(테라피 램프)을 하며 빛을 받는다.

- 필요하다면 잠들기 2시간 전에 0.5~1밀리그램의 멜라토닌을 복용한다. 효과가 없다면 용량을 더 낮춰 시도해 본다.

- 식사 시간을 일정하게 유지한다.

불규칙한 수면-각성리듬장애

- 낮 동안 충분한 자연광을 쬔다.
- 잠들기 3시간 전부터는 조명을 흐릿하게 한다.
- 낮잠은 최대한 피하고 낮 동안 활동을 하며 식사 시간은 규칙적으로 유지한다.
- 환자가 밤에 깼을 경우, 보호자는 잠옷을 입고 밝은 조명을 켜지 않으며 부드럽게 말하면서 지금이 밤이라는 사실을 알린다.

☀ 생체시계의 성장과 노화 ☾

앞서 다룬 바와 같이, 사춘기가 시작되면 아침형 인간이 저녁형 인간으로 변하는 중요한 변화가 찾아온다. 하지만 그 외에도 많은 변화가 일어난다. 아기의 뇌에서는 생체시계가 아직 성장하고 있으며 나이가 들면서 생체시계의 기능은 점차 감퇴한다. 인간의 생애 전반에 걸쳐 생체시계는 어떻게 변하고, 여성과 남성의 호르몬은 생체시계의 기능에 어떤 영향을 미칠까?

태아의 생체시계

우리는 태어나기 전부터 이미 리듬에 매여 있다. 성장하는 태아의 세포들 속에는 시계 유전자를 포함한 유전물질들이 들어 있다. 비록 여태까지 알려진 바로는 아직 뚜렷한 리듬이 없는 상태 긴 하지만 말이다. 자궁이라는 최적의 환경 속에서 태아는 단순한 세포 덩어리에서 복잡하고 완전한 인간의 몸으로 성장해 나간다. 성장에 필요한 에너지나 기타 물질들은 태반을 통해 전적으로 엄마에게서부터 공급되는데, 이 모든 활동은 주기를 띤다. 먹는 과정에서 발생하는 주기뿐만 아니라 엄마 몸속 호르몬 분비 같은 다양한 주기들이 영향을 끼친다. 이러한 여러 가지 정보들이 모여 태아에게 주기적으로 도달한다.

    태아를 연구하기란 매우 어렵다. 하지만 18주가 지나면 태아에게 이미 멜라토닌 수용체가 생겨나고, 몇 주가 더 지나면 도파민 수용체도 형성된다는 사실은 이미 잘 알려져 있다. 이 수용체들은 뇌세포 사이의 소통을 위해 매우 중요한 신경전달물질들이다. 앞에서 다룬 것처럼 세포들 사이의 소통은 생체시계 신호를 전달하는 데 중요하다. 멜라토닌과 도파민 모두 엄마에게서 받는 와중에도 태아는 이미 스스로 도파민을 분비할 수 있지만 멜라토닌은 그렇지 않다. 엄마의 멜라토닌과 도파민은 태반을 통과하여 태아에게 전달되며 태아는 이에 반응한다. 태아의 두뇌 발달과 스트레스 호르몬의 생산 및 분비는 엄마의 멜라토닌 리듬과 스트레스 호르몬 리듬에 맞춰진다. 엄마의 멜라토닌 일주기 리듬과 체온은 태아의 리듬에 영향을 미친다. 그 뿐만 아니라 아이가 제대로 성장하고 자신의 리듬을 발전시키는 데도 도움을 주고 심지어는 태어난 후까지 영향을 미칠 가능성이 있다. 임신 중에도 순환 근무를 계속한 약 20만 명의 여성을 대상으로 한 대규모 연구를 통해 이를 알 수 있었다.

그러니 태아가 엄마에게 의존적이라는 말은 맞는 말이다. 태아는 엄마 외에 다른 데서 신호를 받지 않기 때문이다. 그러나 임신 2기가 끝날 무렵, 즉 대략 임신 30주쯤 되면 태아는 눈을 뜨고 복벽을 통해 들어오는 빛을 인지할 수 있다. 하지만 신생아의 눈 그리고 눈과 뇌 사이의 연결이 충분히 발달하지 않았다는 점을 고려하면, 복벽을 통해 들어온 빛이 태아의 생체시계에 닿아 영향을 미칠 수 있을지는 미지수다.

아기의 생체시계

아기의 뇌는 태어난 후에도 계속해서 발달하고 생체시계와 그와 관련된 모든 것들도 함께 성장해 나간다. 이와 더불어 아기는 자연스럽게 빛과 어두움 같은 외부 신호들에도 많이 노출되기 시작한다. 아기의 생후 첫 주 동안 최초의 일주기 리듬이 형성되기 시작한다. 약 2주가 지나면 핏속의 코르티솔 수치의 리듬을 관찰할 수 있고 불과 9주 후에는 멜라토닌의 리듬 또한 형성된다. 이 시기는 그동안 "일정하지 않게" 자던 대부분의 아기가 낮보다는 밤에 더 많이 자는 방향으로 천천히 바뀌기 시작하는 시기이기도 하다. 11주가 지나면 아기의 체온에는 낮과 밤의 리듬이 형성되고, 시계 유전자 또한 관찰된다. 15주가 지나면 일주기 리듬이 완전히 뚜렷해져서 밤에 더 많이 잠을 자고 낮에는 덜 자기 시작한다. 하지만 아기들이 통잠을 자는 시기는 보통 6개월에서 9개월 사이에 시작된다. 아기는 일주기 리듬을 바깥세상과 정확히 맞추기 위해 몸속 신호들에 항상 의존한다. 시계 유전자들 자체는 아직 강한 기능을 하지 못하며, 시교차상핵 세포들 사이의 규칙 역시 아직 형성되지 못했기 때문에 이 시기에는 다른 신호들이 더 중요하다. 그중에서 빛이 가장 중요한 신호다. 뇌가 아직 발달하고 있음에도 눈의 시신경들과 시상하부 사이의 연결이나, 멜라토닌을 분비하는 송과선 사이의 연결은 이미 뚜렷하다. 연구에 따르면 병원에서 완전히 어두운 방에서 지낸 아기들은 주기적으로 빛을 받은 아기들에 비해 멜라토닌 수치가 높았다. 멜라토닌의 리듬이 아직 형성되지 않은 어린 아기들의 멜라토닌 분비에는 빛이 큰 영향을 끼친다는 것을 보여 준다. 그러므로 아기가 태어났을 때부터 멜라토닌과 빛의 상관관계를 유념해야 한다.

    이 점을 바탕으로 미숙아를 돌보고 치료하는 신생아 집중치료실NICU에서 실험을 진행한 결과, 성공적인 결과를 얻었다. 이 아기들은 치료 과정 내내 매우 오랫동안 24시간 불이 켜진 방에서 지내는데, 이는 현재 전 세계 거의 모든 병원에서 여전히 일반적으로 시행되는 방식이다. 연구진은 병원에 있는 아기들을 여러 집단으로 나누어 실험을 진행했다. 일부는 하루 종일 일반적인 조명 환경의 방에서 지내도록 했고, 다른 일부는 밤 동안은 어두운 환경을 조성해 빛과 어둠의 주기에 노출되도록 했다. 그랬더니 결과는 놀라울 정도였다. 밤에는 어둡게 지낸 아기들은 생후 12일이 아닌 7일 만에 몸무게가 늘었다. 그리고 24시간 종일 빛을 받은 아기들이 평균 33일간 병원에 머물러야 했던 것에 비해, 이 아기들은 불과 23일 동안만 머물렀다. 이 아기들은 성장이 더 빨랐을 뿐만 아니라 수유할 때 인내심도 더 컸고, 산소도 덜 사용했으며, 훨씬 건강했다. 이러한 결과가 나온 이유는 다름 아닌 빛과 어둠의 주기를 조절한 덕분이다.

아기는 빛과 어둠을 인지하기 시작할 뿐만 아니라, 모유의 구성 성분을 통해 시간에 대한 정보를 얻는다. 모유에는 아이의 발달을 돕는 당분과 지방 외에도 신호물질 역할을 하는 다양한 구성 성분들이 함유되어 있다. 멜라토닌과 코르티솔뿐 아니라 (신진대사를 위한) 렙틴, (호르몬 등을 만드는 데 사용되는 전구체인) 트립토판, 그리고 (면역 관련 물질인) 사이토킨 등이 모유를 통해 아기에게 전달된다. 이러한 물질들의 농도는 하루 내내 일정하지 않다. 예를 들어 멜라토닌, 렙틴, 트립토판의 농도는 낮에 분비되는 모유보다 밤에 나오는 모유에 더 많다. 모유 성분이 이렇게 자연스럽게 바뀌는 이유는 아기의 일주기 리듬을 조절하는 자이트게버로 작용하고 정확한 리듬을 형성하는 데 도움을 주기 위해서이다. 만약 엄마가 유축한 모유로 아기에게 수유한다면, 유축 시간을 정확히 기록해 놓고 밤에 유축한 모유는 밤에, 낮에 유축한 모유는 낮에 수유하는 것이 중요하다. 이에 관한 연구는 지금도 진행 중이다.

아기의 몸에는 이미 일정 부분 리듬이 존재한다. 아기의 가장 중요한 임무는 성장이다. 아기는 잠을 자고(자는 동안 성장 호르몬이 분비됨) 먹는 것을 반복하며 성장한다. 따라서 아기가 성장하는 동안 수면-각성 리듬과 다른 리듬들이 함께 발달되는 것이 가장 이상적이다. 하지만 잠을 너무 오래 자면 수유 시간을 놓칠 수 있다. 아기는 생후 초기 몇 달 동안 배고픔에 이끌려 밤낮을 구분하지 않고 할 수 있는 최선을 다해 빠르게 성장해 나갈 뿐이다. 그렇게 해서 매우 중요한 초기 신생아 단계가 지나면 낮과 밤의 리듬이 형성되며, 환경적인 주기 변화에 더 잘 대응하게 되어 그 후로도 긍정적인 발전을 하게 된다. 젊은 부모들은 신생아 시기에는 리듬이 아직 발달하지 않았지만 그 자체가 오히려 아기에게 이득이 될 수 있다는 점을 인지하는 것만으로도 육아에 큰 위안을 얻을 수 있다. 아기가 밤을 수면을 위한 최적의 시간으로 완전히 인식하기까지는 6개월에서 1년이 걸리며, 이는 매우 자연스러운 과정이다. 그 전까지는 일주기 리듬이 독립적으로 제 역할을 하지 못하기 때문이다.

발달 단계에 따른 권장 수면 시간

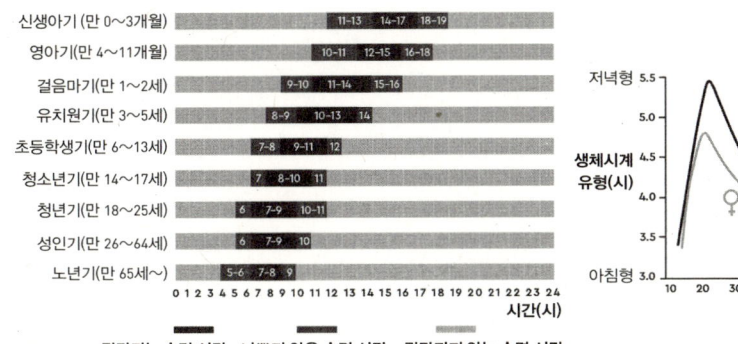
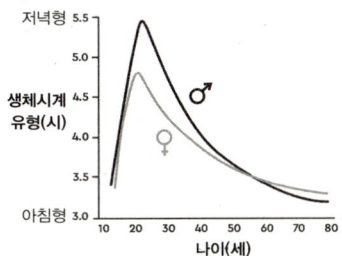

그림21 　나이에 따라 생체시계 유형, 즉 아침형인지 저녁형인지가 바뀐다. 또 남성인지 여성인지에 따라서도 차이가 발생한다. 평균적으로 20세에서 22세 사이의 청년기는 가장 뚜렷한 저녁형 인간이다. 또 가임기 여성은 평균적으로 남성들과 비교하면 좀 더 아침형 인간에 가까운 경향이 있다.

아침에 일어나는 새

　　아이들은 태어나서 3살에서 4살까지 대략 11시간에서 14시간 정도 잠을 자는데(나이에 따른 수면 시간 도표 참고), 하루 동안 한두 번 낮잠을 자며 그 외 대부분의 수면은 밤에 이루어진다. 이를 '이상 수면biphasic sleep'이라고 하며, 어린아이들에게 적합한 수면 형태다. 아이들에게서는 일찍 깨는 경향이 매우 일반적이다. 왜냐하면 어린아이들일수록 아주 뚜렷한 아침형 인간이기 때문이다. 아이들은 아주 일찍 잠자리에 들고, (아주) 일찍 깬다. 아이들의 멜라토닌 농도는 어른들보다 더 일찍 상승했다가 일찍 떨어진다. 아이들의 생체시계와 어른들의 생체시계가 이렇게 불일치를 보이기 때문에 상대적으로 아침형 인간이 아닌 부모들은 어려움을 겪을 수 있다. 또한 걸음마기와 유치원기의 아이들은 빛에 매우 민감하다. 심지어는 어른보다 더 심한데, 이는 아이들의 망막이 빛을 충분히 통과시키지 못하기 때문이다. 그러므로 저녁에 태블릿 화면과 같이 빛에 쉽게 노출되는 환경에서 아이들의 생체시계는 쉽게 저녁형 인간으로 변할 수 있고, 이는 저녁에 잠자리에 드는 것을 더 어렵게 만든다. 반대로 낮에 바깥 활동을 충분히 한 아이들은 저녁에 빛에 적게 노출되면 쉽게 아침형 인간으로 바뀐다. 대부분의 아이는 복도나 방 바깥에서 미세하게 빛이 들어와도 잘 자지만, 밤에는 (블루라이트 차단 기능이 있는) 조명이나 LED 스크린을 쓰는 것도 나쁘지 않다. 밤을 무서워하는 아이들을 달래주기 위해 잘 때 수면등을 쓰는 것 역시 괜찮은 방법이다. 그러나 좋은 수면 습관을 기르는 관점에서 보면 수면등 사용은 신중할 필요가 있다. 백색이나 파란빛 대신 붉은빛을 발산하는 수면등을 사용하는 것이 중요하고, 아주 약한 상태로 사용하는 것이 가장 좋다. 또 아이들이 잠이 드는 시간대만 잠깐 사용하고 밤새도록 켜두지 않아야 한다.

    유치원기가 지나고 나면 수면 시간이 10~13시간으로 점차 줄어들면서 밤잠이 약간씩 짧아진다. 숙제나 취미생활, 텔레비전 시청, 컴퓨터나 소셜미디어 사용 등 저녁 활동이 점차 증가하는데 이것들은 모두 시간을 많이 소모한다. 그 결과 많은 어린이와 10대의 생체 리듬이 뒤로 늦춰지게 되어 수면 문제가 발생한다. 스크린에서 나오는 빛이나 엄청난 양의 자극들이 잠을 못 자게 만들기 때문이다. 문제는 다음 날 학교에 가려면 여전히 일찍 일어나야 한다는 것이다. 아이들의 수면 패턴은 주말과 주중이 완전히 불규칙적으로 되어 가고, 점차 사회적 시차증후군을 겪기 시작한다. 오늘날 아이들은 대부분 상대적으로 실내에서 보내는 시간이 늘어났는데, 이 말은 즉 자연광에 상대적으로 덜 노출되어 저녁 동안 빛에 더 예민해졌다는 뜻이다. 여기에 많은 아이들이 충분한 신체 활동을 하지 못하고 있다는 사실까지 더해지면 여러 가지 요인이 복합적으로 작용하여 수면 문제와 수면 부족은 더욱 심각해진다. 부모들은 어린아이들의 생체시계를 지키는 데 중요한 역할을 맡고 있다. 어린아이들은 아직 자신의 수면 욕구를 완전히 이해하지 못하는데, 부모들은 종종 이를 놓친다. 하지만 어른들이 반드시 신경을 써야 하며 규칙적인 생활 습관, 적당한 햇볕 노출, 스크린 사용 제한 등은 이를 위한 좋은 대책들이다.

  초등학생이 되면 아이들은 이미 수면 문제를 겪는다. 수면 부족으로 인해 낮 동안의 피곤함으로 이어지며 집중력 부족, 불안정한 행동, 과잉 활동, 충동성, 학업 성적 저하, 분노 등 행동 문제로 이어지게 된다. 이러한 문제는 아이들이 자라면서 점점 더 심해지는데, 이는 사춘기를 겪으면서 수면-각성 리듬에 급격한 변화가 일어나기 때문이다.

게으른 10대들?

토요일 아침이 되었는데 여전히 10대 자녀가 잠을 자고 있다면 많은 부모가 화를 낼 것이다. 10대들도 성가시기는 매한가지다. 더 자고 싶은데 부모들이 시끄럽게 굴거나 일어나라고 하기 때문이다. 아침에 잠을 더 자고 싶은 욕구는 생물학적으로는 정상이지만, 불행하게도 사회에서는 받아들여지지 않는다. 청소년기의 많은 아이가 만성적인 수면 부족에 시달리면서 가족들 사이에 마찰이 일어날 뿐 아니라 사회적인 문제들도 발생한다. 대부분의 10대 아이들은 수면 리듬이 급격하게 바뀐다. 필요한 수면의 양 자체는 변하지 않지만 말이다. 수면 리듬은 심지어 몇 달 사이에도 바뀔 수 있다. 이는 멜라토닌이 상승하는 시간이 늦춰지고, 밤 동안의 수면의 중간 지점midpoint[수면의 시작 시각과 끝나는 시각의 중간 시점—옮긴이]이 아침으로 밀리게 되었다는 의미다. 대부분은 오전 4시에서 오전 6시 사이에 일어난다. 피곤해져 잠이 드는 시간은 점점 늦어져 저녁 늦게나 자정이 지나서야 잠이 든다. 10대들은 극단적인 저녁형 인간이 되어간다. 이는 20세에서 22세 무렵 정점에 이르는데, 뼈의 성장판이 닫히는 등 사춘기가 완전히 끝을 맺는 시기다. 사춘기 시절의 변화는 구세계원숭이 같은 원숭이류를 비롯해, 데구^{Degus}나 큰 쥐, 생쥐 같은 설치류에서도 관찰된다. 이는 사춘기 동안 일어나는 큰 호르몬 변화로 인한 생물학적 현상이다. 사춘기 시절의 변화는 수면의 두 가지 과정 모델인 과정 S와 과정 C에도 영향을 끼쳐 엄청난 변화를 불러온다. 그러니 단지 소셜미디어 중독이나 숙제로 인한 압박, 올빼미형의 생활 습관 때문만은 아닌 것이다.

올빼미형으로 변하는 현상은 여자아이들보다 남자아이들에게서 더 두드러지게 나타난다. 남자아이들은 평균적으로 1시간 반 정도 더 늦게까지 깨어 있는 경우가 많다. 예를 들어, 9시간의 수면이 필요하고 수면의 중간 지점이 오전 5시 30분인 16살 남자아이의 경우 이상적인 수면 시간은 오전 1시부터 오전 10시까지다. 반면 같은 나이대의 여자아이는 오후 11시 30분부터 오전 8시 30분까지 자는 것을 선호하는 편이다. 이러한 수면 패턴은 18세에서 22세 사이에는 더 늦어져 때때로 수면의 중간 지점이 오전 8시까지 밀리기도 한다. 만약 부모가 (어느 정도) 아침형 인간이라면 부모가 일어난 시간에도 아들이나 딸은 여전히 깊은 잠에 빠져 있을 수 있다는 말이다. 모든 것이 뒤로 밀리다 보면 그 결과 10대 학생들의 활동은 주로 늦은 오후나 저녁 시간대에 맞춰지게 된다. 이는 어느 정도 자연스러운 결과일 수 있지만, 저녁 시간에 과도한 빛에 노출되거나 중요한 아침 햇볕을 놓치는 등 문제를 더 악화시킬 수도 있다. 학교에 가지 않고 자유롭게 살 수 있다면 이런 현상이 큰 문제가 되지 않겠지만 사람들은 대부분 그렇게 살 수 없기 때문이다.

많은 고등학교가 오전 8시에서 8시 30분 사이에 시작하는데, 이는 생물학적으로 봤을 때 고등학생들에게 터무니없이 이른 시간이다. 특히 대부분의 10대들이 중학교를 졸업한 뒤 통학 거리가 늘어난다는 점을 고려하면 더욱 그렇다. 아이들이 중학교 때보다 더 일찍 일어나야 한다는 뜻이다. 평균적으로 수면 시간이 10시간이고, 수면의 중심점이 오전 3시인 만 12세의 아이들은 깨우지 않더라도 자연스럽게 오전 8시에 일어난다. 만약 일찍 학교에 가거나 1교시에 늦고 싶지 않다면, 자기 전에 알람을 꼭 설정하고 적어도 아침잠을 1시간은 포기해야 할 것이다. 그 결과 10대 학생들은 아침 식사를 거르고 잘 수 있는 한 오래 자는 경향이 있다. 때로는 하루 2시간에 이르는 수면 부족이 매일 발생한다. 이러한 수면 부족은 해가 갈수록 누적되어 생애 전체로 보면 엄청난 기간에 해당하는 수면 손실이 발생한다. 수면 부족과 사회적 시차증후군이 동반되면 수많은 문제가 발생한다는 사실은 이미 잘 알려져 있다. 주말이 되면 10대들은 자신들의 생체시계에 맞춰 그토록 간절히 원하던 늦잠을 잘 기회를 얻지만, 주말의 늦잠만으로는 그동안 쌓인 수면 빚을 완전히 털어 내기에 역부족이다. 더욱이 주말 동안 늦잠을 자면 수면 리듬이 더 뒤로 밀려 주중에 수면 부족이 더욱 심해질 뿐이다. 이렇게 10대들이 사회적 시간대에 맞춰 살기 위해 고통받는 부자연스러운 상황은 정신적, 신체적으로 끝없는 부정적 결과를 낳는다.

등교 시간을 조정하는 것은 하나의 해결책이 될 수 있는데 이미 실험으로도 증명된 바 있다. 연구에 따르면, 등교 시간을 약간만 늦춰도 지각이 줄어들고 평균적인 수면 시간도 늘어났다. 게다가 학업 성적도 향상되고 기분도 더 좋아졌다. 등교 시간을 1시간 늦췄더니(예를 들어서 오전 8시 50분에서 오전 10시 정도로), 학업 성적이 12퍼센트 향상되었고 질병으로 인한 지각률도 절반으로 감소하였다. 30분 더 잤을 뿐인데 잠이 부족한 10대 운전자들의 교통사고 위험성 역시 줄어들었다. 최상의 학교 수업 시작 시각을 정하는 것은 일반적으로 어려운 일이지만 미국의 과학자들은 아무리 일러도 오전 8시 30분 전에는 학교 수업을 시작하지 말라고 권고한다. 가능하다면 더 늦게 시작해도 좋다. 학교 시작 시각을 늦추면 학생들이, 특히 평균적으로 저녁형 인간인 10대들이 좀 더 기회를 얻고 자신의 생체시계에 맞는 시간대에 수업을 들을 수 있을 것이다. 이런 식의 접근이 효과가 있음은 이미 증명되었다. 더욱이 수업 시작 시각을 늦추면 사회적 시차증후군도 줄어들고 그와 관련된 정신 건강 문제들, 우울증이나 불안장애가 감소한다. 심지어는 자살률이 줄어들며 비만 같은 질병도 줄어든다.

10대(뿐만이 아니라 성인)들이 겪는 수면 부족의 주범으로 핸드폰이 지목되기도 한다. 이는 일정 부분 맞는 말이다. 핸드폰이 빛을 너무 많이 발산하기 때문만은 아니다. 이미 여러분이 저녁 시간대에 하는 것처럼 핸드폰의 밝기를 낮추고 방을 어두운 상태로 만든다면 그리 큰 문제는 되지 않는다. 하지만 소셜미디어에 지나치게 빠져들어 소소한 것까지 놓치지 않으려 애쓰다 보면 활성화된 뇌가 쉴 틈을 얻지 못해 문제가 악화한다. 생체시계 자체뿐만 아니라 생활 습관과 사회적인 규범까지 더해져 10대와 학생들이 고통을 겪고 있다. 학교 수업 시작 시각만이라도 조정한다면 아이들이 (정신적으로) 더 건강한 삶을 살 수 있고 학교 생활도 나아질 것이다. 그들은 게으른 게 아니라 정상적인 수면 욕구에 맞춰 살고 있는데, 그 시간대가 우리 사회가 정한 시간대와 다를 뿐이다.

마침내 성인이 되다

20대 초에 늦은 수면이 정점을 찍고 나면 수면-각성 리듬은 점점 '정상화'되기 시작한다. 사람들은 점차 평균적으로 좀 더 아침형 인간에 가까워지며 남성과 여성 사이의 차이도 조금 줄어든다. 평균적으로 남성은 저녁형 인간에 머무르는 경향이 있고 수면욕도 약간은 줄어든다. 우리 몸속 시계가 앞당겨지면 장점이 생긴다. 직장 생활이 대개 이른 시간에 시작될 뿐만 아니라 많은 사람이 경험했듯이 어린 자녀를 양육하기에는 약간 아침형에 가까운 생체시계가 더 적합하기 때문이다. 물론 이는 개인차가 크고 어떤 나이대에서도 편차는 존재한다. 성년의 후반기, 즉 중장년기에 이르면 일주기 리듬은 다시 한번 큰 변화를 겪는다. 이는 성호르몬의 변화와 연관이 있다. 여성들은 에스트로젠 분비가 감소하고 완경이 시작된다. 생식기관과 관련된 다양한 호르몬들과 생체시계 사이의 상관관계는 상당히 복잡하며 아직 완전히 밝혀지지 않았다. 생체시계와 생식기관 두 체계가 서로 긴밀히 연결되어 있다는 사실은 순환 근무를 하는 여성들이 생체시계 불균형으로 인해 고정된 근무 시간에 일하는 여성들보다 완경을 더 빨리 겪는다는 점에서 뚜렷하게 드러난다. 다시 말해, 완경은 수면 패턴 변화와 같은 리듬 불균형과 연관이 있다. 많은 갱년기 여성이 겪는 열감이나 다리 떨림과 같은 불쾌한 증상들도 마찬가지다. 안면 홍조와 같은 열감은 오후 3시에서 6시 사이, 아니면 밤에 체온이 오를 때 정점을 찍는다. 몇 년이 지나면 증상은 보통 개선되지만 꽤 견디기 힘든 과정이다. 완경 증상을 위한 치료법은 수면 문제를 줄이는 데 도움을 주는 좋은 선택이다. 규칙적인 근무 시간과 수면 습관은 완경 관련 문제를 완화하는 데 도움이 된다. 완경 후로는 남성과 여성 사이의 평균적인 수면 시간 차이가 더 이상 나타나지 않는다.

은퇴기에 접어든 생체시계

은퇴기에 접어들수록 몸속 생체시계는 새로운 국면에 접어들고 또 다른 변화를 겪는다. 수면이나 체온 그리고 코르티솔이나 멜라토닌 같은 많은 리듬이 나이가 들수록 약해진다. 이 말은 리듬의 강세가 약해지고 높낮이도 더 이상 선명하지 않다는 뜻이다. 생체시계가 알리는 시간도 예전만큼 뚜렷하지 않고 생체 리듬은 더욱더 이른 시간대로 이동한다. 이는 노인들 대다수가 다시 아침형 인간으로 변하는 이유 중 하나다. 리듬이 약해지는 이유는 시교차상핵의 뇌세포와 다른 두뇌 영역들 사이의 소통에 중요한 역할을 하는 신호물질들, 그러니까 바소프레신과 같은 물질들이 줄어들기 때문이다. 그 결과 세포들은 서로 효율적으로 소통을 할 수 없게 되고 시교차상핵이 보내는 신호 역시 몸의 다른 부분들에 선명하게 전달되지 못하게 된다. 건강했던 생체 리듬이 약해지는 또 다른 이유는 시교차상핵과 빛의 동기화가 줄어드는 것이다. 이는 눈의 기능이 떨어지기 시작해서이기도 하다. 나이가 들면 망막의 투과성, 특히 빛의 파란 부분의 투과성이 감소하고 동공이 더 축소된다. 계산해 보면 10세에서 80세 사이에 뇌까지 도달하는 빛의 양은 72퍼센트까지 줄어든다. 50세가 되면 하루 동안 20퍼센트 더 많은 빛을 받아야 하고, 70세가 되면 30세에 비해 70퍼센트나 더 많은 빛을 받아야 한다.

눈의 기능 감소 이외에도 노인들은 실내에서 보내는 시간이 더 많아지고, 양질의 빛에 노출될 기회가 줄어든다. 이는 강한 밤-낮 리듬을 유지하는 데 전혀 도움이 되지 않는다. 백내장 수술 전후의 노인들을 관찰했더니 생체 리듬의 변화에 망막의 투과율 감소와 빛이 큰 역할을 하는 것으로 드러났다. 어떤 측면에서 보면 백내장 수술은 낡고 오래된 렌즈를 선명한 새것으로 교체하는 셈인데, 그 결과 수술 전과 비교해 보면 빛의 파란 부분이 네 배는 더 많이 통과하게 된다. 백내장 수술을 받고 나면 분명히 알 수 있다. 세상의 모든 색이 갑자기 더 밝아지고 더 파란빛을 띠게 된다. 눈은 즉시 적응하니 우리로서는 알아차리기 어렵지만 생체시계 입장에서는 갑자기 더 많은 빛이 들어오는 셈이다. 수술 후 멜라토닌 리듬을 측정해 본 결과, 생체시계는 약간 늦춰졌고 수면에 드는 시간도 수술 전보다 더 늦어졌다. 이는 수술 전에는 생체시계가 저녁의 빛을 더는 '볼 수' 없었지만, 수술을 받고 나자 가능해졌다고 설명할 수 있다. 몸속 생체시계의 리듬을 바깥세상과 더 잘 맞출 수 있게 된 것이다.

노인들이 겪는 변화는 시교차상핵의 기능이 약해지는 것뿐이 아니다. 말초시계들 또한 예전과 비교하면 힘이 약해진다. 다양한 장기들의 생체 리듬이 약해지거나 심지어는 사라진다. 하지만 이는 규칙적인 활동을 통해 어느 정도 복구할 수 있다. 매일 규칙적으로 신체 활동을 하는 노인들은 가능한 한 건강한 삶을 누리며 근육과 두뇌가 최상의 상태를 유지했을 뿐만 아니라, 몸속 생체시계 리듬을 강화하는 데도 도움을 받았다. 생체시계 리듬이 튼튼해졌다는 것은 더 건강해졌다는 뜻이다.

리듬이 약해지면 수면 패턴에도 변화가 생기고 많은 노인에게 생체 리듬 유형에 변화가 일어난다. 일부는 심지어 극단적인 아침형 인간이 된다. 이는 사춘기와 같이 호르몬 변화로 일어나지만 사춘기 때와는 정반대 유형으로 변하는 것이다. 불행히도 노인들의 약 절반 정도가 수면 문제를 겪는다. 게다가 소변을 보기 위해 잠에서 자주 깨는 경우가 많은데 이 또한 수면을 방해한다. 밤중 수면의 질이 낮아지면서 노인들은 낮 동안 피곤해지고, 그 결과 낮잠의 유혹을 이기지 못한다. 낮 동안 반복적으로 잠을 자다 보면 밤에 필요한 수면 빚을 쌓지 못한다. 그로 인해 밤에 잠들기는 한층 더 어려워진다. 이러한 수면 문제는 기억력 저하와 인지능력 감퇴로 이어질 수 있다. 다량의 빛에 노출되면 이 문제들을 부분적으로나마 예방하거나 개선할 수 있다. 이는 노인들이 생체 리듬을 유지하고 더 건강하게 오래 살 수 있도록 도와주는 간단한 방법이기도 하다. 그 연령대에는 필요에 따라 20분 정도의 파워냅이나 1시간 정도의 낮잠도 나쁘지 않다. 하지만 낮잠은 오후 4시 이전에 자야 밤잠에 충분한 수면 빚을 쌓을 수 있다는 점을 명심하자.

여성과 남성의 생체시계 차이

청소년기부터 나타나는 (생물학적인)남성과 여성 사이의 생체시계 리듬 차이는 성호르몬이 생체시계 기능에 중요한 역할을 한다는 것을 시사한다. 남성과 여성의 생체시계 차이를 다룬 연구는 상당히 많다. 모든 연구에 '일정한 루틴 프로토콜'처럼 같은 방식이 적용된 것은 아니었으며, 따라서 결과도 항상 일치하지 않았다. 일부 연구에서는 차이점을 발견할 수 없었던 반면 일부 연구에서는 여성의 생체시계가 남성의 그것보다 더 빠르게 작동하는 경향이 있었다. 다시 말해서 여성의 멜라토닌이나 체온 리듬이 하루 중 더 이른 시간에 정점을 찍는다는 뜻이다. 이는 일주기 리듬 지표에서도 발견할 수 있었는데 여성의 일주기 리듬이 남성보다 최고점이 더 높고, 최저점은 더 낮았다. 어떤 연구에서는 여성의 3분의 1 이상이 24시간보다 빠른 생체 리듬을 보였지만 남성에게서는 그 비율이 14퍼센트에 불과했다. 이는 이들을 대상으로 한 생체 리듬 유형 설문 조사 결과와 완전히 일치한다. 가임기의 여성은 일반적으로 같은 나이대의 남성보다 더 이른 생체 리듬을 띠고 있었다. 일반적으로 여성은 남성보다 밤낮의 차이가 현저하게 더 컸으며 이는 생체 리듬 관련 실험에서도 관찰되었다. 모든 사람이 수행 능력 저하를 경험했지만 남성은 여성과 비교하면 경험 빈도가 낮았다. 앞서 언급한 바와 같이 어떤 연구에서는 남성과 여성의 차이가 없었는데, 이는 여성이 경구피임약을 복용할 때 차이가 완전히 사라지는 것으로 어느 정도 설명할 수 있다. 멜라토닌 리듬이 최고점에 달하는 시간대는 남성의 그것과 더 이상 차이를 보이지 않았으나 경구피임약을 복용하는 여성의 멜라토닌 양은 여전히 높은 수준을 유지했다.

남성과 여성의 생체시계 리듬 차이는 아마도 성호르몬 수용체의 기능 차이에서 발생하는 것으로 보이는데, 시교차상핵의 기능 역시 성호르몬 수용체에 영향을 받는다. 이는 여성의 생애에 걸친 다양한 단계에서 왜 일주기 리듬과 수면 패턴이 변화하는지를 잘 설명해 주는 부분이다. 앞에서 언급한 대로, 가임기의 종지부를 알리는 신호인 에스트로젠의 감소로 발생하는 완경은 다른 무엇보다도 수면 문제와 연관이 있다. 하지만 임신기나 월경 주기 같은 일생의 다른 단계에서도 역시 성호르몬의 양과 패턴에 큰 변화가 발생한다. 사춘기에 시작하는 월경은 4주 동안에 걸쳐 황체형성호르몬, 에스트로젠, 프로게스테론, 난포자극호르몬과 같은 호르몬의 양이 서로 교차하면서 증가 또는 감소한다. 월경 주기에 따라 호르몬 단계가 변화하면 체온 패턴에도 변화가 생긴다. 예를 들어서, 배란 후 첫날 체온이 급상승한다. 수면 패턴 변화도 월경 주기 내내 관찰된다. 평균적으로 여성은 배란 이전에 더 깊게 잠을 잔다. 배란 후에는 수면 패턴에 변화가 생기고 특히 월경이 다가올수록 수면의 질이 떨어지거나 심지어는 불면증까지 겪는다. 이 시기에는 월경전증후군, 즉 PMS도 발생하는데 이는 다양한 신체적, 정신적 문제와 깊은 연관이 있다. PMS를 겪는 여성들을 대상으로 멜라토닌 리듬을 통해 생체시계를 관찰하니 시계가 약간 뒤로 밀려 있었다. 그러니 생체시계에 따른 최적의 시간대에 수면을 못 하게 되고, 이러한 불일치는 우울증 같은 증상으로 이어진다. 호르몬 피임약을 복용하는 여성은 월경 주기 내내 수면 패턴 변화를 덜 겪는 경향이 있었다.

     일부는 PMS로 인한 증상으로 일상생활에 지장을 받을 정도이다. 최근 연구에 따르면 가능한 치료법들이 제시되고 있다. 한 연구에서 의도적으로 수면 시간을 제한하고(오후 9시에서 오전 1시 사이에만 잠을 자도록 함), 그와 동시에 일주일 동안 아침에 햇빛을 받게 했더니 효과가 있었다. 이런 방식을 통해 멜라토닌 리듬을 앞으로 당길 수 있었으며 70퍼센트 정도가 우울 증상이 줄어들었다. PMS의 잠재적인 치료법으로 주목받는 다른 방법으로는 멜라토닌 복용이 있다. 멜라토닌은 PMS와 직접적인 연관이 있는 에스트로젠이나 프로게스테론에 직접 작용한다. 멜라토닌 복용은 아직은 상대적으로 최신 치료법이며 관련된 심층 연구가 필요하지만, 이러한 연구 결과들은 생체시계가 월경 주기를 조절하는 데 중요한 역할을 한다는 사실을 뒷받침해 준다. 밤에 빛을 쬐는 등 건강하지 못한 빛 노출은 호르몬 균형에 부정적인 영향을 끼쳐 야간 순환 근무를 하는 여성은 생식 능력이나 월경 주기에 큰 악영향을 받는다.

연구에 따르면 야간 근무를 하는 사람들은 일반적인 사람들보다 수면 시간이 1시간에서 2시간 정도 더 짧았고 집중력 감소, 과민 반응 증가, 만성적인 피로감을 겪었다. 장기적으로 봤을 때 유방암이나 심장 질환, 대사증후군 같은 만성 질환으로 이어질 가능성 역시 컸다. 이러한 연구 결과는 건강한 수면 환경과 규칙적인 빛 노출이 여성의 건강을 증진하고 호르몬 균형을 유지하는 데 중요하다는 점을 분명히 보여 준다.

임신기 또한 여성의 일생에서 큰 호르몬 변화를 겪는 단계 중 하나다. 하지만, 임신 동안 일주기 리듬을 방해하는 요소가 단지 호르몬 변화뿐만은 아니다. 예를 들면, 임신 기간 동안은 내내 숙면 자체가 쉽지 않다. 여기에는 아기의 태동이나 엄마의 신체적 불편함, 그 외에도 다른 요소들이 작용한다. 어떤 연구에 따르면 임신 초기 혹은 제1삼분기the first trimester 동안 임신한 여성의 생체 리듬이 앞으로 당겨진다고 한다. 건강한 임신을 위해서는 건강한 일주기 리듬이 매우 중요하며, 이는 건강한 출산을 돕는다. 임신 중 생체시계의 궁극적 역할은 분만 시기 조정이다. 진통은 오후 11시에서 오전 4시 사이에 절정을 이룬다. 이는 옥시토신이 정점을 찍는 시간대와 연관이 있으며, 그뿐 아니라 멜라토닌이 정점을 찍는 시간대와도 연관될 가능성이 있다.

여성의 성호르몬이 수면과 생체시계에 영향을 끼친다는 점은 월경 주기 혹은 임신기, 완경기 같은 특정 시기에 여성의 수행 능력이 감소하고 신체적, 정신적 불편함을 겪는 이유를 어느 정도 설명해 준다. 이것이 남성과 여성의 일주기 리듬의 가장 큰 차이점이며 이를 쉽게 간과해서는 안 된다.

생체시계의 저속노화 그리고 육아 활용 팁

임신 중에는 가능한 밤-낮 리듬을 건강하게 유지하려고 노력하자. 이는 태아의 발달을 돕고 건강한 리듬을 형성하는 데 기여한다.

- 아기들은 아직 일주기 리듬이 완전히 발달하지 않았다는 점을 기억하자. 아기들이 밤중에 자주 깬다는 사실을 이해하면 육아의 어려움을 덜 수 있다.
- 수면욕에도 상당한 차이가 있다. 아이들은 잠을 더 많이 자는데, 이는 점차 줄어든다. 일부는 성인이 되어도 다른 사람들보다 더 많이 자기도 한다.
- 아이들도 각자의 리듬을 가지고 있다는 사실을 받아들이자. 아이들이 모두 오후 7시에 잠들 수는 없다. 그리고 그 연령대에도 이미 일찍 잠드는 유형과 늦게 잠드는 유형이 나뉜다. 아이만의 리듬에 맞춰 가면 잠자리에서의 갈등을 줄이고 좋은 수면 루틴을 만드는 데 도움이 된다.
- 4세 이상의 어린이들은 사회적 시계의 요구에 맞춰 자신의 리듬을 조정하는 시기일 수 있다. 아이들의 리듬에 충분히 귀를 기울이며 다음과 같이 해 보자. 바깥에서 충분히 놀고 저녁에는 빛 노출을 줄인다. 아침에 많은 빛을 쬐고, 저녁을 너무 늦게 먹지 않도록 신경 쓰자. 만약 아이가 너무 일찍 일어났다면 아침에는 빛을 흐리게 조성하는 것이 좋다.

- 10대 시절에는 낮 동안, 특히 아침 시간대에 빛 노출을 늘리기 위해 애를 쓰는 것이 더욱 중요하다. 침실이 아침에 너무 완전히 깜깜하지 않게 주의를 기울이자(정해진 시간에 커튼을 열어 주는 로봇도 시중에 나와 있다). 아침에 잠에서 깨었을 때, 예를 들어 겨울 같은 때 아직 해가 뜨지 않았다면 아침 식사를 하는 식탁에 전등요법용 조명을 가져다 두자. 또한, 저녁에는 가능한 한 빛을 어둡게 한다. 컴퓨터나 태블릿 스크린뿐 아니라 일반적인 조명도 어둡게 사용한다. 낮 동안 활발하게 활동하고 규칙적인 식사 시간을 잘 지키면 생체시계를 앞당기는 데 도움이 될 것이다.

- 10대 아이가 엉망이 된 생체 리듬 때문에 학교에서 정신적으로나 신체적으로 어려움을 겪는다면 좋은 수면 치료사나 의사를 찾아가 도움을 구하고, 학교 선생님과도 상담하는 것이 좋다.

- 여성은 월경 주기에 따라 수면의 질이 요동칠 수 있다는 점을 인지하는 게 중요하다. 임신이나 완경으로 인한 호르몬 변화도 수면 문제를 일으킬 수 있다. 규칙적인 생체 리듬에 주의를 기울이면 이런 불편함을 어느 정도 덜 수 있다.

- 나이가 들면, 생체시계에 명확한 신호를 계속해서 주는 것이 중요하다. 낮 동안 규칙적인 신체 활동(꼭 운동일 필요는 없다)을 하거나, 바깥에서 여가를 보내거나, 집에서 양질의 빛을 쬔다.

- 은퇴한 후라 할지라도 규칙적인 식사 시간을 유지하는 것이 매우 중요하다. 직장에 다닐 때와 비교하면 퇴직 후 일상생활이 약간 느슨해졌다 할지라도 말이다.

- 시력이 감소하면, 백내장 수술이 필요할 수 있다. 이는 생체시계

에 빛이 잘 전달되도록 해 주고, 생체시계 리듬을 개선하는 데에 도움을 준다.

생체시계와 질병

야간 순환 근무, 사회적 시차증후군 그리고 수면-각성리듬장애로 인한 불편한 증상들은 주로 생체시계, 말초시계들, 그리고 수면 리듬 간의 관계가 깨지면서 발생한다. 그러나 생체시계가 큰 영향을 끼치는 것으로 보이는 질병들도 다수 존재한다. 다만, 흐트러진 생체시계가 그 원인인지 결과인지는 아직 불분명하다. 이는 마치 닭이 먼저냐, 달걀이 먼저냐 하는 물음과도 같다. 일주기 리듬이 먼저 흐트러져서 다른 문제들이 발생한 것인가? 아니면 그 반대인가? 어쩌면 둘 다일지도 모른다.

암과의 상관관계

생체시계와 깊은 연관을 가진 첫 번째 질병은 바로 암이다. 앞에서 이미 언급했듯 야간 근무 등으로 생체시계에 교란이 오면 다양한 형태의 암 발병률이 높아진다. 하지만 최신 연구에 따르면 야간 근무가 이루어지는 환경이 큰 영향을 끼치며, 생활 방식 역시 중요한 역할을 한다. 암이 발병하기까지는 상당한 시간이 걸리는 편이라서 암과 일주기 리듬과의 직접적인 상관관계를 따지기는 무척 어렵다. 더욱이 암의 종류만큼이나 암의 원인도 다양하다. 이번 장에서는 다양한 종류의 암을 자세히 다루지는 않겠지만, 생체시계와 암 사이의 상관관계에 대해 지금까지 알려진 사실을 다루려 한다.

큰 틀에서 보면 생체시계와 암은 네 가지 방식으로 상호작용한다. 첫째, 세포 과정 cellular processes 에 관여하는 다수의 유전자는 세포 내 생체시계 리듬을 담당하는 유전자들과 동일하다. 이 유전자들은 DNA의 단백질 접힘 protein folding 과 손상된 DNA의 복구처럼 매우 큰 역할을 한다. 단백질 접힘이나 DNA 복구가 잘못되면 결국 암세포로 이어진다. 이런 다양한 유전자들이 생체시계와 세포의 손상 회복 과정을 둘 다 담당하고 있기에, 시차증후군이나 야간 근무 등으로 인해 생체시계가 흐트러지면 암이 발생할 위험이 커지는 것이다. 두 번째 과정 또한 비슷한데, 유전자가 아닌 단백질과 관련이 있다. 소위 말하는 '시계 단백질'은 암을 억누르는 단백질들과 상호작용한다. 수면-각성 주기가 흐트러져 시계 단백질도 흐트러지면, 암과 관련된 단백질 역시 방해를 받는다. 세 번째 방식은 위와는 정반대 방향으로 작용한다. 일부 시계 단백질들은 분자의 화학적 상태나 산소 농도 같은 세포 내 환경에 매우 예민하다. 암세포가 발생하면 세포 내 환경도 이에 따라 바뀐다. 시계 단백질들은 이러한 변화를 감지해 그 결과 흐트러진다. 네 번째로 생체시계와 암은 신호물질을 통해 상호작용한다. 생체시계는 호르몬이나 면역 요소, 신경전달물질 등의 생성과 분비에 영향을 끼친다. 다양한 형태의 암 때문에 이런 물질들의 생성은 상당한 영향을 받고, 이는 생체시계 리듬의 교란으로 이어진다. 이런 과정들이 정확히 어떻게 이루어지는지는 주로 동물 관찰 연구를 통해 확인할 수 있었다. 예를 들어, 영구적으로 빛을 받는 환경 혹은 빛과 어둠이 계속해서 바뀌는 환경 등 생체 리듬이 교란받기 쉬운 환경에 동물들을 두어 보았다. 이런 식의 실험에서 쥐들은 정상적인 빛-어둠 주기로 생체시계가 방해받지 않는 환경에 있던 쥐들에 비해 훨씬 빠른 속도로 암이 발생했다. 시계 유전자가 유전적으로 변이된 동물들 역시 암이 빠르게 발병했다. 이를 통해 우리는 시계 유전자를 바꾸면 대장암, 췌장암, 유방암, 간암 등 다양한 유형의 암을 예방할 수 있다는 사실을 알게 되었다. 동물 연구를 통해 종양 역시 앞 문단에서 언급한 세 번째와 네 번째 과정을 거쳐 생체시계 리들에 영향을 끼칠 수 있음을 발견했다. 특정 종양이 있는 동물들은 종양이 없는 세포조직의 생체 리듬도 바뀌었고, 더 나아가 몸 전체의 리듬까지 변했다.

인간을 대상으로 한 연구 역시 동물 연구의 결과와 큰 유사성을 보였다. 종양 조직을 외과 수술로 제거한 후, 몸 밖으로 나온 종양의 시계 유전자 활동을 측정해 관찰하였는데, 생체시계 리듬이 상당 부분 흐트러졌다는 사실을 발견할 수 있었다. 이는 간암이나 피부암 등으로 떼어 낸 종양 조직에서도 관찰되었다. 시계 유전자의 생체 리듬은 그 세기가 약해져 있었다. 바꿔 말하면, 리듬 주기의 높낮이가 명확하지 않고 '평평'해졌다는 뜻이다. 게다가 일부 유전자의 활동 또한 억제되어 리듬을 생성하는 데 어려움을 겪었다. 생체 리듬의 시간대 역시 바뀌어서 정점에 도달하는 시간이 달라졌다. 유전적으로 이미 결정된 암들이 있는데, 이는 유전자 변형에 영향을 끼치고 어떤 경우에는 시계 유전자도 영향을 받는다. 이런 형태의 암 환자는 생존 확률이 낮아진다. 다행히도 지금까지 이런 경우는 극히 드물었다.

어떤 세포가 종양으로 발전하는 것을 막기 위해 우리 몸은 여러 단계를 거친다. 우리 몸은 제일 먼저 어떤 세포들이 '잘못'되었다는 사실을 인지한다. 그 후, 구체적인 방어 메커니즘이 작동하여 방어물질들이나 (면역세포 같은) '도구'를 그쪽으로 이동시켜 종양세포를 꿰뚫고 궁극적으로는 파괴한다. 이런 과정뿐만 아니라 종양과 싸우는 다른 여러 과정을 모두 생체시계가 제어한다. 시계 유전자가 흐트러지면 이 과정들 역시 전부 방해를 받는다. 그 결과 암세포와 싸우는 일은 더욱 힘들어진다.

멜라토닌이 DNA를 수선하고 종양의 성장을 억제하는 주요 물질 중 하나라는 증거가 있다. 밤에 빛을 받으면 멜라토닌 분비가 억제되므로, 밤에 과도한 강도의 빛이나 지나치게 많은 청색광에 노출되면 종양이 자라날 위험이 증가할 수 있다. 간호사를 대상으로 한 연구에서는 유방암에 걸리지 않은 사람들이 유방암에 걸린 사람들에 비해 밤에 멜라토닌 농도가 더 높다는 사실이 밝혀졌다. 종양과 관련된 동물 실험에서도 밤에 채혈해 멜라토닌이 들어 있는 혈액이 종양 성장을 억제한다는 결과가 나왔다. 반면 밤에 빛에 노출된 이들로부터 채혈한 혈액은 멜라토닌 농도가 낮았고, 그 결과 종양이 더 빠르게 성장했다. 밤에 노출되는 빛이 야간 근무자들의 암 발생에 주요한 원인인지는 아직 100퍼센트 확실하지 않다. 하지만 시간생물학자들은 멜라토닌 분비가 완전히 억제되지 않도록 밤 시간대의 조명을 조정하여 멜라토닌 리듬을 유지할 것을 권한다.

앞서 말한 것처럼 이는 닭이 먼저냐 달걀이 먼저냐 하는 문제와 같다. 모든 종류의 암이 일주기 리듬이 교란으로 발생하는 것인지 아직 명확히 알 수 없다. 유전적 변이가 먼저 발생하여 일주기 리듬이 방해받고 그로 인해 종양이 발생할 수도 있고, 다른 원인으로 종양세포가 발생하여 그 결과 시계 유전자가 흐트러지는 바람에 생체시계의 많은 기능이 저하될 수도 있다. 어떤 방향이든 우리는 생치시계의 관한 지식을 적극적으로 활용할 수 있다.

균형 잡힌 리듬으로 암을 예방하는 법

생체시계와 암의 발생이 강하게 상호작용하고 있다는 사실을 활용하면 여러 가지 이점을 얻을 수 있다. 암 예방부터 시간요법, 시간약리학까지 다양한 방법이 있지만 우선 암 예방에 관해 이야기해 보자. 가장 중요한 단계는 가능한 한 우리 몸의 생체 리듬이 깨지지 않게 하는 것이다. 야간 근무를 하는 사람에게는 어려울 수 있으나 그 외에 생체 리듬에 방해가 되는 다른 요소들, 예를 들어 시차증후군, 사회적 시차증후군, 잘못된 시간대에 생활하는 것들은 (부분적으로나마) 예방할 수 있다. 물론 일반적인 사람들은 이런 것들을 예방하기 위해 할 수 있는 일이 많지 않다. 그래도 수면-각성 주기 측면에서 규칙적으로 생활하고 있다면 식사-금식 리듬 같은 다른 리듬들도 신경을 써볼 수 있다. 2부에서 이미 좋은 신진대사 건강을 위해 매일 일정 시간 동안 하는 금식의 중요성을 다룬 바 있다. 이는 암 발생에도 큰 영향을 미치는 것으로 보인다. 왜냐하면 하루 중 11시간 안에 식사를 하고 13시간 동안 금식하는 여성들의 유방암 발병률이 낮았기 때문이다.

설사 암에 걸렸다 하더라도 뚜렷한 낮과 밤의 리듬을 유지하며 생활하는 것이 여전히 중요하다. 암 치료를 위해 시간요법도 고려할 수 있다. 연구에 따르면 대장암과 직장암 환자들의 수면-각성 주기를 개선했더니, 수명이 연장되었다고 한다. 물론 여기에도 유사한 의문이 제기된다. 수면이 개선되어 병이 나아진 것일까, 아니면 병이 나아서 수면 리듬이 개선된 것일까? 하지만 세포의 생체 리듬과 종양 성장의 상관관계에 관해 앞서 언급한 모든 정보를 고려하면, 좋은 리듬을 유지하는 것이 (특정 유형의) 암 성장을 늦추는 데 많은 도움이 될 가능성이 크다. 게다가 어떤 암은 금식 요법을 활용해 치료하기도 한다. 시계 유전자와 시계 단백질의 강한 리듬이 암세포를 공격하는 데 도움을 주기에 일주기 리듬이 뚜렷해질수록 화학요법과 같은 암 치료의 효과도 더욱 커진다.

몸속 다양한 장기들의 정확한 생체 리듬을 유지하기 위해서는 수면과 영양 섭취가 중요하다. 운동 역시 이를 위해 할 수 있는 훌륭한 자이트게버다. 규칙적인 신체 활동은 치료를 성공적으로 이끌 뿐 아니라 수술 후 더 빠른 회복에도 도움을 준다. 폐암 환자들을 수술 전후로 규칙적으로 걷도록 했더니 합병증에 걸릴 위험이 낮아졌고 운동을 추가로 하지 않은 이들에 비해 병원에 머무는 기간도 짧았다. 이는 유방암도 마찬가지다. 팔 운동을 한 여성들은 수술 후 경과가 훨씬 좋았다. 이것들은 종양학 분야에 시간요법을 적용한 좋은 예이다. 시간약리학도 적용해 볼 수 있다. 구체적인 시간대에 약물을 써서 병을 치료하는 방식으로, 치료의 긍정적인 효과를 더욱 강화하고 부작용을 줄이기 위해 사용된다.

이는 치료의 효율성을 높이고 심각한 부작용을 줄이는 측면에서 많은 가능성을 가진 건강 분야다. 여러 연구에서 항암 화학 치료와 방사선 치료를 하루 중 최적의 시간대에 시행하면 어떤 효과가 있는지 실험해 보았다. 동물 연구를 통해 50가지 항암 치료에서 시간에 따른 효과가 있다는 것이 밝혀졌다. 그러나 야행성 동물에서 나타나는 효과를 주행성인 인간에게 그대로 적용하는 문제는 단순하지 않다. 그래서 치료 방법을 개인에 맞추는 것이 아주 중요하다. 즉, 모든 환자에게 똑같이 적용할 수 있는 치료법을 만들기는 어렵다는 뜻이다. 더욱이 항암 화학 치료는 몸속에서 매우 천천히 분해되는 물질을 사용한다. 이런 경우라면 치료를 받는 시점이 크게 중요하지 않다. 지금까지 암을 대상으로 한 시간요법은 연구에서 긍정적인 결과를 보였음에도 불구하고 널리 활용되지 않았다. 그러나 시간요법과 기존 치료법을 비교한 여러 연구 중 일부에서는 치료가 올바른 시간대에 이루어졌을 때 환자가 항암 치료를 최대 5배 더 잘 견딜 수 있었으며, 효과도 거의 2배 더 높아지는 것으로 나타났다. 예를 들어 난소암 연구에서는 치료를 특정 시간대에 시행한 경우, 같은 치료를 12시간 늦게 시행했을 때보다 생존율이 최대 4배 증가한 것으로 확인되었다. 하지만 남성과 여성 사이에는 상당한 차이가 있었다. 지금까지 남성의 경우 시간요법을 적용하면 생존율이 유의미하게 증가하는 경향을 보였으나 남성과 여성 모두에게 공통으로 발생하는 암 유형에서는 여성에게서 이러한 효과가 아직 명확히 관찰되지 않았다. 또한, 유방암과 대장암에 대한 방사선 치료 효과를 연구한 몇몇 연구에서는 특정 시간대에 치료를 진행했을 때 염증이나 구강 문제(구내염 및 점막염)와 같은 부작용이 줄어드는 것으로 나타났다. 이런 부작용의 감소는 단순히 기분이 좋아지는 것을 넘어서 환자가 치료를 계속 이어 가는 중요한 이유가 될 수 있다. 하지만 불행하게도, 치료 시간대에 관한 연구 자료는 아직은 그렇게 많은 편이 아니다. 또한 임상 현장에서 이 연구 결과들이 대규모로 적용된 경우도 많지 않다. 따라서 아직은 앞으로도 갈 길이 멀다.

생체시계가 정신건강에 미치는 영향

정신건강 역시 생체시계와 건강 간의 관계가 점점 더 주목받는 분야다. 많은 정신질환이나 정신장애는 수면 문제와 관련이 있으며, 일부는 기분장애로 진단되기도 한다. 잠들기 어렵거나 잠을 유지하기 어렵거나, 혹은 잠에서 깨기 어렵거나 지나치게 오래 자는 것들이 여기에 해당한다. 일부 질병에서는 잠을 거의 자지 않거나 불규칙하게 자고, 낮에는 너무 많이 자고 밤에는 거의 자지 않는 일도 있다.

이러한 정신질환은 태아 시절이나 어린 시절부터 시작되기도 하고 청소년기나 젊은 시절 또는 성인기에 발병할 수도 있다. 발달장애(자폐스펙트럼이나 ADHD), 기분장애(우울증이나 양극성장애), 조현병, 불안장애, 신경퇴행성 질환(알츠하이머나 파킨슨병) 등은 모두 생체시계의 교란과 관련 있다는 사실이 입증되었다.

자폐스펙트럼과 ADHD

발달장애부터 시작해 보자. ADHD나 자폐스펙트럼[ASD], 투레트증후군 등이 이에 해당한다. 아이들 중 1~5퍼센트가 ADHD와 자폐스펙트럼을 앓고 있으며, 투레트증후군은 전체의 1퍼센트도 안 된다. 이런 장애들의 증상은 매우 다양하고 아이들의 인생 중 매우 초기 단계에 발병한다. 동물 연구에 따르면 자궁에서의 환경이 이런 장애가 발병할 위험과 강한 연관이 있다는 것이 밝혀졌다. 리듬을 교란하는 요소에 어미 쥐를 과도하게 노출했더니 새끼 쥐가 비정상적인 사회적·정서적 행동, 즉 '쥐의 자폐스펙트럼'을 앓을 확률이 높았다. 어미 쥐에게 많은 스트레스를 주면 코르티솔 리듬이 바뀌면서 이런 현상이 일어난다. 사람도 비슷한 결과를 낳는지 아직 명확히 밝혀진 바는 없지만 엄마의 코르티솔과 멜라토닌은 태아의 정신건강 발달에도 매우 중요한 역할을 한다.

일주기 리듬과 발달장애의 상관관계는 많은 후천적 정신장애와 마찬가지로 비정상적인 수면 패턴에서 주로 잘 드러난다. 수면장애는 매우 일반적인 증상으로, 투레트증후군을 앓는 어린이의 60퍼센트, ADHD 아동의 70퍼센트, 자폐스펙트럼을 가진 아동의 80퍼센트가 일정한 형태의 수면 문제를 경험한다. 이에 대한 확실한 이유는 밝혀지지 않았지만, 멜라토닌 리듬 교란이 이를 유발할 가능성이 있다. 자폐스펙트럼을 앓는 사람들은 일반적으로 자폐스펙트럼이 없는 사람들과 비교해서 저녁 시간대에 멜라토닌 수치가 낮았다. ADHD가 있는 사람들 또한 멜라토닌 리듬이 달랐다. 성인 ADHD의 70퍼센트는 입면에 문제를 겪으며 이는 멜라토닌이 늦게 분비되는 것과 깊은 연관이 있다. 그러므로 ADHD를 앓는 이들 중 상당수가 수면-각성리듬지연장애를 앓고 있다고 볼 수 있다. 역시 주기를 띠고 있으면서 많은 발달장애를 앓는 이들에게서 비정상적으로 작동하는 또 다른 우리 몸속의 호르몬은 바로 코르티솔이다. 자폐스펙트럼 아동들은 코르티솔을 분비하는 체계가 전체적으로 다르게 작동한다. 이는 건강한 발달에 문제가 될 수 있다.

호르몬과 수면 리듬을 관찰하는 것 말고는 생체시계와 장애 사이의 인과 관계를 설정하기란 매우 힘들다. 유전학 연구를 통해 발달장애가 있는 사람과 그렇지 않은 사람의 유전자 차이를 연구했더니 많은 유의미한 단서를 발견할 수 있었다. 자폐스펙트럼장애를 앓는 사람들은 각기 다른 세 개의 시계 유전자에 작은 차이가 있었다. 자폐스펙트럼을 앓는 모든 사람에게서 이러한 차이가 발견되었다는 뜻은 아니다. 하지만 자폐스펙트럼이 없는 사람들과 비교하면 자폐스펙트럼 환자 집단에서 확실히 더 많이 발견되었고, 유사한 결과를 다수의 구성원이 ADHD와 불면증을 앓는 가족을 대상으로 한 연구에서도 볼 수 있었다. 이들 가족은 변형된 형태의 시계 유전자를 서로 물려받은 상태였다. 이런 시계 유전자의 변형이 어떻게 이런 장애들로 이어지는지는 아직 연구가 필요한 부분이다.

  ADHD 환자의 생체시계 리듬 변화가 병의 원인인지 결과인지는 치료 측면에서는 큰 상관이 없다. 시간요법은 여기에서도 점점 더 많이 사용되는 추세다. 제대로 된 빛과 어둠에 노출되거나 제대로 된 시간에 멜라토닌을 사용하여 생체시계 리듬을 바꾸면 사람들이 제때 잠을 잘 수 있게 되고 수면의 질이 개선되며, ADHD 증상도 완화할 수 있다. 최근 한 연구에서 잠들기 대략 5시간 전에 0.5밀리그램의 멜라토닌을 사용한 효과를 살펴보았더니, 확실히 생체시계가 앞당겨졌고 ADHD 증상도 14퍼센트 감소하였다. 이는 완전한 치료라고 보기에는 충분하지 않지만 확실히 유의미한 개선이다. 같은 연구에서 조명요법은 큰 효과를 보지는 못했다. 하지만 조명요법을 통해 참여자들이 더 일찍 일어났다는 사실은 확인할 수 있었다. 아침에 점진적으로 빛을 늘려가는 프로그램을 사용한 다른 연구에서도 긍정적인 효과를 볼 수 있었다. 즉, 올바른 시간대는 역시나 중요하다.

우울증

아이들이 사춘기에 접어들면 성호르몬의 영향으로 많은 변화를 겪게 된다. 앞서 나이에 관한 장에서 우리는 이미 10대 시기에 생체 리듬 유형에 뚜렷한 변화가 일어나며, 동시에 다양한 정신장애가 나타날 가능성이 커진다는 점을 설명한 바 있다. 우울증, 양극성장애, 조현병, 그리고 섭식장애나 불안장애는 12세를 전후하여 나타나기 시작한다. 이러한 장애들 상당수는 수면 관련 증상이 나타난다. 예를 들어 양극성장애 환자들은 단계에 따라 아주 적게 자거나(조증 단계) 지나치게 많이 잔다(우울 단계). 잠을 적게 자거나 아예 잠을 못 자고 밤을 지새우다 보면 (경)조증이 유발될 수 있다. 이로 인해 지나치게 활동적으로 되거나 충동적으로 물건을 구매하며 돈을 지나치게 쓰기도 한다. 이는 매우 심각한 상태로 신속한 치료가 필요하다. 일반적으로 조증을 다스리기 위해 수면제를 처방하는 경우가 많다. 보통 일반적인 우울증은 주로 불면증과 함께 나타나지만, 반대로 겨울의 계절성 우울증은 수면 욕구가 지나치게 증가하는 특징이 있다.

  4명 중 1명은 평생 한 번쯤 우울증을 겪는다고 한다. 우울증에는 여러 종류가 있는데, 산후우울증, (겨울)계절성 우울증^{SAD}, 양극성 우울증, 그리고 '일반적인' 우울증이라고 하는 단극성 우울증이 있다. 우울증의 많은 증상들은 낮과 밤의 리듬을 띠는 경향이 있다. 아침이나 저녁에 증상이 가장 심하고 낮에는 증상이 완화되거나 심지어 저녁에는 완전히 사라지기도 한다. 단극성 우울증의 경우 아침에 증상이 가장 심하다면 이는 더 심한 수준의 우울증일 가능성이 있다. 우울증 환자들은 보통 일주기 리듬이 방해받는 경우가 많다. 멜라토닌과 코르티솔 같은 호르몬의 리듬이 약해지고 체온의 리듬도 변한다. 밤과 낮의 체온 차이가 줄어들며 밤에 체온이 더 높아지기도 한다. 또한 '수면의 구조'에도 변화가 일어난다. 즉, 수면 단계가 바뀌고 각 단계의 지속 시간도 달라진다. 예를 들어 우울증을 겪는 사람은 렘수면이 많아지고 깊은 잠은 적어진다. 일주기 리듬의 이상은 우울증이 심할수록 더 많이 나타난다. 우울증이 심할수록 리듬도 더 많이 방해받는다. 시계 유전자의 리듬을 연구하기는 쉽지 않지만, 우울증으로 사망한 사람의 뇌를 연구한 결과 시계 유전자의 리듬에 심각한 변화가 있음을 발견했다. 즉, 리듬이 정점에 달하는 시간대가 바뀌었고 최고점과 최저점의 차이가 줄어들었으며, 시계 유전자들 사이의 동기화도 흐트러져 있었다.

　　우울증 때문에 일주기 리듬이 방해를 받는 것인지 아니면 그 반대인지는 증명하기 어렵다. 아마도 둘 다일 가능성이 크다. 하지만 일주기 리듬이 흐트러지면 우울 증상으로 이어진다는 강력한 증거가 있다. 매우 극단적인 예로, 교대 근무를 하는 사람들은 낮에 근무하는 사람들과 비교하여 우울증에 걸릴 가능성이 40퍼센트 더 높았다. 게다가 극단적인 저녁형의 젊은 사람들은 사회적 시차 증후군을 겪을 가능성이 커서 우울증이나 산후우울증에 걸릴 위험도 컸다. 산후우울증의 원인은 주로 호르몬 변화지만, 아기를 낳고 낮과 밤의 리듬이 바뀌면 우울증은 더 악화한다.

　　우울증의 원인은 매우 다양하고 모든 환자의 원인이 전부 같지도 않다. 하지만 일주기 리듬이 우울증에 직접적으로나 간접적으로 영향을 끼치는 요인들은 명확하다. 예를 들어서, (영양 섭취) 리듬과 정신건강 사이에는 분명한 연관성이 있다. 우울증의 증상 중 하나인 식욕 감소로 인해 식사의 리듬이 바뀌거나 줄어든다. 이렇게 되면 상황이 더 악화하여 몸의 여러 기관에 있는 시계들의 리듬이 흐트러지고 장내 박테리아의 리듬도 깨지게 되어 정신건강에 부정적인 영향을 미친다. 흥미로운 점은 이 과정이 오히려 시간요법의 형태로 활용될 수 있다는 것이다. 규칙적인 식사 시간을 정하고 금식 시간을 따로 가지는 등 뚜렷한 리듬을 유지하면 몸속의 리듬이 강화되어 정신건강에 긍정적인 영향을 미칠 수 있다.

영양 섭취뿐만 아니라 자연광을 충분히 받지 못하는 것 역시 우울증의 원인이 되거나 우울증을 악화시키는 요인이 될 수 있다. 이러한 현상이 가장 뚜렷하게 나타나는 예가 계절성 우울증, 특히 겨울철의 우울증이다. 네덜란드에서는 인구의 약 25퍼센트가 계절에 따라 수면 욕구 변화, 탄수화물 섭취 증가, 사회 활동에 대한 흥미 감소 등을 경험하며 특히 겨울에 이러한 변화가 더욱 두드러진다. 그중 약 4퍼센트는 증상이 매우 심각하여 겨울철 우울증으로 분류된다. 이들은 심한 우울을 느끼고 여가나 취미 활동에 대한 흥미를 잃으며 일상생활이나 사회생활에 어려움을 겪는다. 겨울에는 하루 동안 햇빛을 받을 수 있는 시간이 다른 계절보다 크게 줄어든다. 이는 하루에 받는 햇빛의 양과 우울 증상 사이에 직접적인 연관성이 있다는 사실을 뚜렷하게 보여 준다. 우울 증상은 보통 가을에 낮이 짧아지면서 시작되고 특별한 치료를 받지 않아도 봄이 되어 낮이 길어지면 자연스럽게 사라진다. 더욱이 사람들은 맑은 날에 비해 흐린 날에 더 우울해지는 경향이 있다. 햇빛이 부족할 때 우울해지는 이유는 아직 정확하게 밝혀지지 않았다. 개인마다 빛에 대한 민감도가 다르기 때문일 수도 있고, 생체시계가 빛의 변화에 반응하기 때문일 수도 있다. 또는 빛이 부족할 경우 기분을 조절하는 뇌의 특정 부위가 제대로 기능하지 못하는 것이 원인일 수도 있다.

하지만 이러한 사실이 시간요법의 기초다. 아침에 빛요법

(매일 30분에서 45분간 특별한 빛요법 전등 앞에 앉기)은 (겨울)계절성 우울증에 가장 효과적인 치료법 중 하나다. 빛이 어떻게 구체적으로 기분에 영향을 끼치는지, 또 이에 따라 생체시계는 어떤 역할을 하는지에 관한 많은 연구가 이루어졌다. 아침에 받는 빛이 가장 효과적인 치료인데, 특히 저녁형 인간에게 큰 영향을 미친다. 즉, 저녁형 인간은 아침 빛을 통해 생체시계를 앞당길 수 있다. 이 치료법은 저녁형 인간이 아닌 일반적인 사람들에게도 효과가 있다. 이 경우 시계를 조정하는 것은 필요하지 않다. 빛은 생체시계를 조정하지 않고 기분에만 긍정적인 영향을 끼치기도 한다. 혹은 기분은 개선하지 않고 시계만 조정되는 일도 있다. 빛은 기분을 조절하는 뇌의 특정 부위에 직접적인 영향을 끼치는데, 만약 이 부위에 리듬이 있으면 아침에 받는 빛이 주는 효과에 더욱 예민해질 가능성이 있다. 메커니즘이 어떻든 빛요법을 받은 환자들의 60~70퍼센트는 계절성 우울증이 1주에서 2주 사이에 완화되었다. 이는 어떤 약물요법보다 더 빠른 속도다. 물론 빛요법을 하는 데 전등이 꼭 필요하지는 않다. 겨울이라도 밖에 나가 산책을 하며 해가 내리쬐는 동안 충분히 빛을 받는 것만으로도 효과적이다. 북반구에서 이루어진 두 연구는 아침 햇빛을 많이 받는 남동향이나 동향인 입원실에 입원한 우울증 환자가 입원실이 북향인 환자들에 비해 입원 기간이 짧다는 결과를 보여 주었다.

우울증의 또 다른 형태는 양극성장애다. 우울증과 조증이

번갈아서 나타나는 양극성장애는 수면 욕구가 극도로 요동친다는 특징이 있으며 때로는 코르티솔 리듬의 변화까지 동반한다. 양극성장애 환자들은 우울 삽화 동안은 생체 리듬이 늦어지다가 조증 삽화가 오면 갑자기 생체 리듬이 빨라지는 경향이 있다. 양극성장애의 발생 원인이 생체시계의 교란 때문인지는 아직은 분명하지는 않지만, 두 사이에 상관관계가 있다는 주장은 상당히 설득력이 있다. 예를 들어서 여행으로 인한 시차증후군은 우울증이나 조증을 유발한다. 사회적 시차증후군 역시 마찬가지이다. 생체시계와 양극성장애 사이의 관계에 대한 가장 최신 연구 결과는 양극성장애 환자들의 시계 유전자가 유전적으로 변형되었다는 사실이다.

  양극성장애를 위한 시간요법도 존재한다. 우울 삽화 동안 증상을 완화하기 위해 빛요법을 사용해 보는 식이다. 빛요법이 조증을 유발할 가능성은 다른 요법들에 비해 그렇게 크지 않은 것으로 나타났다. 하지만 항상 주의 깊게 살펴봐야 하며, 어떤 경우라도 (경)조증 증상이 나타나면 즉시 중단해야 한다. 반대로 밤에 어둡게 지내는 시간을 더 늘리면 조증 증상을 줄일 수 있다. 조증 치료를 위한 다른 치료들과 병행하여 환자들에게 블루라이트 차단 안경을 저녁 동안 착용시켰더니 조증 증상의 14퍼센트가 줄어들었다. 비교군에서는 증상이 불과 2퍼센트만 감소하였다. 또한, 석양을 이용하여 조증 환자들의 리듬을 연구한 어떤 실험에서는 조증 증상이 너무 빨리 사라져 아무런 연구 결과를 낼 수 없었다.

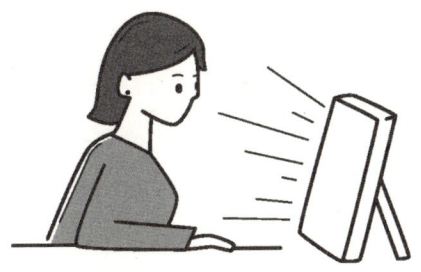

그림22 빛요법은 우울증 치료를 위한 가장 효과적인 치료법으로, (겨울) 계절성 우울증 치료를 위해 제일 먼저 고려하는 방법이다.

불안장애와 조현병

현대 사회에서 많은 사람들이 고통을 겪는 질환 중 하나는 불안장애다. 불안장애가 생체시계의 교란으로 발생했을 가능성에 관한 연구는 아직 많지 않다. 하지만 야간 교대 근무나 갑작스러운 시차증후군 등으로 생체시계의 리듬이 흐트러지면 불안장애 증상은 악화한다. 물론 이는 단순히 수면 부족 때문일 수도 있다. 동물 연구에서도 시계 유전자를 조작하거나 빛 노출을 통제하여 일주기 리듬을 조작하였더니 불안 증상과 상관관계가 있다는 사실이 밝혀졌다. 일부 연구에서는 더 많은 불안 행동이 나타났다. 하지만 다른 모든 형태의 생체 리듬 교란이 불안 증상 악화로 이어지지는 않는다. 식욕 감소나 과도한 긴장으로 발생하는 수면 부족 등 불안장애의 증상들은 밤-낮의 리듬을 방해하는 것은 물론이고 건강한 삶의 질을 떨어뜨린다.

생체시계가 뚜렷한 영향을 끼치는 또 다른 질환은 바로 조현병이다. 조현병은 인구의 약 1퍼센트에게서 발생하고 여성보다는 남성 환자가 더 많다. 환각이나 환청, 망상, 기억력 감퇴, 감정 조절 등의 증상이 나타난다. 조현병의 형태는 무척 다양한데 주로 우울증을 동반한다. 증상의 강도는 주로 수면과 연관이 있으며 일주기 리듬의 교란과도 연관이 있다. 즉, 일주기 리듬의 교란은 조현병 증상을 예고하는 신호가 될 수 있다. 우울증으로 사망한 환자들과 마찬가지로 조현병 환자의 뇌 조직에서도 시계 유전자의 변형이 발견되었다. 거기다가 조현병 환자에게는 멜라토닌 리듬 변화도 발견된다. 즉, 낮과 밤의 멜라토닌 수치 차이가 크지 않았고 밤 시간대의 멜라토닌 농도도 더 낮았으며 정점에 달하는 시간도 더 빨랐다. 과학자들은 이러한 변화가 수면-각성 리듬 문제를 더욱 악화시킬 수 있다고 보고 있다. 또한 조현병 환자들은 사회적으로 고립되어 있어 빛과 같은 자이트게버에 덜 노출되기 때문에 문제가 더 심각해질 수 있다.

알츠하이머, 파킨슨병 등의 뇌신경질환들

어린 시절이나 젊은 시절에 발생한 정신질환들은 평생 지속되기도 한다. 반면 나이가 들어가며 발생하는 뇌질환은 뇌세포의 퇴화가 그 원인이다. 이러한 신경퇴행성 질환들은 불치에 가깝다. 대표적인 예로는 알츠하이머와 파킨슨병이 있다.

제일 먼저, 인지저하증의 일종인 알츠하이머는 65세 이상의 성인 중 10퍼센트가 앓고 있으며 기억력 감퇴뿐만 아니라 행동 변화, 시간 감각 상실, 언어장애 등을 동반한다. 혼란스러워하거나 짜증을 내고 기억력이 저하되는 등의 인지장애 증상은 특히 저녁에 더 심해진다. 이로 인해 환자는 불안해하고 가만히 있지 못한 채 이리저리 걸어 다니기도 하는데, 이를 '일몰증후군 sundowning syndrome'이라고 한다. 이러한 증상은 하루 내내 일정하지 않은 양상을 보이며, 생체 리듬과의 연관성을 나타낸다. 수면-각성 리듬의 이상은 인지저하증으로 진단받기 훨씬 이전부터 나타난다. 앞서 설명했듯이 수면은 뇌에서 노폐물을 제거하는 중요한 과정이다. 베타-아밀로이드와 타우 단백질 같은 물질들이 뇌에 쌓이지 않도록 수면 중에 주기적으로 제거해야 하는데, 알츠하이머 환자들은 이 과정이 원활하게 이루어지지 않는다. 건강한 사람의 경우 베타-아밀로이드의 양은 하루 동안 오르내리다가 밤에 감소한다. 수면 중에 뇌가 효과적으로 정화된다는 신호다. 반면 알츠하이머 환자는 이 단백질의 수치가 증가하는 경향을 보인다. 뇌세포에 해로울 뿐 아니라 여기에 수면 부족까지 더해지면 더욱 악화할 수도 있다. 결국 알츠하이머가 진행되며 점점 더 많은 뇌세포가 손실된다.

사망 후 부검을 통해 환자의 뇌를 조사한 결과, 시교차상핵의 신경세포 수는 심한 손상이 보이지 않았으나 신경전달물질의 분포에는 상당한 변화를 발견할 수 있었다. 시교차상핵의 세포들은 다양한 신경전달물질을 사용하는데, 특정 물질들의 감소는 환자의 시교차상핵이 정상적으로 기능하지 못했을 가능성이 크다는 의미다. 이는 결국 생체 리듬의 교란으로 이어진다. 실제로 인지저하증 환자들에게서 24시간 수면 패턴이 거의 사라지는 경우를 흔히 관찰할 수 있다. 일주기 리듬의 이상과 알츠하이머의 진행 사이에는 매우 강한 상관관계가 있으며, 일주기 리듬의 교란이 이 질병의 근본적인 원인 중 하나일 가능성도 제기되고 있다.

또 다른 뇌신경질환인 파킨슨병은 강직이나 진전(떨림)과 같은 운동장애를 동반한다. 그러나 우울증, 후각 상실, 인지 문제, 불면증 역시 파킨슨병과 관련이 있다. 파킨슨병 환자의 절반 이상이 불면증을 앓는다. 수면 문제는 병의 초기 단계부터 나타나며, 심지어는 다른 증상들이 나타나기 전부터 발생하기도 한다. 환자들은 불규칙한 수면-각성 리듬을 보이며 밤에는 활동이 많아지고 낮에는 활동이 줄어든다. 또, 이로 인해 잠자리에 드는 시간이 점점 빨라진다. 이러한 수면장애는 멜라토닌과 코르티솔의 리듬이 교란되어 발생한다. 멜라토닌 수치가 크게 변하면서 병의 증상이 더욱 악화하는 경향이 있다. 환자의 70퍼센트 이상은 혈압 리듬이 사라지는데, 이는 몸의 생체시계 그 자체나 아니면 생체시계에서 몸속 장기로 전달되는 신호가 제대로 기능하지 않음을 의미한다. 백혈구와 다양한 뇌 영역의 세포들에서도 리듬 변화가 관찰된다. 리듬은 여전히 존재하지만 서로 간의 동기화가 이루어지지 않는 것이다. 이러한 리듬들의 불일치는 몸속 체계 사이의 의사소통을 방해하고 질병 진행 자체를 악화시킬 수 있다.

  뇌신경질환들은 대부분 시간이 흐르면서 점차 진행되기 때문에 인과관계를 확실히 증명하기가 매우 어렵다. 그런데도 최근에는 일주기 리듬과 이러한 질병들의 상호작용을 고려한 치료법이나 관리 방법이 늘어나고 있다. 다른 형태의 인지저하증이나 헌팅턴병을 살펴봐도 생체시계가 큰 역할을 한다는 뚜렷한 증거를 볼 수 있다. 한 사람이 여러 질병이나 장애들을 동시에 앓을 수도 있다는 사실은 일주기 리듬으로 인한 교란이 많은 기저 문제의 시작이라는 점을 강력하게 시사한다. 정신질환의 원인은 유전적 민감성 등 다양하지만 일부 환자에게서는 그 원인이 일주기증후군과 관련이 있을 가능성이 크다. 이는 아직 특별한 문제를 겪지 않았더라도 나이에 상관없이 생체시계가 잘 작동하도록 관리하는 것이 중요한 또 다른 이유다.

  비록 이 병들은 완치가 어렵지만, 병의 진행을 늦출 수 있는 시간을 활용한 치료법들이 있다. 가장 많이 사용되는 치료법은 빛을 통해 환자의 생체 리듬을 개선하는 방법이다. 앞서 말한 것처럼 요양원 같은 곳에서 환자들이 하루 동안 더 많은 빛을 받도록 하면 증상을 개선하는 데 도움이 된다. 빛을 잘 받으면 요양원에 있는 인지저하증 환자들의 수면 질이 개선되고 인지능력 감소도 천천히 진행될 수 있다. 물론 인지저하증은 단순히 빛 치료만으로 완치가 가능한 질병은 아니다. 하지만 바깥에서 시간을 많이 보내거나 창가에 앉아 시간을 보내거나 요양원 거실의 조명 환경을 개선하기만 해도 환자들의 삶은 더 나아진다. 더불어 환자들을 돌보는 일 또한 수월해진다. 집에서만 생활하면 인지저하증 초기에 우울증이 문제가 되는데, 이런 단계에서라도 빛을 제대로 활용하면 삶의 질을 개선하고 기분장애의 위험을 줄일 수 있다. 빛뿐만 아니라 음식 역시 이러한 치료법의 자이트게버로 활용 가능하다. 특정 음식과 두뇌 사이의 상관관계가 드러나고 있다. 또 규칙적인 식사 습관을 유지하고 밤에는 먹지 않으면(간헐적 금식) 증상을 완화하고 병의 진행에 긍정적인 영향을 끼칠 수 있다는 연구 결과가 많다. 이는 알츠하이머, 파킨슨병뿐 아니라 다발성 경화증 multiple sclerosis 을 비롯해 다양한 기분장애와 불안장애에도 적용된다.

스트레스

건강에 관해 다루는 책에서 스트레스를 빼놓을 수 없다. 스트레스와 생체시계 사이의 연관성만 다루어도 책 한 권을 다 채우고도 남는다. 기본적으로 스트레스란 외부 환경으로부터 오는 특정 요인들에 대한 몸의 반응을 말한다. 무엇이든 스트레스를 일으키는 요인이 될 수 있다. 너무 적은 식사량, 고통, 너무 더운 환경, 상처로 출혈이 심한 경우, 불안함, 피로감, 질병, 탈진 등 엄청나게 많다. 심리적 요인도 있지만 사회적 요인도 빼놓을 수 없다. 후자의 경우는 특히 주로 언어에서 오는 스트레스와 관련이 있다. 스트레스를 유발하는 요인에 반응하여 우리의 몸은 두 가지 체계를 활성화한다. 하나는 빠르고 다른 하나는 느리다. 빠른 체계는 자율신경계로, 땀을 흘리거나 심장이 뛰고 숨이 가빠지는 등 몇 초에서 몇 분 사이에 몸에서 반응이 나타난다. 자율신경계의 반응은 신경을 통해 우리의 의식에 전달되어 곧바로 나타난다. 이는 우리가 필요하다면 재빨리 도망칠 수 있도록 설계된 체계다. 두 번째 체계는 좀 더 느리게 반응이 나타난다. 호르몬을 통해 그 기능을 하기 때문이다. '시상하부-뇌하수체-부신축 hypothalamus-pituitary-adrenal axis, HPA'은 그 이름에서도 알 수 있듯세 가지 영역이 서로 연관되어 있으며, 각각의 영역은 각기 다른 호르몬을 분비하여 다음번 호르몬의 분비를 자극한다. 우선 부신에서는 스트레스 호르몬인 코르티코스테로이드를 분비한다. 이들 중 코르티솔이 가장 잘 알려져 있다. 앞에서 이미 여러 차례 언급했 듯이, 코르티솔의 분비 리듬은 시교차상핵과 강한 연관이 있다. 코르티솔 분비의 기저에 있는 일주기 리듬은 우리가 잠에서 일어나기 직전에 급격히 상승하여 정점을 찍고 하루가 끝날수록 점차 내려간다. 코르티솔 리듬은 우리 몸이 앞으로 다가올 일을 대비할 수 있도록 돕는 역할을 한다. 코르티솔은 (밤에 잠들고 아침이 되어 자연스럽게 일어나는 경우) 눈을 뜨기 바로 직전, 즉 잠에서 깨기 직전에 정점을 찍고 우리가 잠자리에서 일어날 수 있도록 도와준다. 운동이나 식사, 그리고 물론 스트레스를 받는 경우 등 복잡한 일들이 일어나서 코르티솔이 하루 동안 여러 차례에 걸쳐 정점을 찍는 일도 있다. 따라서 코르티솔 리듬은 생체시계에 시간을 알려 주는 명확한 신호가 되기 어렵다.

스트레스 유발 요인으로 인해 HPA 스트레스 시스템이 활성화되고 약 30분이 지나면 코르티솔이 측정 가능한 수준으로 상승한다. 이는 코르티솔이 혈류를 타고 온몸으로 퍼졌다는 뜻이다. 우리 몸에는 코르티솔을 받아들이는 수용체가 존재하며, 이 수용체를 통해 스트레스 대처 과정에 영향을 미친다. 하지만 시교차상핵에는 코르티솔 수용체가 없다. 시교차상핵은 HPA 체계가 시작되는 영역인 시상하부와 직접 연결되어 있으므로 스트레스 요인에 대한 HPA 체계의 민감도에 직접적인 영향을 끼친다. 하지만 이 민감도는 하루 내내 일정하지 않고 상황에 따라 때로는 더 빠르게, 때로는 더 느리게 나타난다. 예를 들어 아침에 빛을 받으면 코르티솔 수치가 증가하지만 저녁에는 동일한 양의 빛을 받아도 코르티솔 분비가 증가하지 않는다. 다른 스트레스 유발 요인들 역시 상황에 따라 다르다. 이와 관련된 실험들은 대부분 주로 동물을 대상으로 진행되었으며 사람을 대상으로 한 연구는 아직은 많지 않다. 현재까지 밝혀진 바에 따르면, 사회적인 스트레스는 하루 중 가장 스트레스를 많이 받는 시간대인 낮 동안에 가장 강력한 영향을 끼친다고 한다.

시교차상핵뿐 아니라 세포의 몸속시계들 또한 코르티솔 리듬에 영향을 끼친다. 시계 유전자가 변이된 동물에게는 코르티솔 리듬이 다르게 발달한다. 유전자에 따라서 스트레스에 대한 반응이 다르게 나타나는 것이다. 스트레스 반응은 강해지거나 약해지는데, 이는 생체시계와 스트레스 체계와의 직접적인 연관성을 보여 준다. 또 다른 직접적인 연관성은 하루 중 시간대에 따라 스트레스가 끼치는 영향이 다르다는 점이다. 동물을 상대로 한 다수의 연구에 따르면, '가벼운 만성 스트레스(생명에 즉각적인 위협을 줄 정도로 심하진 않고, 며칠 동안 계속되는 정도)'가 생체 리듬뿐 아니라 다른 건강과 관련된 측면에 가장 큰 영향을 끼친 시간대는 낮에 활동을 마칠 무렵(오후)이나 잠을 자는 시간대다. 예를 들어서 쥐는 스트레스를 받으면 살이 찌는데 활발하게 활동하는 시간대에 스트레스를 받으면 그러지 않았다.

시교차상핵 자체에는 코르티솔 수용체가 없지만 다른 기관들에는 코르티솔 수용체가 있다. 이로 인해 코르티솔은 기관들의 다양한 생리적 과정에 영향을 미치고 이는 생체시계 유전자의 리듬에도 영향을 준다. 한 실험에서 코르티솔 수치를 각각 다양하게 조절하였더니 다양한 세포조직 속 시계 유전자들의 리듬이 변하는 것이 확인되었다. 또 사회적 스트레스에 대한 어떤 동물 실험에서는 동물에게 사나운 포식자가 주는 공포감을 겪게 하였다. 이것이 급성 또는 만성적인 스트레스로 이어지자 동물의 시계 유전자들이 불규칙적으로 변했다. 이 과정에서 각각의 몸속 기관들 사이의 작용 또한 서로 달라졌다. 기관들 사이의 이러한 불일치는 결국 일주기증후군으로 이어질 수 있다. 그러나 시계 유전자가 바뀌는 현상이 항상 일어나지는 않으며 스트레스에 노출된 시간대가 스트레스의 영향력을 좌우하는 중요한 요소로 작용한다. 오후에 받은 스트레스가 더 큰 영향을 미치고 아침에는 그 영향이 상대적으로 적었다.

일주기성 스트레스

생체시계와 스트레스 체계는 서로 깊이 연결되어 일주기성 스트레스 요인도 몸에 큰 영향을 줄 수 있다. 밤새 빛을 계속 쬐는 것, 시차증후군 그리고 기타 생체 리듬을 방해하는 여러 가지 요인들이 이에 해당한다. 밝은 빛이나 어두운 빛에 노출하는 방식으로 진행한 동물 실험 연구에서 두 경우 모두 코르티솔 리듬(설치류의 경우 코르티코스테론)에 큰 영향을 주었다. 게다가 이런 환경에서는 스트레스 호르몬의 양이 평소보다 훨씬 많아졌다. 코르티코스테론(혹은 코르티솔)은 몸의 신진대사와 면역 체계에 중요한 역할을 하며 그 리듬이 깨지면 건강에도 장기적으로 상당한 영향을 미칠 수 있다. 이런 현상은 사람에게도 나타난다. 완전히 캄캄한 환경에서 잠드는 일이 드물어지면서 밤 동안 코르티솔 수치는 제대로 조절되기는커녕 흐트러지기 쉽다. 이로 인해 아침에 잠에서 개운하게 깨어나기 어려워지고 잠자리에서 일어나기도 한층 힘들어진다. 밤에 충분히 어두운 환경에서 자지 못하면 수면장애뿐만 아니라 비만이나 혈당 문제 같은 건강 문제도 생길 가능성이 커진다는 연구 결과가 점점 늘어나고 있다. 이를 더 정확히 알아보기 위해서는 앞으로 추가적인 연구가 필요하다. 밤의 빛 공해는 사람과 동물의 건강을 위협하는 중요한 문제로 점점 더 주목받고 있다.

책의 앞부분뿐만 아니라 이 장의 정신질환 관련 내용에서 코르티솔 리듬의 변화가 생체시계가 교란되었음을 보여 주는 중요한 증거임을 여러 차례 언급했다. 많은 경우에 일주기 리듬이 교란되어 질병이 생긴 것인지, 질병으로 인해 일주기 리듬이 교란된 것인지는 명확하지 않다. 여기에 스트레스 반응 체계[시상하부-뇌하수체-부신축과 자율신경계—옮긴이]도 한 축을 담당한다. 질병과 일주기 리듬 교란 모두 우리 몸에 스트레스를 주는 요인이다. 스트레스가 계속 이어지면 자가면역질환, 인지 기능 저하, 기분장애, 신진대사 문제뿐 아니라 종양이 자랄 위험성까지 커진다. 앞서 살펴봤듯이, 스트레스는 몸속의 다양한 생리적 과정을 악화시키고 신체 리듬을 방해한다. 결국, 스트레스 반응 체계는 일주기증후군을 유발하는 연결고리 역할을 할 가능성이 크다.

　이처럼 스트레스 반응 체계와 일주기 리듬 체계는 밀접하게 연관되어 있다. 한쪽이 교란되면 다른 쪽도 거의 피할 수 없이 영향을 받는다. 하지만 이러한 둘 사이의 강한 연관성이 오히려 장점이 될 수도 있다. 동물 연구에 따르면, 가벼운 스트레스를 경험하는 것이 흐트러진 리듬을 맞추고 동기화하는 데 필수적이라고 한다. 이는 약간의 스트레스와 스트레스 반응 체계가 우리 몸의 여러 생리적 과정에 영향을 미치면서 오히려 일종의 방어기제로 작용한다는 첫 번째 증거다. 하지만 스트레스는 통제 가능한 가벼운 수준에, 단기간이어야 한다. 지나치게 강하거나 반복적인 스트레스를 받으면 결국 건강에 부정적인 영향을 끼칠 수밖에 없다.

그런데 지금 내 생체시계는 몇 시지?

　닭이 먼저인지 달걀이 먼저인지에 관한 질문에 답하기 위해서뿐만 아니라 시간요법과 시간약리학을 다양한 건강 분야에 적용하려면 여전히 해결해야 할 문제가 있다. 생체시계는 사람마다 다르게 설정되어 있으므로 빛을 쬐거나 약을 먹기에 최적의 시간대는 환자마다 몇 시간씩 차이가 날 수 있다. 또한, 나이와 성별 같은 요인들도 생체시계가 작동하는 데 영향을 미친다. 따라서 시간요법을 좀 더 포괄적으로 발전시키고 효과적으로 활용하려면 의료진이 이에 대한 충분한 지식을 갖추는 것은 물론, 환자의 일주기 리듬을 쉽고 빠르게 측정해 낼 방법이 필요하다. 그렇다면 개인 맞춤형 의료를 위해서 어떻게 개인의 생체시계 시간을 알아낼 수 있을까?

가장 단순하지만 비교적 신뢰도가 낮은 방법은 수면 시간 확인이다. 앞서 언급한 것처럼 아침형이나 저녁형과 같은 생체 리듬 유형은 주로 잠드는 시간과 일어나는 시간을 기준으로 분류된다. 그러나 이는 날마다 크게 달라지기 쉽고 근무 일정이 어떤지 아니면 아침 일찍 깨워야 할 어린 자녀가 있는지에 따라 바뀔 수도 있다. 그래서 시간생물학자들은 대규모 연구에서 사람들이 자유롭게 잠들고 깰 수 있는 휴일의 수면 패턴을 주로 분석한다. 하지만 주중과 차이가 발생할 수 있으므로, 실제 생체 리듬을 파악하려면 주중의 수면 데이터를 반영하여 휴일의 수면 데이터를 약간 바로잡을 필요가 있다. 대규모 연구에서는 이러한 방식이 상당히 효과적이다. 또한, 일정한 수면 패턴을 유지하는 사람이라면 개인의 생체시계를 합리적으로 추정할 방법이 될 수도 있다. 그러나 사람들은 대부분 수면 패턴이 불규칙하고 다양한 변수에 영향 받기 때문에 생체시계를 정확하게 측정하기 어렵다. 특히 환자에 따라 각자에게 맞는 치료 계획을 세울 경우, 단 몇 시간의 차이만으로도 의도했던 바와는 반대되는 결과를 낳을 수 있다. 따라서 과학자들은 우리 몸에서 직접 생체시계를 측정할 수 있는 신뢰할 만한 신체적 지표가 무엇인지 연구하고 있다.

현재 생체시계를 확인하는 데 있어 '이상적인 기준'은 몸속 멜라토닌의 리듬을 측정하는 것이다. 통제된 환경에서 멜라토닌 농도는 매우 안정적인 지표이며, 생체시계의 '바늘' 역할을 하기 때문이다. 과학자들은 저녁에 멜라토닌 농도가 상승하기 시작하는 시점을 주로 관찰한다. 뇌에서 분비되는 멜라토닌은 혈액이나 침으로 측정할 수 있는데, 정확한 측정을 위해서는 침 표본을 채취할 때 빛을 받고 있으면 안 된다. 생체시계가 멜라토닌 분비 신호를 보낸다 해도 몸이 빛에 노출되면 멜라토닌 분비가 억제되어 아무것도 측정할 수 없기 때문이다. 멜라토닌 상승을 관찰하려면 최대 10럭스 정도의 희미한 빛 아래에 있어야 한다. 이는 촛불 10개의 밝기와 비슷하다. 멜라토닌 농도의 상승 시점을 확인하기 위해서는 타액 채취를 위한 특수 면봉을 사용하여 매시간 표본을 수집한다. 규칙적인 수면 패턴을 보이는 사람이라면 멜라토닌 농도의 상승은 보통 잠들기 약 2시간 반 전에 시작된다. 하지만 저녁형 인간의 경우 개인차가 크다. 일부 저녁형 인간은 멜라토닌 농도 상승이 시작된 후에도 4시간 이상 잠들지 않으며, 어떤 경우에는 멜라토닌 상승이 너무 늦게 일어나는 바람에 상승이 일어나기도 전에 침대에 누워 잠을 자려 애쓰기도 한다. 따라서 의료진에게는 멜라토닌 상승 시점을 정확하게 측정하는 것이 매우 중요하다. 침 표본을 채취하고 나면, 실험실에서 며칠 내로 분석이 이루어진다. 이 과정은 매우 많은 시간이 소요되는 힘든 작업이지만 신뢰도가 높을 뿐만 아니라 생체시계의 구체적인 시간을 알 수 있는 방법이다. 현재 수면 클리닉이나 의사들은 멜라토닌 리듬을 빛요법 또는 멜라토닌 처방을 결정하기 위한 지표로 활용하고 있다.

생체시계를 읽기 위한 또 다른 방법으로는 혈액이나 침 속의 코르티솔 농도를 측정하거나 알약 형태의 작은 체온 센서를 삼켜 체온을 측정하는 것 등이 있다. 하지만 코르티솔 농도의 리듬이나 체온은 식사나 신체활동 등에 따라 하루 동안 정점을 찍는 시간이 몇 번씩 바뀌기에 데이터를 해석하기가 매우 어렵다. 게다가 멜라토닌 리듬을 측정하는 방법과 비교해서 뚜렷한 장점이 있는 것도 아니다. 그런 이유로 코르티솔 농도의 리듬이나 체온 리듬은 특정 연구 목적이 있는 과학 연구 자료로 주로 사용한다.

그러니 몸에 부담을 덜 주면서도 사람의 몸속 리듬을 파악할 수 있는 빠른 방법이 있다면 어떨까. 단 한 번의 측정만으로 모든 것을 알아낼 수 있다면 가장 이상적일 테고, 체액이나 세포조직을 채취할 필요 없이 측정할 수 있는 장비라면 더욱 좋다. 스마트워치의 발달이나 다른 웨어러블 기기들 덕분에 24시간 동안의 심장박동, 수면 패턴, 신체활동 패턴이나 체온 등을 측정하는 방법이 현실이 되고 있다. 하지만 아직은 성능이 그렇게까지 좋지 않다. 수면을 측정하기에도 아직 신뢰도나 정확도가 떨어지고(2부: 수면 편 참고), 무엇보다도 '진단 목적'으로 사용하기 위한 기기는 여전히 개발이 이루어지지 않아서 생체시계의 시간을 정확히 측정하는 용도로는 아직 한계가 있다. 아직은 인내심이 필요하다.

현재의 방법들은 주로 시교차상핵이 조절하는 리듬을 측정하는 쪽에 초점을 맞추고 있다. 하지만 효과적인 치료를 위해서는 장기들의 말초시계 리듬을 이해하는 것도 필수다. 이 분야 역시 웨어러블 기기의 발전을 통해 앞으로 더욱 발전할 것으로 기대된다. 비슷한 예로 당뇨 환자들이 사용하는 혈당 센서가 있다. 이 센서는 매분 혈당 수치를 측정하며 야간 교대 근무자처럼 당뇨가 없는 사람들도 활용할 수 있다. 또 센서를 통해 수집한 데이터는 개인별로 밤 시간대에 먹는 식사가 신체에 미치는 영향을 분석하는 자료로 활용할 수 있다. 직장 생활 초기부터 야간 근무가 신체와 생체시계에 미치는 영향을 분석하여 이를 바탕으로 개개인에게 맞는 방안을 제시할 수 있다면 이상적일 것이다.

몸의 부담을 최소화하고 비용이 과하지 않은 방법이 존재한다면 일주기증후군 초기 단계에 이를 쉽게 파악하고 예방할 수 있도록 자주 사용할 수 있을 것이다.

긍정적인 면은 기술이 계속 발전하고 있다는 점이다. 전도유망한 최신 기술은 혈액 같은 단일 표본을 활용해 생체시계의 시간을 알아내는 것이다. 머리카락의 모근세포를 활용한 방식은 이미 이루어지고 있다. 측정의 원리는 1부에서 다루었던 칼 폰 린네의 꽃시계의 예로 명확하게 설명이 가능하다. 꽃들은 각기 다른 시간에 개화하기에, 우리는 꽃으로 가득한 들판을 바라보는 것만으로 하루의 시간을 가늠해 볼 수 있다. 예를 들어 양귀비꽃은 이미 약간 시들었고(주로 아침에 개화), 풍년초는 완전히 피어 있으며(하루 내내 개화), 달맞이꽃은 아직 꽃봉오리 상태(주로 밤에 개화)라면 지금은 오후 무렵일 것이다. 꽃을 더 많이 활용할수록 꽃들의 리듬은 더 뚜렷하게 나타나 시간을 더욱 정확히 알 수 있다. 혈액이나 모근세포 속의 물질을 측정하는 방식도 이와 유사하다. 일정 시계 유전자의 활성화와 이들이 생산하는 단백질을 분석하는 것이다. 이러한 시계 유전자나 단백질은 최고점이나 최저점을 찍는 각자만의 시간이 있으므로, 단일 표본만으로 '지금이 몇 시인지' 알아낼 수 있다. 이는 마치 꽃이 만개한 들판과 같다. 예를 들어, 물질 A는 높고, 물질 B는 중간 정도며 물질 C는 낮으면 지금이 4시에서 6시 사이라는 식으로 유추하는 것이다. 물질 간의 리듬이 정확하고 사용하는 물질이 많으며, 또 그 물질들이 수면이나 식사에 거의 영향을 받지 않는다면 분석이 한결 원활하다. 이러한 연구 방법은 아직 초기지만 정확도만 보장된다면 활용도가 높은 매우 전도유망한 기술이다.

    시간생물학자들이 지난 60년 동안 연구하고 분석해 온 지식이 오늘날 생체시계의 리듬 문제를 예방하고 치료하는 데 활용되는 것이 매우 기쁘다. 2017년 노벨상 수상도 이러한 변화를 이끄는 데 큰 역할을 했다. 최신 기술, 생체시계 리듬 분석법, 생체시계를 조절하는 약물, 개인의 생체 리듬과 하루 동안의 시간을 고려한 치료법 등의 개발뿐만 아니라, 생활 습관을 개선하거나 빛을 쬐는 시간과 식사 시간을 조절 같은 간단한 방법만으로도 큰 효과를 얻을 수 있다. 이를 위해서는 생체시계에 대한 과학적 지식을 갖추고 대중들도 생체시계 리듬을 이해해야 한다. 우리는 모두 생체시계의 영향을 받으며 살아가기 때문이다.

맺음말

여기까지 읽은 독자들은 아마 생체시계로 인해 발생하는 문제가 너무나도 많다는 생각이 들지도 모른다. 어느 정도는 사실이다. 하지만 대부분의 문제는 주로 우리의 생활 습관과 일주일 내내, 24시간 내내 돌아가는 사회구조 때문에 발생한다. 우리는 모두 자연적인 낮과 밤의 주기로 살지 않기 때문에 개인차가 있을 여지는 많이 없다. 또, 우리는 수면의 중요성을 여전히 (너무나도 자주) 간과한다. 이로 인해 발생하는 일주기증후군은 아직 의학적으로는 명확한 진단명이 없지만 과학 영역에 있는 것은 분명하며, 이와 관련된 통찰은 점점 더 증가하고 있다. 생체시계와 건강에 대한 지식은 매우 얽혀 있어 이 지식을 활용하면 건강 문제에 대해 새롭고도 때로는 단순해 보이는 해결책을 얻을 수 있다.

    우선 모든 사람은 생체시계를 지녔다는 인식이 사회 전반에 자리 잡아야 한다. 또한 사람마다 생체시계 설정 자체가 크게 다를 수 있다는 점, 일부는 빠르고 일부는 느리며 어떤 사람은 빛에 예민하고 어떤 사람은 그렇지 않을 수 있다는 점을 인식하면 더욱더 도움이 될 것이다. 각기 다른 사람들끼리 사회를 이루고 살아가는 그 자체가 스트레스다. 사람들 간의 이런 차이를 인정하는 것에서부터 안정과 포용이 시작된다. 각기 다른 연령대와 다양한 생체 리듬 유형의 사람들 가운데에서도 유독 생체시계와 사회적 시계로 고생하는 사람들이 있기 때문이다. 서로 인정하고 받아들이고 이에 맞는 행동을 취하는 등 작은 발걸음들이 모여 우리가 사는 사회 안에서 다양성을 품을 공간을 형성한다.

우리 몸속의 생체시계가 수많은 과정에 큰 영향을 끼친다는 사실을 인식했으면, 생체시계가 건강에 중요하다는 사실 역시 이해해야 한다. 생체시계를 간과하면 질병과 불행만을 가져올 뿐이다. 이를 어떻게 막을 수 있을까? 예방이 최고의 선택이다. 우리가 사는 사회에서 인식을 증가시키고 조금만 조율을 하면 일주기 증후군으로 이어질 수 있는 문제들 대부분을 피하거나 줄일 수 있다. 정치인, 경영인, 학교 선생님, 스포츠 구단이나 수많은 의료 관련 기관들, 또 근로자들은 현재의 지침이나, 활동, 작업, 학교 일정 등이 어떤 결과를 낳을 수 있는지를 좀 더 정확히 직시해야 한다. 서머타임에 대한 논의, 야간 근무자들을 위한 처우 개선책, 유연근무제 도입, 학교 일정 조정, 또 집이나 일터에서의 조명 환경 개선 등을 진지하게 고려해야 한다. 이는 사람들의 건강을 향상할 뿐 아니라 작업의 효율성을 높이고 더 행복한 사회를 만들어 낸다. 이런 식으로 일주기 건강을 개선할 수 있다니, 놀랍지 않은가?

그 다음 단계는 생체시계에 대한 구체적인 지식을 활용하여 시간요법을 도입하는 것이다. 시간생물학의 많은 다른 전문가들과 마찬가지로 우리는 이 분야의 잠재력이 크다고 믿는다. 시간의학은 앞으로 몇십 년 사이에 급성장할 것으로 기대되는 매우 전도유망한 분야다. 자그마한 노력만으로도 치료 효과를 크게 개선할 수 있다는 점에서 더욱 그렇다. 이제 많이 알려져 있듯이 건강한 생체시계를 유지하는 데 있어 적절한 빛이 무엇보다 중요하다. 이 책의 여러 장을 통해 병원이나 계절성 우울증 치료에 있어 양질의 빛이 주는 효과를 다루었다. 시간요법은 단순하다. 병원에 입원하거나 우울증에 걸리는 시점까지 기다릴 필요는 없다. 지금부터라도 자신에게 맞는 환경을 조성하고 생체시계와 건강을 향상할 수 있는 생활 방식을 따르면 된다. 또, 혈액 채취나 혈압 측정 등 검사를 받을 때도 시간대에 유의해야 한다. 이와 같은 검사에 시간이 큰 영향을 미칠 수 있음을 기억하고 의사와 상의해 보자. 또한 병원에 가기 전에 수면이나 식사, 신체활동, 빛을 쬐는 패턴, 자신이 겪은 증상 등을 기록해 두면 정확한 진단과 처방을 받는 데 도움이 될 것이다.

생체시계 연구의 잠재력은 무궁무진하다. 생체시계는 지구에 생명체가 출현하기 시작할 무렵부터 존재해 온 오래된 메커니즘이다. 우리 몸의 모든 세포는 내부적인 시간 메커니즘이 있으며,

우리가 아는 (거의) 모든 몸속 리듬이나 우리 행동에 영향을 끼친다. 이는 우리가 지구상에서 하루 24시간 동안 최적의 기능을 하며 살 수 있도록 도와준다. 나아가 건강하고 행복하며 성공적인 삶을 살 수 있도록 이끌어 준다. 그러니 천 개의 바늘이 달린 시계의 소리에 귀를 기울여야 할 때다.

감사를 전할 시간

마레이케와 나는 각자 책을 쓰면 좋겠다는 뜻을 품고 있었습니다. 그러다 어느 시점에 서로 이 일을 논의하게 되었고 함께 책을 출판하기로 결심했습니다. 그리고 시간을 들여 결국 이를 이루게 되었어요. 이 책을 낼 수 있었던 것은 주변 사람들 덕분입니다. 이 자리를 빌어 감사 인사를 전하고 싶어요. 제일 먼저, 내가 품고만 있었던 생각의 씨앗을 틔울 수 있도록 도와준 로잘린 몸바르흐에게 감사를 전합니다. 씨앗은 점점 자라 현실이 되었어요. 한스. 책을 쓸 수 있도록 옆에서 상냥한 자극제가 되어줘서 고마워요. 알레트, 바위턴캠퍼스Buitencampus의 자매이자 동료. 내가 할 수 있다는 믿음을 주어서 감사해요. 어머니, 아버지 그리고 미란다. 책의 한 글자도 읽기 전부터 이미 저에 대한 자부심으로 저를 북돋아 주셔서 감사드려요. NS철도회사Nederlandse Spoorwegen. 이 책의 대부분을 쓸 수 있었던 한적한 기차 칸을 이용할 수 있었음에 감사드려요. 그 밖에 저에게 응원을 보내준 모든 고마운 분들에게 감사를 표하고 싶습니다. 오노, 마르테인, 로만, 니나, 리잔느, 로네커, 앰버, 스테이판, 아노크, 헨니, 리누스, 로디, 에르노트, 스테르, 멜리사, 카롤린, 레니, 린제이, 비비안느, 이바, 레베카, 마리아, 데이지, 로라, 크리스, JP, 욜린, 뒤르크, 로티, 그리고 'PUUR'의 많은 분께 감사를 전합니다.

그리고 올리버와 펠릭스. 너무나도 고맙다. 아마 너희는 잘 모르겠지만, 수면 부족에 관한 내용을 쓸 때 엄마는 너희에게서 수많은 영감을 얻었어. 매주 일요일 아침마다, 그리고 가끔 여행을 떠나면 너희를 떼어 놓고 엄마만 시간을 보내는 게 쉽지만은 않았어. 하지만 언젠가는 엄마가 왜 이 책을 쓰고 싶어 했는지 너희들도 이해할 날이 오리라 생각한다.

영아와 유아를 같이 키우며 책을 쓰는 것 그 자체가 나에게는 큰 도전이었어요. 그렇기에 특별히 남편 마르테인에게 감사의 말을 전하고 싶습니다. 끝없는 관심과 지지를 보내 주고 또 가끔은 숲속 오두막집에서 홀로 시간을 보낼 기회를 줘서 고마워요. 집필의 막바지 과정 동안 보여 준 인내와 도움은 정말 말할 수 없이 소중했어요. 진심으로 감사해요.

아넬루스

이 책을 쓰면서 동시에 다른 여러 가지 일들, 업무나 가족을 돌보는 일을 겸해야 했습니다. 그렇게 할 수 있었던 이유는 가족과 동료들, 주변 친구들의 전폭적인 지원 덕분이었습니다. 제일 먼저, 돌아가신 고故 세르헤 단 교수님과 고 루디 판 덴 후프다커르 교수님 두 분과 더불어 도민 비어르스마 교수님께 감사의 말씀을 전하고 싶습니다. 이분들 덕분에 나는 시간생물학뿐 아니라 수면과 건강한 삶의 세계에 발을 들일 수 있었어요. 이분들보다 더 훌륭한 스승님들을 모시기는 어려울 겁니다. 또한, 이 책을 쓰는 동안 나를 지원해 준 크로노워크Chrono@Work 의 동료들에게 감사를 표하고 싶어요. 폴린(꽃 속에서 잠을 자는 벌을 담은 멋진 사진 감사해요!), 마리나, 에리카, 미쉘, 리크스, 샤크, 마르헤. 이 책을 쓰는 동안 멋진 피드백을 해 주시고 시간생물학자라고 해도 하루 24시간 이상은 쓸 수 없다는 사실을 잘 이해해 주신 점, 또 함께 머리를 맞대고 머리에 쏙 들어올 만큼 멋진 책 제목을 구상해 주신 점에 진심으로 감사드립니다. 이 책에 주제에 관한 모든 것에 귀를 기울여 준 가족과 친구들에게도 감사를 전합니다. 특히 이네커, 롭, 코비, 에리크⋯⋯. 아 그리고 리디아와 한스도 물론 잊지 말아야지요. 생체시계와 수면의 분야로 떠나는 나의 여행에 함께해 주어 고맙습니다.

그리고 제일 가까운 사람들에게는 보통 가장 마지막에 감사의 말을 전하기 마련이지요. 옐머르와 바우터르. 너희가 원해서 일중독인 엄마를 둔 것은 아니겠지만, 그런데도 너희가 힘들지 않다고 말해줘서 엄마는 너무나 기뻤어. 오히려 너희가 어린 시절부터 함께 나누었던 대화들, 아침형 인간과 저녁형 인간의 차이나 생체시계를 고칠 수 있냐는 너희의 질문, 새해 전날에 잠잘 시간을 바꿔서 늦게까지 깨어 있으면 안 되냐는 너희의 제안 그리고 너희가 학생 시절에 나누었던 수면-각성 리듬과 빛의 중요성에 대한 논의 등등······. 이 모든 것들이 우리 사이의 유대감을 더 끈끈하게 해 주었고 우리의 삶을 더 풍요롭게 만들어 줬단다. 그런 경험들 덕분에 엄마는 생체시계에 관한 지식을 사람들과 나누는 일이 얼마나 중요한지 깨닫게 되었어. 생체시계의 원리를 이해하고 나면, 그걸 실제 생활에 접목할 수 있기 때문이야. 그래서 엄마는 이 책이 나올 수 있게 도와준 너희의 조건 없고 끝없는 사랑과 통찰력에 감사의 마음을 전하고 싶어.

마지막으로 남편 바르트에게 감사의 말을 전하고 싶어요. 아주 오래전 우리가 삶을 함께하기로 약속하던 그 무렵부터 저는 수면과 생체시계에 관한 연구를 하고 싶었고 그러한 연구는 9시에서 5시처럼 고정된 출퇴근이 보장된 삶이 아닐 거란 사실도 알았어요. 내가 특별히 요구한 것도 없었는데 이 모든 세월 동안 당신은 내가 일을 할 수 있도록 물심양면으로 도와주었고요. 다시 한번, 한가한 시간이 극도로 부족한 상황에서도 책을 쓸 수 있는 시간과 지원을 주어서 정말 고마워요.

생체시계에 관한 대중서를 집필하려는 씨앗은 우리 둘의 논의로 싹을 틔우기 시작했습니다. 그러다가 집필 초기에 버트람+더 레이우 출판사의 에밀리 블로머 씨와 헨드리크 드 레이우 씨가 합류하며 싹은 뿌리를 내릴 수 있었어요. 저희를 믿고 지원해 주셔서 감사드립니다. 두 분께서 보여 주신 열정과 조언 덕분에 씨앗이 진짜 책으로 자라날 수 있었습니다. 실질적인 피드백을 주신 어르마리아 페네캄프 씨에게도 감사합니다. 엘그래픽. 복잡한 내용을 멋진 삽화로 시각적으로 잘 표현해 주신 점 감사합니다. 안드리스 칼스베이크(암스테르담 UMC, 네덜란드 뇌 연구기관) 씨와 룔로프 허트(흐로닝언대학교) 씨에게도 감사드립니다. 여러분의 열정과 비평적인 시각이 이 책에 꼭 필요했어요. 이 책을 같이 읽으면서 빈틈을 채워주시고 불확실한 부분을 지적해 주신 모든 것들이 큰 도움이 되었습니다.

이제 다른 것들을 할 시간이 왔군요.

마레이케

참고 문헌

아래는 이 책을 만들기 위한 참고 문헌이다.

Agorastos A, Olff M. Traumatic stress and the circadian system: neurobiology, timing and treatment of posttraumatic chronodisruption. **Eur J Psychotraumatol. 2020**

Albalak G, ···, Noordam, R. Setting your clock: associations between timing of objective physical activity and cardiovascular disease risk in the general population. **Eur J Prev Cardiol. 2023**

Aschoff, J., Wever, R. The Circadian System of Man. **In: Aschoff, J. (eds) Biological Rhythms. 1981, Springer, Boston, MA.**

Brandão LEM, ···, Cedernaes J. Social Jetlag Changes During the COVID-19 Pandemic as a Predictor of Insomnia – A Multi-National Survey Study. **Nat Sci Sleep. 2021**

Brown TM, ···, Wright KP Jr. Recommendations for daytime, evening, and nighttime indoor light exposure to best support physiology, sleep, and wakefulness in healthy adults. **PLoS Biol. 2022**

Caliandro R, ···, Chaves I. Social Jetlag and Related Risks for Human Health: A Timely Review. **Nutrients. 2021**

Daan S, Beersma DG, Borbély AA. Timing of human sleep: recovery process gated by a circadian pacemaker. **Am J Physiol. 1984**

Doran SM, ⋯, Dinges DF. Sustained attention performance during sleep deprivation: evidence of state instability. **Arch Ital Biol.** 2001

Garaulet M, ⋯, Scheer FA. Timing of food intake predicts weight loss effectiveness. **Int J Obes (Lond).** 2013

Gerkema MP, ⋯, Hut RA. The nocturnal bottleneck and the evolution of activity patterns in mammals. **Proc Biol Sci.** 2013

Gezondheidsraad. Gezondheidsrisico's door nachtwerk. **Den Haag: Gezondheidsraad,** 2017

Giménez M, ⋯, Gordijn M. Melatonin and Sleep-Wake Rhythms before and after Ocular Lens Replacement in Elderly Humans. **Biology (Basel).** 2016

Goodspeed D, ⋯, Covington MF. Arabidopsis synchronizes jasmonatemediated defense with insect circadian behavior. **Proc Natl Acad Sci U S A.** 2012

Hattar S, ⋯, Yau KW. Melanopsin-containing retinal ganglion cells: architecture, projections, and intrinsic photosensitivity. **Science.** 2002

Hazelhoff EM, ⋯, Kervezee L. Beginning to See the Light: Lessons Learned From the Development of the Circadian System for Optimizing Light Conditions in the Neonatal Intensive Care Unit. **Front Neurosci.** 2021

Hirshkowitz M, ⋯, Adams Hillard PJ. National Sleep Foundation's sleep time duration recommendations: methodology and results summary. **Sleep Health.** 2015

Jafarifiroozabadi R, …⋯, Franks A. The impact of daylight and window views on length of stay among patients with heart disease: A retrospective study in a cardiac intensive care unit. **J Intensive Med.** 2022

Konopka RJ, Benzer S. Clock mutants of Drosophila melanogaster. **Proc**

Natl Acad Sci U S A. 1971 Sep;68(9):2112-6.

Lehman MN, ⋯, Bittman EL. Circadian rhythmicity restored by neural transplant. Immunocytochemical characterization of the graft and its integration with the host brain. **J Neurosci. 1987 Jun;7(6):1626-38.**

Lok R, ⋯, Gordijn MCM, Hut RA. Gold, silver or bronze: circadian variation strongly affects performance in Olympic athletes. **Sci Rep. 2020**

McHill AW, ⋯, Klerman EB. Later circadian timing of food intake is associated with increased body fat. **Am J Clin Nutr. 2017**

McKeever PM, ⋯, O'Sullivan DM. Delayed high school start times and graduation and attendance rates over 4 years: the impact of race and socioeconomics. **J Clin Sleep Med. 2022**

Meesters Y, Gordijn MCM. Seasonal affective disorder, winter type: current insights and treatment options. **Psychol Res Behav Manag. 2016**

Melikyan ZA, ⋯, Corrada MM. Self-reported sleep in relation to risk of dementia a quarter of a century later at age 90+: The 90+ Study. **Behav Sleep Med. 2023**

Mitler MM ⋯, Graeber RC. Catastrophes, sleep, and public policy: consensus report. **Sleep. 1988**

Opperhuizen AL, ⋯, Kalsbeek A. Feeding during the resting phase causes profound changes in physiology and desynchronization between liver and muscle rhythms of rats. **Eur J Neurosci. 2016**

Ralph MR, Menaker M. A mutation of the circadian system in golden hamsters. **Science. 1988**

Riemersma-van der Lek RF, ⋯, Van Someren EJ. Effect of bright light and melatonin on cognitive and noncognitive function in elderly residents of group care facilities: a randomized controlled trial. **JAMA. 2008**

Roenneberg T, ⋯, Klerman EB. Daylight Saving Time and Artificial Time Zones - A Battle Between Biological and Social Times. **Front Physiol. 2019**

Roenneberg T, ⋯, Gordijn MCM, Merrow M. Epidemiology of the human circadian clock. **Sleep Med Rev. 2007**

Roy J, Forest G. Greater circadian disadvantage during evening games for the National Basketball Association (NBA), National Hockey League (NHL) and National Football League (NFL) teams travelling westward. **J Sleep Res. 2018**

Scheer FA, ⋯, Shea SA. The internal circadian clock increases hunger and appetite in the evening independent of food intake and other behaviors. **Obesity (Silver Spring). 2013**

Smith DF, ⋯, Hogenesch JB. When Should You Take Your Medicines? **J Biol Rhythms. 2019**

Spoelstra K, ⋯, Hau M. Natural selection against a circadian clock gene mutation in mice. **Proc Natl Acad Sci U S A. 2016**

van der Vinne V, …, Hut RA, Kantermann T. Timing of examinations affects school performance differently in early and late chronotypes. **J Biol Rhythms. 2015**

Van Drunen R, Eckel-Mahan K. Circadian rhythms as modulators of brain health during development and throughout aging. **Front Neural Circuits. 2023**

Wright KP Jr, ⋯, Chinoy ED. Entrainment of the human circadian clock to the natural light-dark cycle. **Curr Biol. 2013**

옮긴이 정신재

한국외국어대학교 네덜란드어과 졸업. 네덜란드 레이던대학교에서 수학했으며 현지에서 아동서 및 청소년도서를 검토해 국내에 소개하기도 했다. 현재 번역 에이전시 엔터스코리아 출판기획 및 네덜란드어 전문 번역가로 활동 중이다. 주요 역서로는 《역사책 좀 다시 보고 싶은 이들을 위한 쓸모 있는 세계사 365》, 《판다의 절규》, 《이토록 경이로운 숲》 등이 있다.

질병과 피로의 근원, 내 몸속 미세 시차를 바로잡는

하루 리듬

첫판 1쇄 펴낸날 2025년 10월 27일

지은이 아넬루스 오퍼르하위젠, 마레이케 호르데인
발행인 조한나
책임편집 박혜인
편집기획 김교석 문해림 김유진 김하영 함초원 조정현
디자인 한승연 성윤정
마케팅 문창운 백윤진 김민영
회계 양여진 김주연

펴낸곳 (주)도서출판 푸른숲
출판등록 2003년 12월 17일 제2003-000032호
주소 서울특별시 마포구 토정로 35-1 2층, 우편번호 04083
전화 02)6392-7871, 2(마케팅부), 02)6392-7873(편집부)
팩스 02)6392-7875
홈페이지 www.prunsoop.co.kr
페이스북 www.facebook.com/prunsoop   **인스타그램** @prunsoop

ⓒ푸른숲, 2025
ISBN 979-11-7254-079-1 (03510)

* 이 책은 저작권법에 의해 한국 내에서 보호를 받는 저작물이므로 무단전재와 복제를 금합니다. 이 책 내용의 전부 또는 일부를 사용하려면 반드시 저작권자와 ㈜도서출판 푸른숲의 동의를 받아야 합니다.
* 잘못된 책은 구입하신 서점에서 바꾸어 드립니다.
* 본서의 반품 기한은 2030년 10월 31일까지입니다.